Sistemi motori

Maria Vittoria Meraviglia

Sistemi motori

Nuovi paradigmi di apprendimento e comunicazione

Presentazione a cura di
Adriano Ferrari

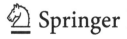 Springer

Maria Vittoria Meraviglia
Docente di Neurologia
Facoltà di Scienze Motorie
Università degli Studi di Urbino "Carlo Bo"
Urbino

ISBN 978-88-470-1994-2 ISBN 978-88-470-1995-9 (eBook)

DOI 10.1007/978-88-470-1995-9

9 8 7 6 5 4 3 2 1 2012 2013 2014 2015

Layout di copertina: Ikona S.r.l., Milano
Impaginazione: Graphostudio, Milano
Stampa: Grafiche Porpora, Segrate (MI)

Springer-Verlag Italia S.r.l., Via Decembrio 28, I-20137 Milano
Springer fa parte di Springer Science+Business Media (www.springer.com)

Presentazione

Negli ultimi 150 anni, a proposito di interpretazione della natura del movimento nel complicato mondo delle neuroscienze, si sono succedute molteplici revisioni concettuali, capaci di modificare alla base i pilastri di quanto si credeva ormai di sapere.

La medicina correlazionistica della prima metà dell'Ottocento affermava con Bain che *il cervello conosce i muscoli* (Bain, 1855). Dichiarazione lineare e assolutamente coerente con una visione biomeccanica e cinesiologia del movimento, quale è quella tuttora praticata in ambito ortopedico.

Non era ancora finito il secolo che Hughlings Jackson (1882) aggiornava queste posizioni, sostenendo che il cervello, in realtà, *conosce i movimenti* e non i singoli muscoli. Con questa interpretazione la nascente scienza del movimento poteva prendere le distanze dai vincoli della macchina esecutiva, propri della visione ortopedica, e accedere alla superiore dignità del pensiero neurologico.

Sono stati necessari oltre cento anni perché il discorso sull'interpretazione del movimento potesse essere riaperto e fare un nuovo passo avanti: la scuola neurofisiologica sovietica di Anokhin, Lurija e Bernsteijn corregge l'idea che il cervello conosca il movimento, andando a dimostrare che *il cervello conosce le azioni* (Bernsteijn, 1967). La scienza del movimento poteva ulteriormente liberarsi dei vincoli strutturali e funzionali, propri sia dell'apparato locomotore sia del sistema nervoso, per divenire campo d'azione della mente e quindi del libero arbitrio della persona (persona, pensiero, azione, movimento). Se la distrofia rappresentava la paralisi dei muscoli e la poliomielite quella dei movimenti, la paralisi cerebrale infantile può ora rappresentare efficacemente il paradigma della paralisi dell'azione.

Un nuovo sostanziale cambiamento concettuale arriva in tempi recenti dal gruppo di Rizzolatti (1996): più che le azioni, *il cervello conosce gli scopi*. L'equivalenza motoria (Railbert, 1977) fra azioni eseguite non solo con strategie motorie differenti, ma anche con segmenti diversi (mano, piede, bocca) trova nello scopo perseguito e nel risultato raggiunto il proprio fattore unificante. Cadono le frontiere fra ideazione, progettazione, pianificazione ed esecuzione e la dimensione intenzionale (il paziente pigro) si affianca alle forme già note di paralisi (esecutiva, prassica e progettuale).

Questa continua rivoluzione del concetto di movimento potrebbe già bastare, ma altre frontiere vacillano e poi cadono: fra le più importanti quella che separa il movimento dalla percezione.

Nel 1905 Henry Poincarè poteva sostenere che "nessuno dei sensi è efficace senza l'apporto del movimento". Sarebbe stata però altrettanto vera anche l'affermazione reciproca: nessuno dei movimenti è funzionale senza l'apporto dei sensi. Infatti, in mancanza di afferenze sensitive, come ha dimostrato Bernsteijn (1967), non è possibile alcuna esecuzione motoria. Posizioni chiare, ma non sempre chiarissime, se ad esempio ci si interroga ingenuamente se nel muscolo prevalga la funzione di organo di moto o quella di organo di senso, ricordando come il sistema nervoso centrale, attraverso il circuito gamma, sia in grado di regolare finemente la sensibilità recettoriale dei fusi neuromuscolari, privilegio non concesso ad altri importanti organi di senso come la vista e l'udito.

Il muscolo, il movimento, l'azione e lo scopo rientrano comunque nel concetto di efferenza, mentre le sensazioni, le percezioni e le rappresentazioni in quello di afferenza. Che i due elementi non fossero fra loro separabili e andassero considerati assieme come le due facce della stessa medaglia (Lee, Gibson e molti altri) costituiva già una visione unificante. Per Berthoz (1997) però quest'idea non regge più: "Bisogna abbandonare la distinzione tra sensoriale e motorio, le frontiere fra percezione e movimento si cancellano". Il gruppo di Rizzolatti (2006) si spinge ancora oltre, affermando che "lo stesso rigido confine fra processi percettivi, cognitivi e motori finisce per rivelarsi in gran parte artificioso; non solo la percezione appare immersa nella dinamica dell'azione... ma il cervello che agisce è anche e innanzitutto un cervello che comprende. Si tratta di una comprensione pragmatica, preconcettuale e prelinguistica e tuttavia non meno importante poiché su di essa poggiano molte delle nostre tanto celebrate capacità cognitive".

La caduta delle frontiere che separavano discipline tradizionalmente distanti fra loro come l'ortopedia e la fisiologia o la neurologia e la psicologia impone di seguire una nuova logica nello studio delle neuroscienze. Dobbiamo imparare a modificare opportunamente il nostro angolo di osservazione per poter arrivare a comprendere, attraverso la natura del movimento, anche realtà lontane come la cognizione e il comportamento, l'affettività e la relazione.

È indispensabile a questo punto costruire una nuova mappa della conoscenza, priva dei pregiudizi del passato e aperta alle suggestioni del futuro, dove le frontiere, anziché come confini, siano vissute come valichi unificanti.

Il nuovo libro di Maria Vittoria Meraviglia ci aiuta a farlo.

Reggio Emilia, febbraio 2012   **Adriano Ferrari**
Professore Associato di Medicina Riabilitativa
Dipartimento di Neuroscienze
Facoltà di Medicina e Chirurgia
Università degli Studi di Modena e Reggio Emilia

Introduzione

Anche se un vero e proprio interesse riguardo all'attività motoria e ai benefici che da essa derivano risale agli ultimi cinquant'anni circa, è noto che già le antiche civiltà del Mediterraneo dedicavano grande attenzione al corpo e al suo armonico sviluppo.

V'è un detto latino, *mens sana in corpore sano*, che ben sintetizza l'importanza che le modalità in base alle quali gli esseri umani coordinano i loro movimenti, sia quelli apparentemente semplici della vita quotidiana sia quelli che si possono ben definire *estremi*, qualora si considerino ad esempio il campo sportivo o quello artistico, hanno sempre avuto nella storia della cultura occidentale, tanto da costituire un obiettivo scientifico di primaria importanza che altresì determina la considerazione di rilevanti implicazioni mediche, psicologiche, cinesiologiche, cibernetiche.

I moderni studi in materia si sono fondati sulla progressiva conoscenza della struttura e dell'organizzazione del sistema nervoso, determinando le varie teorie del *controllo motorio*, ovvero della *capacità del sistema nervoso di regolare o dirigere il movimento*.

Tali studi, benché non manchino esempi nella cultura classica e nell'epoca medievale, legano il loro sviluppo alla rivoluzione scientifica del secolo XVII, allorquando la fisica elaborò la teoria gravitazionale e l'analisi del moto dei corpi si liberò del retaggio aristotelico.

Un possibile e corretto modello di sviluppo storico può essere enunciato nel seguente modo:

- nel mondo classico la pratica fisica ebbe un'importanza soprattutto ginnico-sportiva, anche se non mancarono i tentativi di impiegarla in campo medico;
- nel corso del Medio Evo, in conseguenza anche del dominio culturale esercitato dalla Chiesa Cattolica, propensa a predicare la mortificazione del corpo a vantaggio della salvezza dell'anima, la pratica fisica fu soggetta a una relativa marginalizzazione soprattutto in campo medico;
- la rivoluzione scientifica e il secolo dei lumi ripresero la concezione e gli studi dell'epoca classica, compiendo sostanziali progressi grazie al contri-

buto della fisica meccanicistica;

- nel corso del secolo XIX si registrarono sensibili progressi nell'applicazione della pratica fisica nell'ambito terapeutico;
- a partire dalla seconda metà del secolo XX la pratica fisica ha assunto un significato fondamentale per l'aspetto riabilitativo delle patologie cronico-degenerative e quale elemento significativo nei processi di apprendimento, una volta superata la dicotomia corpo/mente che assegnava alla seconda il compito di presiedere ai processi cognitivi.

È doveroso riconoscere che la cultura greca aveva già iniziato un percorso di osservazione della natura del movimento.

Indubbia menzione del rapporto che intercorre fra esercizio fisico e salute si può rintracciare nel *Corpus Hippocraticum* e nello stesso *Giuramento di Ippocrate*, allorquando si specifica che il medico ha il compito di "regolare il regime di vita per il bene dei malati"; si tratta di una pratica di indubbia utilità, considerando altresì la scarsa rilevanza della farmacologia dell'epoca in materia terapeutica.

Nel mondo classico il movimento fu essenzialmente legato alla pratica sportiva: d'altra parte, per le considerazioni sopra esposte, non si può escludere che tale pratica costituisse un ottimo sistema di prevenzione dei malanni derivati da scorrette posture o da eccessiva sedentarietà.

A Roma, l'esercizio fisico ricevette ulteriore importanza data la necessità di istruire soldati atti a resistere alle peggiori condizioni ambientali nel corso delle guerre di conquista. Alla pratica provvedeva la *Iuventus*, un'associazione a carattere ginnico premilitare a cui potevano iscriversi i giovani dai 6 ai 18 anni di età: nei ginnasi il *sistarca* si occupava di dirigere gli esercizi coadiuvato dal *gymnasta*, il quale non era un vero e proprio medico, ma doveva però possedere nozioni di traumatologia e ortopedia.

Sarebbe tuttavia riduttivo considerare solo tale aspetto della cura che la cultura latina riservava al corpo. Il segno tangibile con cui essa considerava tale cura è offerto dalle terme, costruzioni di cui l'Urbe fu ricchissima, tanto che nell'epoca di maggior splendore se ne contavano circa 800 nella sola area della città. Vitruvio codificò il sistema architettonico delle terme romane stabilendo che i tre elementi essenziali fossero le vasche di acqua tiepida, calda e fredda, ovvero il *tepidarium*, il *calidarium* e il *frigidarium*, mentre gli elementi accessori fossero costituiti dal *laconicum* (la sauna) e dagli *apodicteria* (gli spogliatoi). Le donne potevano accedere alle terme di mattina, gli uomini invece da mezzogiorno fino a dopo il tramonto, mentre gli ammalati potevano entrare anche prima dell'orario di apertura. Solitamente il trattamento iniziava con esercizi fisici, bagni di sole e massaggi; poi si passava nella vasca calda, in quella tiepida, e per ultimo in quella fredda. La seduta prevedeva un ulteriore massaggio e l'unzione con balsami e oli profumati.

Numeroso era il personale che lavorava alle terme: a parte il *conductor* (appaltatore) e il *balneator* (amministratore), si affaccendavano parecchi schiavi addetti a vari servizi quali l'*arcarius* (guardarobiere), il *capsarius* (cassiere), l'*unctor* (untore), il *tractator* (massaggiatore), l'*alipiles* (depilatore).

Dopo la lunga stasi medioevale, in cui si potrebbe affermare che l'antico motto cambiò in *anima sana in corpore aegroto*, l'epoca rinascimentale ritrovò la perduta attenzione verso l'educazione fisica in tutti i suoi aspetti.

Nel secolo XV, a Mantova, Vittorino da Feltre fondò una scuola che per lungo tempo costituì un modello di attuazione dell'antico motto medesimo, ripreso nel secolo successivo da Montaigne che ne fece il centro del suo progetto educativo.

Fu tuttavia Girolamo Mercuriale da Forlì a porre i fondamenti del rapporto fra esercizio fisico e terapia nel trattato *De Arte Gymnastica*, edito a Venezia alla metà del secolo XVI. Partendo dall'analisi dei documenti tramandati dal mondo classico, rielaborò le antiche conoscenze attraverso il lavoro da lui compiuto mettendo a fuoco gli aspetti biologici e funzionali del movimento del corpo umano. Partendo dal concetto di movimento fine a se stesso, di ginnastica agonistica, militare e medica, definì la correlazione esistente tra movimento e biologia e tra movimento e salute, concentrando la propria attenzione sul principio che il movimento è elemento essenziale nello sviluppo biologico dell'uomo, nonché che sussiste un equilibrio permanente tra fisiologia e biologia, tra funzionalità organica e salute: si può sostenere che di fatto concepì il principio di unitarietà psicosomatica dell'organismo per il mantenimento della salute fisica e mentale.

Benché la cultura rinascimentale avesse di fatto riannodato il filo spezzato della conoscenza fondata sull'esperienza, non fu in grado di elaborare pratiche inquadrate in un compiuto sistema teorico. La nascita della scienza moderna fornì quel sistema, ovvero la concezione della realtà che si suole definire *meccanicismo*. Il termine prende spunto dal razionalismo di Cartesio il quale, proponendosi di confutare qualsiasi spiegazione di tipo magico, spiritualistico o finalistico della realtà materiale, concepì il presupposto di interpretarla in base ai soli principi di *materia* e *movimento*.

Ad eccezione dell'essere umano, il mondo si configurava alla stregua di una macchina che, benché complessa, era riconducibile ai fondamenti della dinamica, la scienza che studia i corpi in movimento. Tale interpretazione era estesa anche agli animali visti come automi semoventi e agenti in base a una sorta di meccanicismo biologico. Cartesio, tuttavia, fornì una spiegazione del comportamento umano non in base al puro principio della materia in movimento ma introducendo la separazione fra mente e cervello (*dualismo cartesiano*) poiché distinse il corpo o materia, comune all'uomo e agli animali (*res extensa*), dal pensiero, mente o anima (*res cogitans*) appannaggio esclusivo dell'uomo.

Il punto di raccordo fra queste due entità avveniva nell'unica struttura centrale impari e mediana esistente nel cervello ossia la ghiandola pineale. Tale distinzione, che prevedeva ancora un elemento di ordine spiritualistico, la mente, ha condizionato gran parte degli studi successivi in materia di neurologia e psicologia.

Ad ogni buon conto, le teorie della meccanica teorica, applicate allo studio dei sistemi biologici e del corpo umano, determinarono la nascita della biomeccanica, una disciplina che, in relazione al corpo umano stesso, analizza la distribuzione delle sollecitazioni ossee, le azioni prodotte a livello articolare, l'intervento muscolare durante il movimento e il mantenimento posturale. Una accreditata scuola di pensiero attribuisce a Giovanni Alfonso Borelli, allievo di Galileo Galilei, la creazione della biomeccanica. Conoscitore della fisica, ma anche della matematica e della medicina, il Borelli condensò i risultati dei propri studi nel trattato *De Motu Animalium*, pubblicato postumo nel 1680.

Lo scopo di questo libro fu duplice: in primo luogo dimostrare le premesse per la descrizione di attività motorie complesse quali la deambulazione, il salto, la corsa, il volo e il nuoto; in secondo luogo servirsi delle nuove conoscenze per condurre analisi speculative della natura e delle funzioni dei muscoli. Pur affrontando i soli aspetti statici, l'autore manifestò la grande capacità di comprendere l'anatomia umana e di relazionarla a corrette applicazioni delle conoscenze della matematica, della geometria e della meccanica. Calcolò con precisione matematica la forza sviluppata dai muscoli e le leggi che governano la locomozione degli animali e il volo degli uccelli.

L'epoca moderna sanzionò l'ampliamento dei campi di studio e applicazione dell'educazione motoria: non più solo l'arte militare o sportiva ma anche gli aspetti della vita quotidiana. Bernardino Ramazzini, nel suo celebre trattato *De morbis artificum diatriba*, gettò di fatto le basi teoriche della medicina del lavoro. L'autore, nel trattare molte *patologie professionali*, evidenziò in modo diretto e anche indiretto l'importanza dell'attività fisica nell'ottica della salute, ribadendo il concetto che la sedentarietà costituisse un elemento in grado di predisporre l'organismo umano alla contrazione dei più diversi morbi.

Ramazzini rappresentò, con la sua attenzione precisa alla salute del singolo paziente, ma anche a quella dell'intera comunità di lavoratori, un precursore della civiltà dei lumi che trovò in Francia la sua massima espressione culturale nel corso del secolo XVIII. L'interesse per il funzionamento del corpo umano sul piano motorio si tradusse infatti nell'elaborazione del trattamento dei soggetti affetti da quelle patologie che coinvolgevano in modo ampio e profondo il movimento corporeo. A tale proposito Joseph Clément Tissot, sul finire del secolo, non soltanto fornì indicazioni piuttosto accurate per la gestione clinicoriabilitativa dei pazienti emiplegici, ma fu anche un convinto sostenitore della opportunità della mobilizzazione degli individui sottoposti a chirurgia.

Il progresso concettuale e operativo promosso da Tissot appare ancora più significativo se si considera come ancora meno di un secolo or sono il trattamento dell'infarto miocardico acuto consisteva nella cosiddetta *armchair therapy*, traducibile con l'espressione *tra letto e poltrona*, un'indicazione terapeutica che poneva l'infartuato ad alto rischio di eventi tromboembolici. La consapevolezza dell'esigenza di una precoce mobilizzazione, soprattutto nei casi di traumi maggiori e di interventi chirurgici, fu condivisa, sul finire del secolo XVIII, sia in Francia che in Gran Bretagna, dove si affermò una personalità del calibro di John Hunter, tanto che le conoscenze anatomiche e funzionali, derivate dallo studio del movimento umano, furono ben presto applicate alla gestione assistenziale dei pazienti.

Considerata dalla cultura illuminista uno dei capisaldi della salute, l'*educazione fisica* divenne una pratica assai diffusa nel ceto borghese e anche fra molti aristocratici. D'Alambert la considerò nel novero delle *scienze razionali* e Rousseau ne fece uno dei capisaldi della sua teoria pedagogica. Nel giugno del 1793 il *Comitato per l'Istruzione* incluse l'educazione fisica fra gli obiettivi primari dell'educazione pubblica, e il 13 agosto dello stesso anno la *Convenzione* ribadì la sua importanza sostenendo che essa dovesse godere, nella formazione scolastica, dello stesso tempo riservato allo studio e alle attività manuali. Lo sviluppo dell'educazione fisica fu legato a una doppia necessità pratica: la prima derivò dall'adozione della leva di massa per la costituzione dell'esercito popolare, e quindi dal bisogno d'avere giovani motoriamente capaci; la seconda fu connaturata nello sviluppo della rivoluzione industriale, che la nuova dirigenza borghese mise in atto nella Francia rivoluzionaria e per la quale necessitavano individui coordinati e veloci nel lavoro alle macchine. Dal punto di vista generale l'esaltazione dell'attività fisica chiuse definitivamente con secoli di mortificazione del corpo e aprì la strada anche alla nascita dello sport moderno.

Il secolo XIX, ovvero l'epoca in cui il progresso scientifico si affermò quale ideale supremo delle nascenti classi dirigenti borghesi, vide un deciso evolversi del concetto della pratica fisica applicata al campo terapeutico. Le malattie cerebrovascolari costituirono un ottimo esempio di come, grazie alla migliore comprensione dei meccanismi fisiopatologici di danno si potessero raggiungere obiettivi notevoli nel trattamento fisico della malattia. In Inghilterra, come pure nel mondo di lingua tedesca, si diffuse la prescrizione dell'attività fisica nei soggetti cardiopatici. In Svezia, nei primi anni dell'800, Pehr Henrick Ling organizzò una palestra in cui veniva praticata in modo strutturato una ginnastica a corpo libero che assunse poi la denominazione di *svedese*.

Nel corso del secolo XIX l'attività fisica tornò ad assumere quella piena dignità che il mondo classico le aveva riservato. Innanzi tutto fu inserita come disciplina scolastica in quasi tutti i paesi dell'Europa Occidentale; in secondo luogo costituì un centro d'interesse per i movimenti operai che vedevano nell'educazione motoria un elemento fondamentale sia sotto il profilo sociale, attraverso la costituzione di circoli sportivi, sia terapeutico, giacché i lavoratori di fabbrica erano sottoposti a posture e movimenti innaturali per dodici o più ore giornaliere.

Sotto il profilo assistenziale, alcune condizioni patologiche orientarono decisamente l'attenzione dei medici nei confronti dell'attività motoria. Non è casuale che alcune ben definite e riproducibili forme di esercizio venissero proposte nella riabilitazione dei cardiopatici. Intorno alla metà del secolo, a Dublino, William Stokes consigliava ai malati di cuore di dedicarsi a un'attività fisica prolungata a bassa intensità, per mezzo di lunghe passeggiate. A Monaco, Max Joseph Oertel si spinse a suggerire un'attività motoria di intensità maggiore e poiché egli stesso, come indicano le fonti biografiche, era portatore di un *cuore grasso*, funse da esempio dedicandosi alle ascensioni in quota e a passeggiate su terreni scoscesi.

Prescindendo, alla luce delle conoscenze biomediche attuali, da ogni considerazione sulla discutibile correttezza delle indicazioni terapeutiche, quello che è doveroso sottolineare è la graduale diffusione di un approccio terapeutico alla malattia fondato, in un'epoca in cui le soluzioni farmacologiche non erano particolarmente sviluppate, sull'esercizio fisico, modulato per durata e intensità sulla condizione patologica.

Nel secolo XX, di pari passo con l'ulteriore progresso delle pratiche terapeutiche, si diffuse in modo ampio e strutturato la cultura della prevenzione che, in anni recenti, ha previsto il ruolo dell'attività fisica quale elemento fondamentale nella profilassi di molteplici condizioni patologiche. La continua e corretta attenzione alla fase della prevenzione, che si colloca a monte della gestione assistenziale, ha tuttavia faticato non poco a imporsi anche all'aspetto della riabilitazione. Tale difficoltà appare preoccupante in un periodo, quale l'ultimo secolo, in cui la transizione epidemiologica ha posto al centro del quadro patologico malattie cronico-degenerative dell'età adulta e anziana, quali quelle oncologiche e vascolari, che hanno sopravanzato per frequenza e per gravità, nel mondo occidentale, le malattie infettive. La valorizzazione dell'attività fisica nella riabilitazione di molteplici condizioni cliniche (paradigmatiche sono quelle di danno ischemico cardiaco) si è diffusa soltanto negli ultimi decenni.

Solo a partire dagli anni '40 e '50 del secolo scorso la teoria del movimento fisico strutturato ha cominciato a trovare consenso negli ambienti clinici per i quali la terapia *tra letto e poltrona* rappresentava il cardine del trattamento dell'infarto miocardico acuto. La progressiva specializzazione inserita in un contesto armonico in grado di integrare i diversi interventi sanitari (dai farmaci alla dieta, dalla chirurgia all'attività motoria) rappresenta una novità specifica del '900, epoca in cui l'attenzione assistenziale in senso lato si è estesa a tutte le patologie. Il trattamento integrato rappresenta l'obiettivo dei professionisti sanitari (ed è necessario rilevare che il concetto di lavoro sanitario di gruppo costituisce un'ulteriore importante acquisizione novecentesca) intenti ad amalgamare competenze diverse in uno sforzo comune.

Negli anni '50 e '60 Kenneth Cooper, un medico della NASA che conduceva ricerche sugli astronauti, notò come questi soggetti, che presentavano un livello ottimale di efficienza fisica alla partenza per le missioni spaziali, al momento del ritorno sul nostro pianeta manifestavano carenze muscolari, e più in generale sistemiche, imputabili, nell'ipotesi dello studioso, all'elemento di maggiore differenza tra la vita sulla Terra e l'ambiente spaziale: l'assenza di gravità. Alla luce di queste osservazioni, e al fine di prevenire e di intervenire sui problemi conseguenti alle missioni nello spazio, Cooper preparò accurati programmi di corsa a bassa intensità elaborando schemi di esercizio aerobico eseguito a ritmo sostenuto e in grado di coinvolgere non soltanto i muscoli del bacino e quelli degli arti inferiori, ma anche la muscolatura del tronco, del cingolo scapolare e degli arti superiori. La diffusione dello schema di Cooper fu piuttosto rapida anche al di fuori degli Stati Uniti, grazie alla possibilità di elaborazione di prove di valutazione standardizzate per analizzare in modo non invasivo la capacità aerobica del corpo umano quale ad esempio il *test di Cooper*. L'esercizio aerobico, nel corso degli ultimi quarant'anni circa, è stato così applicato a una varietà di soggetti e di condizioni come strumento preventivo e terapeutico.

Uno dei paesi che maggiormente si distinse nel campo delle scienze motorie fu l'Unione Sovietica. La scuola sovietica, e non solo, beneficiò degli studi compiuti da Ivan Michailovich Sečhenov (1829–1905), che può essere considerato il fondatore della fisiologia quale disciplina autonoma. Il suo maggiore contributo teorico va rintracciato nella critica che egli mosse alle posizioni filosofiche ottocentesche, sia a quella idealista che a quella deterministica: della prima rigettò la pretesa di fornire un paradigma assoluto e immutabile per interpretare la realtà, mentre della seconda contestò la rinuncia a non considerare gli elementi psichici della conoscenza, riducendo la medesima a una catena di rapporti materiali fondati sulla legge di causa-effetto.

Sebbene riconoscesse che la determinazione delle cause ultime fosse compito della filosofia, la filosofia stessa poteva svolgere il fondamentale ruolo di fornire alla scienza le domande corrette la cui risposta è compito della scienza medesima. Si tratta di due campi di indagine profondamente differenti: la filosofia tratta prevalentemente quelli che si possono definire enti di ragione, ovvero totalmente astratti, mentre la scienza si occupa di enti probabilistici, ovvero di oggetti che, seppure astratti, hanno una prossima vicinanza con la realtà.

Il punto di congiunzione fra i due saperi doveva essere rintracciato non nei principi e nel metodo quanto piuttosto nel linguaggio: la realtà si presenta dinnanzi ai nostri occhi in una forma determinata, oggettiva, mentre muta la percezione che abbiamo di essa e pertanto muta il linguaggio con cui la rappresentiamo. Il compito fondamentale della conoscenza è determinare un linguaggio che possa fornire un senso universale e comprensibile alle varie rappresentazioni.

In campo terapeutico, la critica di Sečhenov anticipò uno dei moderni dettami della salute, ovvero il complesso rapporto fra medico e paziente in relazione alla visione della malattia, il dato oggettivo. Una pura e semplice applicazione del principio della medicalizzazione, vale a dire il considerare la malattia solo dal punto di vista del medico, fornisce una parziale conoscenza del problema, giacché esclude la visione del paziente che pure è soggetto attivo del processo. Una visione globale del medesimo, visto nelle sua evoluzione fisica, psichica e culturale, costituisce la sola possibilità di ottenere un qualche risultato.

La scuola fisiologica sovietica ebbe i propri significativi rappresentanti nelle personalità di Leon Abgarovic Orbeli, Piötr Kuzmich Anokhin e Nikolaij Aleksandrovich Bernsteijn, allievi ed eredi di Ivan Pavlov, che attraverso la scoperta del *riflesso condizionato* (1903), scoperta che fu di grande rilievo per la fisiologia, la psicologia e la psichiatria, rivelò nuovi punti di vista sulla natura riflessa di alcune azioni motorie.

Leon Abgarovic Orbeli diede avvio a nuove direzioni nello studio della fisiologia evoluzionistica teorizzando l'ipotesi di una funzione adattativa trofica del sistema nervoso simpatico insieme alla teoria della coordinazione delle funzioni e della regolazione neuroendocrina dell'organismo. Studiò inoltre la fisiologia del cervelletto e degli organi di senso, la fisiologia del rene e quella del dolore e degli stati estremi come la fisiologia subacquea, delle grandi altitudini e dei voli ad alta velocità.

La teoria della funzione trofico-adattativa del sistema nervoso simpatico (SNS) fu elaborata grazie allo studio del ruolo svolto da quest'ultimo secondo cui i nervi simpatici del sistema nervoso autonomo innervano tutto il corpo ad eccezione dei muscoli scheletrici. Orbeli e il suo allievo Ginetsinskij, nel 1923, dimostrarono che la stimolazione dei nervi simpatici è in grado di ripristinare gradualmente la capacità lavorativa dei muscoli scheletrici esauriti (fenomeno di Orbeli-Ginetsinskij, vale a dire la capacità che un muscolo esaurito ha di aumentare eccitabilità, contrattilità e forza dopo aver subito una stimolazione simpatica). Con ulteriori esperimenti Orbeli dimostrò che il sistema nervoso simpatico provoca profondi cambiamenti fisici e chimici dei muscoli striati portando a una modificazione funzionale dei muscoli stessi. Considerò dunque l'innervazione simpatica dei muscoli striati come un'innervazione di tipo trofico-adattativa, risolvendo una questione che Pavolov aveva posto quasi mezzo secolo prima senza trovare una soluzione. La teoria trofico-adattativa portò Orbeli alla convinzione che esistessero circuiti di regolazione retroattiva tra sistema nervoso periferico e strutture centrali, convinzione che poi acquisì certezza con la scoperta della formazione reticolare del tronco enecefalico.

Orbeli formulò inoltre la teoria dell'evoluzione funzionale del sistema nervoso, vale a dire che nel corso dello sviluppo ogni funzione passa attraverso tre fasi: un periodo di attività autonomica, un periodo di coesistenza fra attività autonomica e attività centrale e un periodo di sola attività centrale con completa inibizione degli automatismi sottostanti, che tuttavia possono ripresentarsi qualora insorgano patologie. Gli studi di Orbeli trovarono la loro sintesi nel concetto di *riorganizzazione funzionale* durante i processi di ontogenesi e filogenesi. Poiché al momento della nascita l'essere umano presenta una non matura formazione, presenta funzioni geneticamente determinate che vengono influenzate da condizioni fisiche e sociali in grado di favorirne lo sviluppo. Ne discende che la fisiologia è strettamente correlata con la biologia generale e la psicologia per determinare una conoscenza integrata della vita e del comportamento umano. Facendo tesoro della lezione di Sečhenov, concepì la scienza quale mezzo di comunicazione e di mutua comprensione tra le comunità umane: fattori unificanti erano da considerarsi l'immaginazione, la bellezza, la libertà, tanto che scienza e arte erano fra loro in correlazione in quanto perseguivano il comune obiettivo di formare individui creativi.

Piötr Kuzmich Anokhin elaborò la teoria dei *sistemi funzionali* in base alla quale fu possibile costituire una medicina e una fisiologia di tipo integrato, completando l'opera di Sečhenov e di Pavlov. Tale teoria permette di considerare sotto nuova luce il comportamento, l'organizzazione delle funzioni splancniche e l'attività cerebrale sia dell'uomo che degli animali.

Dallo studio del ruolo svolto dalle strutture periferiche nella formazione delle funzioni cerebrali, Anokhin dedusse la nozione di *sistema funzionale* che definiva un insieme di atti fisiologici correlati a una data funzione (respirazione, deglutizione, locomozione). Ogni sistema funzionale può essere considerato un sistema chiuso che esiste grazie alle sue connessioni con gli organi periferici, in particolare con le afferenze che da essi gli giungono. In definitiva, seguendo la definizione data dallo stesso scienziato, si può sostenere che i sistemi funzionali sono organizzazioni dinamiche autoregolentesi i cui componenti interagiscono e cooperano per raggiungere risultati adattivi utili all'organismo di cui fanno parte. Anokhin sottolineò inoltre il ruolo creativo delle afferenze che definì "inverse", anticipando la nozione di *feedback* che Norbert Wiener fornì dodici anni più tardi.

La teoria dei sistemi funzionali segnò il tramonto dell'antica concezione fisiologica di stampo meccanicistico, per altro già scossa dai lavori di Sečhenov e Pavlov, stabilendo che il risultato dell'azione di un sistema funzionale è di vitale importanza per l'adattamento dell'organismo. Nello studio dei riflessi condizionati, Anokhin introdusse infatti la considerazione della componente motoria accanto a quella secretoria stabilendo la possibilità dell'animale di trovarsi in uno stato di *scelta attiva*, ovvero l'anticipazione delle conseguenze della propria azione. Ne derivò la scoperta di un'ulteriore importante facoltà cerebrale, l'anticipazione degli eventi futuri. A tale proposito formulò l'ipotesi dell'esistenza di un apparato, che definì *accettore dell'azione*, in grado di elaborare i dati provenienti dalle afferenze inverse.

Nikolaij Aleksandrovich Bernsteijn si occupò del movimento per comprendere il funzionamento del cervello. Egli formulò la concezione che il movimento fosse l'interazione fra l'essere vivente e il suo ambiente circostante, secondo il principio che ogni atto volontario sia intenzionato al raggiungimento di un fine ben determinato, che a sua volta condiziona la scelta dell'azione da compiere e dei mezzi per compierla al meglio. Nel processo, un ruolo fondamentale è assolto dalle correzioni sensoriali, vale a dire i riflessi e i legami retroattivi che consentono di confrontare i modelli elaborati in precedenza con i risultati ottenuti.

Sviluppando la propria tesi sul carattere circolare dei processi di comando, intuì come fosse impossibile comprendere il movimento senza tenere conto della meccanica e delle proprietà peculiari di quelli che definì *attuatori* (termine oggi largamente utilizzato nella robotica, come ad esempio le peculiarità dei muscoli intesi come dispositivi di attuazione del movimento) paragonandoli ai motori a corrente continua. Come nei motori, anche nelle fibre muscolari la forza generata dipende dalla velocità, oltre che dalla lunghezza.

Anche la scienza della biomeccanica deve molto agli scienziati russi soprattutto per quello che concerne la sua evoluzione nel campo sportivo.

Durante la guerra fredda i paesi socialisti tentarono infatti di dimostrare la propria supremazia attraverso l'unico punto di contatto con i paesi occidentali, vale a dire le manifestazioni sportive internazionali. La ricerca biomeccanica si prestò perfettamente allo scopo così come accadeva per la ricerca aerospaziale.

Dagli anni '70 in poi, parallelamente alle conquiste della farmacologia clinica, della tecnologia strumentale diagnostica e terapeutica e della organizzazione dei sistemi sanitari, la funzione preventiva, terapeutica e riabilitativa di programmi strutturati di attività fisica è stata pienamente riconosciuta per un numero crescente di condizioni cliniche, gravi e diffuse. L'attenzione allo *stile di vita* (il *regime* di ippocratica memoria) è un concetto di stampo medicosanitario profondamente radicato nel mondo occidentale, come evidenziato, giustappunto, anche nel primo testo della deontologia professionale medica. Uno degli obiettivi principali dell'attività fisica è ad esempio quello di *demedicalizzare* il mal di schiena attraverso l'utilizzo di un corretto stile di vita, come ampiamente ricordato dalle raccomandazioni per la promozione del benessere e della salute date dall'Organizzazione Mondiale della Sanità.

Leonardo Meraviglia
Docente di Storia e Letteratura italiana
presso l'I.I.S.S. "A. Volta", Monticello Brianza
Cultore della materia presso la cattedra di Storia della Sanità
Facoltà di Scienze della Formazione,
Università degli Studi di Urbino "Carlo Bo"

Indice

Le basi anatomo-funzionali dell'attività mentale

Come il cervello giunga alla costruzione degli atti mentali è una questione affrontata nel corso dei secoli da due contrapposte scuole di pensiero: la teoria della *localizzazione* e la teoria dell'*equipotenzialità*. Secondo la prima, ogni funzione cerebrale è localizzata in una data regione del sistema nervoso mentre per la seconda, le funzioni cerebrali sono distribuite in tutta la rete neurale. Oggi sappiamo che nessuna delle due teorie è del tutto esatta. Localizzazione e distribuzione delle funzioni sono due aspetti complementari dell'organizzazione del sistema nervoso (Changeux, 1997).

Più di recente è prevalso il concetto di *organizzazione modulare* del sistema nervoso (Fodor, 1983) che riveste un duplice significato, funzionale e anatomico: in un sistema modulare distinti parametri sono codificati in canali o moduli parzialmente o totalmente separati. Una modularità di funzione è stata riscontrata in tutti i sistemi cerebrali. Essa è inoltre presente a diversi livelli della scala filogenetica, dai vertebrati inferiori sino all'uomo: sulla base di considerazioni evolutive, è stato ipotizzato che la segregazione funzionale possa offrire cospicui vantaggi di efficienza computazionale all'interno di sistemi nervosi con organizzazione parallela e distribuita (Asanuma, 1997).

Il cervello è un sistema di sistemi. Le cellule nervose organizzano le reti locali che sono integrate in regioni e in strutture cerebrali che a loro volta si raggruppano insieme a formare i sistemi.

1.1 Il sistema sensori-motorio

La distinzione classica tra funzioni sensitive e funzioni motorie ha perso oggi gran parte del proprio significato in seguito alla scoperta che la maggior parte delle regioni cerebrali possiede caratteristiche miste sensitive e motorie.

Il nostro cervello è un sistema complesso costituito da singole cellule nervose (i neuroni) ovvero da popolazioni neuronali situate dentro particolari circuiti o reti neurali. Le reti neurali sono alla base delle funzioni cerebrali,

M.V. Meraviglia, *Sistemi motori. Nuovi paradigmi di apprendimento e comunicazione*,
© Springer-Verlag Italia 2012

comprese quella sensitivo-percettiva e quella motoria. Il sistema sensorimotorio è costituito da circuiti integrati che originano dai recettori sensoriali con *via finale comune* sui motoneuroni (Sherrington, 1940). Il cervello non è in grado di elaborare i miliardi di bit di informazioni che lo bombardano a ogni secondo e gli organi sensoriali fungono da filtro facendo in modo che solo 2000 bit al secondo raggiungano i centri nervosi.

La principale funzione dei neuroni costituenti i recettori sensoriali è quella di elaborare, ovvero di costruire *oggetti* ben strutturati spazialmente e temporalmente e variabili per intensità. Tali oggetti costituiscono le componenti *modali* dei sistemi sensoriali come, ad esempio, il caldo/freddo o il liscio/ruvido per la percezione tattile, il colore o la forma per la percezione visiva, l'altezza o il timbro di un suono per la percezione uditiva (Lurija, 1970). Dopo che le informazioni hanno raggiunto il cervello, vengono prevalentemente convogliate lungo due direttrici, una indirizzata verso la corteccia prefrontale (che costituisce solo il 17% del cervello), che elabora coscientemente le informazioni, l'altra verso i centri sottocorticali che elaborano le informazioni in modo autonomo.

Il processo di elaborazione è stato attentamente studiato dalla fisiologia negli anni '60 del secolo scorso (Lurija, 1962; Merleau-Ponty, 1962). I recettori sensoriali che raccolgono l'informazione dall'ambiente esterno, la organizzano spazialmente e la trasmettono, attraverso i centri sottocorticali, alle aree corticali primarie. A livello sottocorticale si trovano infatti i nuclei di ritrasmissione che ricevono afferenze dai recettori sensoriali, neuroni di ordine inferiore dotati pressoché esclusivamente di campi eccitatori e le ritrasmettono a neuroni di ordine superiore siti nella corteccia primaria. I nuclei di ritrasmissione sono dotati di campi sia eccitatori che inibitori e sono quindi in grado di aumentare il contrasto e il potere di risoluzione spaziale degli stimoli. A livello della corteccia primaria avviene la codificazione delle caratteristiche più complesse delle afferenze, che giungono attraverso circuiti organizzati in parallelo e permettono, ad esempio, la percezione del tempo e della frequenza di un segnale uditivo, o della forma di uno stimolo visivo (Hubel e Wiesel, 1968; Mason e Kandell, 1991) o ancora la percezione del movimento di un oggetto secondo un'organizzazione spazio-temporale (Kelly, 1991).

Gli organi di senso sono dotati di recettori sensitivi specializzati per specifiche sostanze chimiche o forme di energia. Essi sono in grado di cogliere diversi tipi di segnale e inviare potenziali d'azione alle aree sensitive del cervello attraverso un processo di *trasduzione*. La concezione materialista ritiene che il ruolo dei recettori sia quello di estrarre informazioni dallo stimolo e inviarle al cervello sotto forma di una quantità analogica mentre il cognitivismo sostiene che la forma fisica dello stimolo viene rappresentata simbolicamente da una cifra binaria secondo il susseguirsi di impulsi lungo l'assone. Entrambe le concezioni ritengono che ciò che viene costruito all'interno del cervello sia una *rappresentazione*. L'interpretazione pragmatista nega invece questo schema sostenendo che i recettori non estraggano nessuna informazione ma trasmettano semplicemente una certa quantità di energia. Ciò che si produce all'interno del cervello non è una rappresentazione ma una costruzione che avviene incorporando l'oggetto dell'esperienza.

Il movimento può essere scomposto in almeno tre componenti: la programmazione motoria, l'attivazione muscolare, le sensazioni somatosensitive e posizionali inviate con modalità retroattiva dai recettori cutanei e dai fusi neuromuscolari. Le informazioni sensitive sono poi trasmesse alle aree preposte alla programmazione motoria (corteccia premotoria). La programmazione del movimento, però, non avviene in base alle informazioni provenienti dagli organi periferici, bensì in base a un'ipotesi relativa alla loro posizione. Consideriamo, per esempio, l'atto motorio del camminare. Quando il bambino impara a camminare, cerca di muovere i suoi primi passi mantenendo la posizione eretta e il corpo in equilibrio. Possiamo affermare che il cammino del bambino consiste nel posizionare nello spazio gli arti inferiori in ordine temporale, vale a dire prima l'uno e poi l'altro. La *consapevolezza posizionale* degli arti inferiori che accompagna il movimento istante per istante è di tipo sensitivo-sensoriale. Se fosse però la consapevolezza posizionale degli arti inferiori, in arrivo dai recettori periferici, a guidare la programmazione motoria, il movimento sarebbe estremamente lento. È invece l'ipotesi di tale consapevolezza a determinare la programmazione motoria.

Le informazioni in arrivo dopo la contrazione/estensione dei muscoli verificano la validità dell'ipotesi posizionale. L'ipotesi consta di due componenti: la *consapevolezza degli arti inferiori*, ovvero *che cosa* sono gli arti inferiori, e la *consapevolezza della loro posizione*, ovvero *dove* saranno posizionati. Si tratta di una consapevolezza implicita che sarà resa cosciente durante il movimento stesso dalle informazioni modali e spazio-temporali in arrivo dai recettori sensoriali (Jacobs e Shiffar, 2005).

Chiamiamo *anticipazione* il processo che include l'ipotesi modale (che cosa) e definiamo *programmazione* il processo che include l'ipotesi posizionale (dove). La maggiore difficoltà che incontra il bambino non sta nella programmazione motoria ma nell'integrazione tra anticipazione e programmazione. Le gambe, i piedi, nonché il duro/molle del pavimento sono costruiti istante per istante dai neuroni di elaborazione; compito del circuito percettivo-motorio è quello di posizionarli nello spazio in ordine temporale.

È ipotesi accreditata che l'atto motorio sia distinto dalla percezione, ma a ben riflettere si può constatare che non è così. Quando muoviamo un braccio, i neuroni di elaborazione costruiscono in tempo reale l'oggetto (il braccio) che il circuito motorio definisce in termini di *posizione*. Questo processo avviene grazie alle informazioni provenienti dai recettori sensoriali e dai fusi neuromuscolari.

I neuroni di elaborazione, infatti, sono interni al circuito motorio e la costruzione somatosensitiva del braccio avviene di pari passo con l'atto motorio stesso. A riprova di tale osservazione si pone il fatto che lesioni della corteccia somatosensitiva primaria (dove si completa la costruzione dell'oggetto) impediscono l'esecuzione corretta dei movimenti. Nella percezione avviene la stessa cosa. I neuroni di elaborazione costruiscono l'oggetto e il circuito motorio lo posiziona. Anche nella percezione, i neuroni di elaborazione sono interni al circuito motorio e senza di essi il circuito si inceppa, non avendo alcunché da posizionare (Kandel e Jessel, 1991).

Estendendo le sopra esposte considerazioni alle altre modalità sensoriali (udito, tatto, gusto, olfatto), si può affermare che le funzioni di anticipazione modale e di programmazione motoria avvengono anche attraverso un'opera di filtraggio delle informazioni provenienti dalle aree primarie (Merzenich, 2000). La mente, infatti, *decide* cosa deve essere percepito tra le varie opzioni modali. Sulla base di questa *decisione* si attiva la programmazione del posizionamento di quello specifico oggetto (Bach-y-Rita, 1984).

La selezione agisce su dati che non provengono direttamente dai recettori sensoriali, bensì da informazioni memorizzate, che si attivano automaticamente dopo che la percezione è stata integrata a livello cosciente. Il circuito percettivo-motorio, quindi, è anche un circuito di selezione di informazioni (Bach-y-Rita, 1996).

1.2 Il sistema cognitivo

I circuiti neurali, per realizzare i vari processi mentali, devono possedere alcune caratteristiche fondamentali:
1. funzionare come un laboratorio in miniatura in cui le informazioni in arrivo dai recettori sensoriali sono ipotizzate e verificate, attraverso un processo di anticipazione, programmazione ed esecuzione;
2. essere in grado non solo di raccogliere e memorizzare i dati sensoriali ma anche di integrarli al loro interno; riuscire, quindi, a perfezionarsi attraverso l'esperienza;
3. essere in grado di spiegare come avviene la raccolta delle informazioni, la loro memorizzazione e il loro utilizzo nell'esperienza di tutti i giorni: ciò consente di eliminare qualsiasi discontinuità tra *oggetti*, *scelta*, *memoria*, *riconoscimento*, ecc.

Per quanto riguarda la memoria, si è fornita un'interpretazione di quella *procedurale*, ipotizzando che essa agisca sull'anticipazione di *mappe*, fattore che differenzia la memoria procedurale stessa (tipica dei movimenti e delle percezioni) dalla memoria relativa ai circuiti di rappresentazione mentale (Kohnonen et al., 1981).

È possibile ipotizzare che i processi mentali si svolgano a due livelli. Il primo livello, più semplice, riguarda i processi di elaborazione delle informazioni sensoriali, realizzati da popolazioni di neuroni; il secondo livello concerne il *posizionamento*, realizzato da circuiti o reti neurali. Tale architettura circuitale è comune sia ai circuiti motori sia ai circuiti percettivi.

Il posizionamento può essere reiterato (funzione di *metaposizionamento*). Grazie al metaposizionamento si ottengono le relazioni spaziali, temporali, modali, ecc. Inoltre, sempre tramite il metaposizionamento, si generano altre tipologie di blocchi di significato: le correlazioni linguistiche e le classificazioni (Pribram, 1971). La funzione di posizionamento non modifica solo le aree di anticipazione e di programmazione mappale (corteccia associativa e frontale), ma certamente ha un ruolo fondamentale nell'organizzazione sia delle aree primarie sia dei sistemi sensoriali. Occorre però ancora chiarire come i molteplici circuiti interagiscono formando l'unità della coscienza individuale.

A un livello più complesso, i modelli neurali possono anche essere d'aiuto nel comprendere i processi neurofisiologici che sottendono la percezione, la cognizione, il comportamento e l'evoluzione. Esistono tre componenti fondamentali in questi modelli: un insieme di equazioni evolutive che legano saldamente i processi fisiologici alle strutture neurali; una struttura architetturale che determina come queste strutture neurali siano accoppiate a formare un insieme neurale e un processo formale che consente alle dinamiche dei modelli di dar luogo alla nostra comprensione dei processi cognitivi e della complessità neurale (Kosslyn e König, 1992).

1.3   Sistemi cerebrali

Nella specie umana il sistema nervoso centrale comprende una rete di oltre 100 milioni di cellule nervose interconnesse in sistemi molteplici complessi che, nel loro insieme, concorrono a costruire le percezioni del mondo esterno, le azioni, le emozioni e il pensiero. Il cervello rappresenta circa il 2% del peso totale del corpo e consuma circa il 20% di tutta l'energia necessaria alla vita: una gran parte di questa percentuale viene utilizzata nello *stato di riposo* mentre la quantità consumata durante l'attività cerebrale vera e propria è notevolmente piccola, spesso meno del 5% (Albert et al., 2009). È evidente che il cervello viene poco influenzato dall'esecuzione dei compiti. Il 60-80% di tutto il consumo energetico avviene per il metabolismo del glutammato vale a dire per il processo di trasmissione del segnale elettrochimico. Durante lo stato di riposo il cervello si trova in uno stato di coscienza vigile e produce pensieri stimolo-indipendenti definiti correntemente come *sognare ad occhi aperti* o *vagare della mente* (Hanakawa et al., 2008). L'attività cerebrale diminuisce durante l'esecuzione dei compiti diretti a un fine rispetto allo stato di riposo.

Ogni sistema cerebrale può essere identificato da uno schema unico di *coerenza spaziale*. La coordinazione fra sistemi cerebrali è dovuta al fatto che i sistemi non sono creati in modo uguale. Sembra invece che esista un'organizzazione gerarchica di zone cerebrali che influenzano in maggior misura le zone adiacenti. Al culmine di questa gerarchia si trova la cosiddetta rete modale di default (*Default Modal Network* o DMN).

È evidente che il mondo in cui viviamo non è completamente prevedibile. Il cervello tenta continuamente di stabilire un equilibrio fra ciò che si aspetta e ciò che non può prevedere. Il 12-15% del metabolismo del glucosio in un cervello normale adulto entra nel ciclo della glicolisi aerobica, che non è distribuita in modo uniforme in tutte le aree cerebrali. È molto elevata nel DMN e nelle zone adiacenti della corteccia dorso-laterale prefrontale, mentre presenta livelli bassi nel cervelletto e nei lobi temporo-mediali. L'aumentata attività nel cervello dei mammiferi adulti è dovuta al rilascio del neurotrasmettitore eccitatorio glutammato. Una delle funzioni più importanti di questo mediatore è fornire substrati per più sintesi. Nel neonato a termine la glicolisi aerobica rappresenta il 30% della funzione metabolica e raggiunge il 100% nel bambino prematuro. Il metabolismo del glucosio a livello cerebrale raggiunge i livelli dell'adulto a due anni di età, è due volte i livelli dell'adulto all'età di nove anni e ritorna ai livelli normali intorno ai vent'anni. Questo andamento si verifica in parallelo col proliferare delle sinapsi a livello cerebrale, così come con l'eventuale loro potatura, e gioca un ruolo importante nel meccanismo di regolazione per *apoptosi* (Ungerleider et al., 2002).

1.3.1 L'architettura cerebrale

L'architettura del cervello è caratterizzata da un'organizzazione modulare che si ripete attraverso una gerarchia di scale spaziali: neuroni, mini-colonne, colonne corticali, regioni funzionali del cervello, e così via. È importante considerare che i processi che governano le dinamiche neurali ad ogni scala spaziale non sono solamente determinati dal comportamento di altre strutture nervose al livello di quella scala ma anche da comportamenti emergenti a scale inferiori e dall'influenza di altre attività a scale superiori.

Alcuni modelli teorici disegnano una cornice del sistema nervoso in cui le varie dinamiche sono intrecciate in un'architettura multi-scalare. In sostanza, le dinamiche presenti ad ogni scala sono determinate da una coppia di *oscillatori non lineari* che incarnano il principio dei processi neurobiologici scala-specifici. Le dinamiche presenti alle scale maggiori sono sottoposte al comportamento emergente delle scale minori, attraverso una funzione d'accoppiamento che dipende dalla destrutturazione a livello di multi-scala. La sincronizzazione a livello delle strutture presenti nelle scale più piccole influenza le dinamiche a livello delle strutture più grandi in un modo intuitivo che non può essere modificato dagli approcci e dai modelli attualmente esistenti.

Comprendere la natura delle dinamiche neurali è fondamentale per una corretta analisi e per una corretta interpretazione dei dati funzionali derivanti dalle neuroscienze. I modelli teorici e numerici dell'attività neurale possono giocare un ruolo importante a questo riguardo così come possono esplicare i meccanismi che conducono agli schemi spaziotemporali.

Lo studio delle forme frattali ci fornisce un interessante modello di funzionamento delle cellule cerebrali. Una delle caratteristiche delle strutture frattali è l'auto-similarità: non esiste una lunghezza fondamentale caratteristica del sistema. Un frattale è dunque privo di scala. L'applicazione di modelli frattali alla dinamica neuronale dimostra che la proprietà di auto-similarità è correlata alla coerenza delle oscillazioni neuronali osservabili attraverso l'elettroencefalogramma e la risonanza magnetica funzionale (Calvo-Merino et al., 2005).

Il cervello è in grado di trasformare quasi istantaneamente i segnali senso-riali in percezioni coscienti: i processi della biochimica dei trasmettitori ner-vosi e della fisica classica sono però troppo lenti per spiegare questo fenome-no. L'attività cerebrale mostra proprietà di auto-similarità e sembra essere priva di una lunghezza fondamentale. È caratterizzata invece dalla formazio-ne di domini di oscillazioni neuronali coerenti. La proprietà di auto similari-tà e la proprietà di coerenza sono collegate fra loro dalle proprietà matemati-che delle funzioni analitiche intere. I componenti elementari di un sistema si comportano in modo coerente quando oscillano in fase, realizzando un ordi-ne di natura temporale o si distribuiscono con regolarità producendo un ordi-ne di natura spaziale.

In generale, le aree della corteccia e i nuclei del cervello sono caratteriz-zati da un notevole grado di omogeneità citoarchitettonica; inoltre, ricevono e trasmettono informazione mediante fasci omogenei di fibre nervose. Pertanto, essi possono essere considerati come stazioni di flusso d'informazione paral-lela. Data la varietà delle strutture citoarchitettoniche riconoscibili nelle diverse aree e nei diversi nuclei non è facile indicare un criterio generale che ci permetta di distinguere le differenze funzionali tra queste strutture neuro-nali. In prima approssimazione possiamo dire che i nuclei funzionano preva-lentemente come centri di smistamento e regolazione del traffico nervoso, mentre le aree corticali sono principalmente sedi di memoria associativa.

Come descrivono i libri d'anatomia del sistema nervoso centrale, ogni area della corteccia cerebrale comunica con alcune altre, in genere non più di tre o quattro (Asanuma e Crick, 1986). Queste connessioni sono quasi tutte recipro-che, sebbene le connessioni che decorrono in un senso abbiano caratteristiche generalmente diverse da quelle che decorrono in senso contrario: i neuroni pira-midali che si trovano in un certo strato di un'area omogenea proiettano i loro assoni verso altre aree e i neuroni piramidali che si trovano in uno strato di tipo diverso di queste aree proiettano i loro assoni sull'area di partenza. Lo stesso vale per le connessioni tra i nuclei talamici e le aree corticali.

Dove è possibile ordinare le aree corticali secondo la direzione primaria del flusso d'informazione, come in quella che parte, ad esempio, dalle sorgen-ti d'informazione sensoriale, si constata che i neuroni che proiettano in avan-ti innervano lo strato centrale dell'area bersaglio, mentre quelli che proietta-no all'indietro innervano estesamente lo strato superficiale dell'area sorgen-te. In realtà, le modalità delle connessioni dipendono in modo notevole dalla natura e dalla funzione dell'area. Pertanto, non si possono dare regole preci-se sull'architettura delle connessioni nervose reciproche. L'estensione di una ramificazione assonica che innerva un'area può avere le dimensioni di una struttura colonnare della corteccia, ma può anche essere sparpagliata su areo-le assai più grandi o decorrere sulla superficie della corteccia in tutte le dire-zioni o lungo direzioni preferenziali.

Quasi tutte le aree della corteccia cerebrale superiore ricevono e trasmet-tono flussi d'informazione attraverso i nuclei subcorticali. In particolare, i flussi d'informazione sensoriale e somatosensitiva fanno stazione in nuclei specifici che comunicano in modo reciproco e hanno una distribuzione topografica nelle aree sensoriali. Altri nuclei dello stesso tipo sono connessi in modo simile con le aree motorie, premotorie, prefrontali e frontali (Steriade, 2001). Tutti questi nuclei sono raggruppati in una formazione centrale del cervello che si chiama *talamo*.

La reciprocità delle connessioni è necessaria da un punto di vista ontogenetico: la formazione embrionale o post-embrionale di una connessione neuronale tra due stazioni consecutive del flusso d'informazione nervosa necessita di segnali di retroazione: durante i processi di formazione della rete neurale ogni neurone deve ricevere in qualche modo un segnale che confermi che le diramazioni del suo assone hanno raggiunto l'obiettivo.

La formazione di circuiti neurali chiusi è dunque una proprietà ubiquitaria delle strutture nervose del cervello. Grazie a questa reciprocità, un sistema di aree corticali e di nuclei comunicanti in sequenza è in grado di promuovere flussi d'informazione che si propagano in entrambi i sensi. Nonostante sia stata coltivata per lungo tempo e sia ancora oggi diffusa, l'idea che l'informazione nervosa proceda dalla periferia verso il centro, dove avverrebbe la memorizzazione e l'integrazione dei contenuti più rilevanti, è fuorviante e deve essere pertanto definitivamente abbandonata. Se il cervello consistesse in una semplice cascata areolare frapposta tra l'apparato sensitivo-sensoriale e quello premotorio e motorio, una volta soppresso il flusso afferente l'attività nervosa si spegnerebbe immediatamente. È invece evidente che i cervelli reali possono promuovere attività motorie anche in assenza di stimolazioni esogene. Inoltre, è noto che il cervello esibisce un'attività permanente anche in condizioni di deprivazione sensoriale e motoria.

In realtà il flusso afferente è strettamente associato a un flusso che si propaga a ritroso. Tutti gli autori concordano nell'attribuire alla retropropagazione l'importante funzione dell'*attenzione selettiva* (Grossberg, 1988). Ma probabilmente essa svolge funzioni ancora più importanti. Vari studi di psicologia sperimentale, l'analisi dell'attività EEG e del consumo energetico delle regioni cerebrali mediante tomografia ad emissione positronica (Deiber et al., 1996), hanno dimostrato che durante l'immaginazione visiva generata da processi endogeni, ad esempio quando si tenta di figurarsi una scena ad occhi chiusi, e anche durante i sogni, molte aree della corteccia visiva appaiono eccitate come se stessero elaborando un flusso d'informazione esogeno. È stato ipotizzato che quest'attivazione, chiaramente indotta dall'attività di aree non visive del cervello, funzioni come un vero e proprio processo di ricostruzione a ritroso delle immagini visive (Farah, 1989; Kosslyn, 1996). Questo significa che la memoria visiva sarebbe distribuita in notevole misura lungo la stessa via che la elabora.

1.3.2 Le grandi strutture circuitali del cervello

D'altronde, queste reciprocazioni sono talmente sistematiche che non è il caso di considerarle sedi di processi ricorsivi primari o secondari. È presumibile che questi siano effettuati da circuiti polisinaptici chiusi che attraversano in sequenza almeno tre diversi giacimenti neuronali. Circuiti che soddisfano questi requisiti si trovano in alcuni sistemi complessi funzionali del cervello:

1. il *sistema extrapiramidale* è il più grosso complesso circuitale del cervello. Esso presiede all'organizzazione del comportamento, in particolare del movimento, e delle funzioni cognitive superiori. Il flusso d'informazione prodotto dall'attivazione delle aree corticali motorie, premotorie, prefrontali e frontali, si proietta topograficamente a imbuto ai gangli basali e da questi ai nuclei talamici, che infine lo rinviano a ventaglio verso le aree corticali di partenza (Nieuwenhuys et al., 1980). In ciascun emisfero i gangli basali comprendono: il complesso *striato*, formato dal *nucleo caudato* e dal *putamen*, che è il più grosso giacimento subcorticale; il *globo pallido*, direttamente innervato dallo striato; il *nucleo subtalamico*; la *sostanza nera*;

2. il *sistema limbico* occupa la posizione centrale di ciascun emisfero. In esso l'informazione somatica interagisce con quella senso-motoria per attivare, attraverso l'ippocampo, la memoria cognitiva. L'ippocampo, infatti, è l'organo centrale del sistema limbico. Le aree corticali coinvolte in questo sistema sono principalmente quelle prefrontali, frontali antero-mediali e infero-temporali. L'ippocampo recluta i segnali emessi da queste aree mediante fibre che convergono in un fascio, detto *cingolo*, che avvolge da sopra il corpo calloso come una cintura (di Pellegrino et al., 2007).

Considerando che il circuito extrapiramidale coinvolge massicciamente le aree della memoria sensoriale e motoria, chiudendosi ad anello attraverso i gangli basali e i nuclei talamici, non è difficile riconoscere in questa struttura le caratteristiche del circuito del *come se* senso-motorio.

Il circuito extrapiramidale è adiacente al complesso amigdaloideo, col quale interagisce a livello del sistema limbico. Anzi, il sistema limbico si presenta come il centro strategico dell'interazione tra i flussi d'informazione somatica e senso-motoria. Considerando che l'ippocampo è una struttura in difetto della quale viene meno il funzionamento della memoria a lungo termine, si comprende come la convergenza nell'ippocampo dei flussi d'informazione somatosensitiva, sensoriale, decisionale ed emotiva abbia notevoli implicazioni circa i modi con cui le emozioni intervengono nella formazione dei ricordi.

Naturalmente quanto detto finora non è nemmeno sufficiente a fornire uno schema approssimativo generale della struttura cerebrale. Manca infatti una descrizione anche solo sommaria dell'organizzazione corticale e in particolare delle aree prefrontali e frontali, che sappiamo svolgere un ruolo importante nella pianificazione volontaria del comportamento animale.

Altri importantissimi sistemi funzionali sono:

1. il *cervelletto*, che interagendo col flusso dell'informazione motoria, esportata dalla corteccia dal fascio piramidale, governa in dettaglio l'organizzazione dell'apparato motorio ed esecutivo in generale;

2. i *sistemi associativi e commissurali*, che stabiliscono le connessioni tra aree generalmente distanti della corteccia cerebrale;
3. i *sistemi neurotrasmettitori*, che convogliano messaggeri chimici (dopamina, serotonina, adrenalina, ecc.) regolando estesamente l'attività di varie regioni cerebrali;
4. i *sistemi reticolari ascendente e discendente*, che hanno le loro stazioni centrali nei nuclei del tronco encefalico e che svolgono un ruolo importantissimo nella regolazione degli stati di veglia e di sonno e nell'induzione delle diverse modalità d'eccitazione;
5. il *sistema autonomo*, formato dal sistema simpatico e da quello parasimpatico che agiscono in reciproco antagonismo per il controllo e la regolazione degli organi interni;
6. i sistemi *spino-reticolare, lemniscale, trigeminale,* che governano il traffico dei segnali spinali.

1.4   Il movimento

Uno degli aspetti meglio quantificati del comportamento è il movimento. Gli studi sul movimento costituiscono una zona di frontiera tra gli studi del comportamento, delle scienze computazionali, della teoria dei sistemi e delle neuroscienze molecolari dimostrando la possibilità di esplorare un argomento secondo un approccio multidisciplinare a ponte fra diverse discipline tradizionali. L'approfondimento delle basi dello sviluppo motorio, della preparazione dell'atto motorio e della consapevolezza di esso ha portato a nuovi approcci di tipo clinico (Ferrari e Cioni, 2005). La preparazione dell'atto motorio si verifica in molteplici aree corticali: studi recenti hanno tuttavia dimostrato che questo tipo di attività avviene anche a livello dei neuroni spinali.

Questi dati contraddicono l'idea tradizionale che l'interazione a livello cortico-spinale sia esclusivamente specifica per l'esecuzione del movimento volontario. Essa si verifica invece molto prima dell'inizio del movimento. I gangli della base non solo selezionano il movimento, inibendo le risposte non volute e correggendo in tempo reale gli errori attraverso un registro di memoria dei movimenti appresi, ma sono in grado di modulare la forza del movimento a seconda della motivazione e contribuiscono al processo di apprendimento motorio. La connessione del sistema motorio con i circuiti del sistema punizione-ricompensa suggerisce l'ipotesi che l'obiettivo di ogni movimento volontario sia quello di porre l'organismo in uno stato maggiormente vantaggioso per esso. La durata del movimento implica una ritardata acquisizione della ricompensa. In questo modo lo scopo dell'azione influenza il programma motorio superando una concezione finora mai messa in discussione, ovvero che la selezione dell'azione e la sua programmazione siano due processi indipendenti.

Il sistema motorio è quindi una parte integrante non solo nel processo di percezione-azione ma anche nel meccanismo di punizione-ricompensa. Le nuove teorie ipotizzano una stretta connessione tra il sistema di punizione-ricompensa e il sistema motorio, asserendo che l'obiettivo di ogni movimento volontario è quello di far assumere al corpo la postura più idonea anche se il vantaggio di questa nuova postura può non essere subito riconosciuto ma può essere dilazionato nel tempo come avviene anche per altre forme di ricompensa.

Il processo di selezione di un'azione e quello di programmazione dei comandi motori sono stati a lungo considerati fra loro indipendenti. Prendendo come esempio i movimenti saccadici, è stato invece dimostrato come lo scopo e il valore di un atto motorio influenzino il suo programma di esecuzione. Ogni movimento comporta un costo in quanto la sua esecuzione ritarda l'acquisizione della ricompensa. Questa teoria, che collega il sistema di punizione-ricompensa al sistema motorio, può fornire una spiegazione del perché alcune malattie che coinvolgono le strutture del sistema di punizione-ricompensa (come la malattia di Parkinson) alterino la programmazione del movimento.

Il lungo dibattito sul ruolo della corteccia parietale nell'attenzione spaziale, nell'integrazione sensori-motoria e nelle funzioni cognitive di ordine superiore è stato ultimamente rimesso in discussione dagli studi di registrazione di singoli neuroni dell'area intraparietale laterale, studi che hanno messo in luce come essi siano in grado di integrare le informazioni spaziali riguardanti la localizzazione dell'obiettivo da raggiungere e l'importanza dei molteplici segnali non spaziali correlati alla motivazione, alla categorizzazione, al contesto del compito e alle regole (Hesse et al., 2006).

L'inibizione reversibile dell'area intraparietale laterale produce un deficit degli aspetti spaziali ma non di quelli non spaziali della prestazione.

Anche se l'esatta funzione dei segnali non spaziali rimane non del tutto compresa, essi potrebbero assumere un ruolo importante nei problemi di attribuzione di un valore all'azione, componente fondamentale di ogni processo decisionale: secondo questa ipotesi, sarebbero i segnali non spaziali a inviare un segnale retroattivo ai livelli superiori che attribuiscono un valore agli stimoli associati ad azioni di successo.

L'attuale concezione sostiene che il sistema motorio sia parte integrante del circuito percezione-azione-ricompensa. Occorre dunque mettere in relazione fra loro tutti gli aspetti del comportamento, compresi questi ultimi, per poter avere una visione migliore dei processi di preparazione e di esecuzione del movimento.

Il nostro cervello è un enorme archivio di repertori motori e di schemi complessi che Alexander Lurija ha definito *melodie cinetiche* proprio per indicare il carattere di fluenza delle azioni che ciascuno di noi compie quotidianamente (Lurija, 1973). Le tecniche di neuroimmagine, dalla tomografia computerizzata fino alla tomografia ad emissione di positroni e alla risonanza magnetica funzionale, hanno fornito un notevole contributo alla comprensione degli schemi motori: se chiediamo a una persona di pensare di muovere la propria mano come se dovesse afferrare un oggetto, vediamo come costei attivi la propria corteccia premotoria, situata al davanti della corteccia motoria primaria. Questo dimostra che vi sono aree, nel nostro cervello, che preparano il movimento che verrà poi eseguito da altre aree (Karni et al., 1995). Il parallelismo tra percezione e azione implica anche una corrispondenza tra immaginazione e sensazione: l'immaginare un oggetto, ad esempio un fiore, stimola le aree della corteccia visiva che vengono solitamente attivate quando si osserva realmente l'oggetto pensato.

1.4.1 La scoperta dei neuroni specchio

La relazione esistente tra l'immaginare un'azione, ovvero la fase che precede l'azione, e la sua esecuzione vera e propria, trova il proprio fondamento nell'esistenza del sistema dei *neuroni specchio,* localizzati a livello della corteccia premotoria dei primati e che si attivano quando l'animale osserva un altro animale compiere un movimento. Questi neuroni, che stabiliscono una sorta di ponte tra l'osservatore e l'attore, sono presenti anche nella specie umana e sono la chiave del comportamento imitativo che gioca un ruolo fondamentale nell'intelligenza linguistica (Rizzolatti e Arbib, 1998).

All'inizio degli anni '90 del Novecento, un gruppo di ricercatori italiani dell'Università di Parma, guidati da Giacomo Rizzolatti, fece una sorprendente e pressoché inaspettata scoperta impiantando degli elettrodi nel cervello di alcune scimmie macaco, per studiarne l'attività cerebrale durante diverse azioni motorie, compresa quella di prendere del cibo. Durante la pausa di un esperimento, un ricercatore prese un acino d'uva da un grappolo preparato per lo studio dell'attività motoria dell'animale e notò che i neuroni nella corteccia premotoria della scimmia avevano iniziato a scaricare esattamente come se l'animale avesse compiuto un movimento analogo con la propria mano. L'animale però era seduto tranquillo e stava solo guardando il ricercatore. Da questa osservazione seguì la rivoluzionaria scoperta dell'esistenza di un pool neuronale in grado di attivarsi alla vista delle azioni di un altro soggetto (Rizzolatti e Craighero, 2004).

La scoperta dei neuroni specchio ha indotto gli scienziati a ritenere che il cervello impieghi dei processi di pensiero logico per interpretare e predire le azioni di altri individui.

I neuroni specchio hanno fornito una maggior comprensione riguardo a patologie come all'autismo, la schizofrenia e altri disordini mentali caratterizzati da una scarsa interazione sociale. Hanno portato a una nuova teoria riguardo all'evoluzione del linguaggio (Buccino et al., 2005). Hanno consentito nuove terapie per i pazienti colpiti da ictus finalizzate al recupero dei movimenti perduti.

I ricercatori hanno poi eseguito studi di immagine per scoprire la possibile esistenza di neuroni specchio anche nell'essere umano. Sono stati trovati molti indizi chiave. Uno riguarda il fatto che i neuroni specchio sembrano permetterci di stabilire le intenzioni di un'altra persona nello stesso tempo in cui vediamo eseguire l'azione (Fadiga et al., 2005). La zona del sistema dei neuroni specchio mostra, ad esempio, un'attivazione maggiore quando osserviamo qualcuno che solleva un bicchiere per bere di quando osserviamo la stessa persona che lo solleva per toglierlo dal tavolo.

Il sistema dei neuroni specchio sembra inoltre poterci permettere di decodificare, ossia di ricevere e interpretare, le espressioni facciali. Quando osserviamo una data espressione o la produciamo noi stessi, vengono attivate le stesse regioni cerebrali necessarie nelle due diverse evenienze e, quanto più siamo bravi a interpretare le espressioni facciali, maggiormente viene attivato il sistema dei nostri neuroni specchio. I neuroni specchio sembrano essere in grado di creare una simulazione non di come gli altri agiscono, ma delle intenzioni e delle emozioni che stanno dietro l'agire: noi non dobbiamo pensare, ad esempio, cosa voglia intendere un'altra persona quando sorride perché siamo in grado di esperire immediatamente e senza sforzo il significato della sua azione. Questi dati suggeriscono l'ipotesi che i neuroni specchio giochino un ruolo chiave nella nostra capacità di empatia e di socializzazione con i nostri conspecifici ed è attraverso questi neuroni, piuttosto che attraverso le espressioni facciali, che comunichiamo le nostre emozioni.

Altri studi hanno rilevato che le persone affette da *autismo*, una patologia caratterizzata da un disturbo dell'interazione sociale, sembrano possedere un sistema di neuroni specchio poco funzionante (Gallese, 2005). Più sono gravi i sintomi dell'autismo, meno attivi sembrano essere i neuroni specchio. Alcune ricerche hanno dimostrato che i bambini affetti da autismo hanno difficoltà nel comprendere le intenzioni degli altri sulla base delle azioni che possono osservare. Per decidere che cosa gli altri stiano facendo, devono affidarsi al significato degli oggetti più che al contesto in cui viene eseguita l'azione. Per essi un bicchiere significa bere anche quando gli altri sono in grado di intuire che l'intenzione è toglierlo dal tavolo. Sono stati fatti dei tentativi per utilizzare il comportamento imitativo nel trattamento di questa patologia. Tecniche di training imitativo sono state anche utilizzate per riabilitare persone con deficit conseguente a ictus o a trauma cranico. Tra le molte ricerche riguardanti i neuroni specchio è curiosa la scoperta che i movimenti complessi della mano attivano gli stessi circuiti cerebrali che producono i movimenti complessi della lingua e delle labbra che vengono usati per produrre delle frasi. Alcuni ricercatori ritengono che questi studi siano di supporto all'ipotesi che il linguaggio parlato si sia evoluto dalla capacità di produrre gesti con la mano (Freeman, 2001). Non è ancora stato stabilito con certezza se il sistema dei neuroni specchio formi la base dell'empatia e della comunicazione. Tuttavia, le ricerche hanno evidenziato che questo interessante sistema neurale può fornire un nuovo metodo per esplorare i meccanismi con cui siamo in grado di acquisire le abilità sociali e di comunicare le nostre sensazioni e le nostre intenzioni agli altri (Iacoboni et al., 2005).

La maggior parte delle azioni, come ad esempio saltare, martellare, correre, è associata a uno specifico programma motorio. Dal punto di vista dell'ipotesi della teoria percezione-azione e della concezione del movimento *incorporato* l'attività dei sistemi motori può essere un'utile sorgente di informazione riguardo all'azione durante l'acquisizione di schemi concettuali, uno dei modi in cui l'attività del sistema motorio può avvenire attraverso il sistema dei neuroni specchio. Nella specie umana, i circuiti fronto-parietali sembrano venir coinvolti nella stessa maniera quando una persona esegue o osserva un'azione. L'attività dei neuroni specchio è diversa a seconda che l'azione sia transitiva o intransitiva: mentre entrambi i tipi d'azione attivano le aree frontali, le azioni che coinvolgono un oggetto attivano anche l'area parietale. I neuroni specchio sono verosimilmente più distribuiti di quanto si pensasse inizialmente: i neuroni in grado di rispondere sia all'esecuzione che all'osservazione dell'azione sono stati identificati nell'uomo attraverso tecniche di registrazione di singola cellula a livello della corteccia prefrontale mediale e temporale mediale.

L'ipotesi dei neuroni specchio ritiene che l'attività di questi neuroni sia quella che permette di comprendere le azioni altrui. La vita di relazione dipende dalla comprensione delle azioni compiute dagli altri e da noi osservate: saper distinguere tra un gesto amichevole e uno minaccioso può rivelarsi di vitale importanza per la sopravvivenza. Un tempo si riteneva che la comprensione delle azioni dipendesse esclusivamente dall'analisi visiva che coinvolge soprattutto le aree visive occipitali e la via corticale ventrale; recentemente è stato dimostrato come la corretta comprensione delle azioni dipenda dalla loro trasformazione da rappresentazioni visive in rappresentazioni motorie (Gallese, 2005).

I neuroni specchio si attivano sia quando la scimmia compie un determinato gesto sia quando lo stesso gesto viene compiuto dallo sperimentatore e la scimmia ne è spettatrice. Il comportamento dei neuroni specchio è altamente selettivo: essi non si attivano osservando gesti diversi da quelli specifici né quando viene presentato l'oggetto bersaglio in assenza dell'azione relativa. Molti neuroni specchio possiedono, oltre alla modalità visiva, anche quella uditiva di riconoscimento delle azioni. Più di recente è stata dimostrata sperimentalmente l'esistenza di un sistema di neuroni specchio anche nell'uomo. Il sistema comprende una rete neuronale distribuita che coinvolge varie strutture corticali compresa l'area del linguaggio di Broca; da queste osservazioni è stata formulata l'interessante ipotesi che il linguaggio umano rappresenti l'evoluzione filogenetica di un sistema originariamente collegato alla comprensione multisensoriale delle azioni (Rizzolatti et al., 1998).

È stato dimostrato che anche le azioni dell'osservatore possono influenzare la percezione che questi ha degli altri. Come sostengono alcuni ricercatori (Blaesi e Wilson, 2009), la percezione di azioni e posture di un altro essere umano innescherebbe, nelle aree premotorie dell'osservatore, delle rappresentazioni delle stesse posture e delle stesse azioni, attraverso il sistema dei neuroni specchio. Inoltre l'attivazione motoria quale risultato dell'osservazione di azioni altrui implicherebbe l'esistenza di un *codice comune* in grado di rappresentare sia il proprio corpo che quello degli altri.

È dunque altamente plausibile che questa influenza possa procedere anche nell'altro senso di marcia, ossia che le informazioni relative al proprio corpo possano influenzare le rappresentazioni percettive del corpo degli altri: tale plausibilità trova un fondamento sia neurologico, in quanto sistemi neurali connessi hanno alta probabilità di comunicare in entrambe le direzioni, sia in termini di adattamento funzionale, dato che la rappresentazione del proprio corpo può essere utilmente impiegata quale modello interno di predizione e costruzione della percezione di come si muoverà un altro corpo (Wilson e Knoblich, 2005). I neuroni specchio assumerebbero quindi il nuovo compito di fornire un supporto top-down alla percezione visiva, che, allo stesso modo degli altri processi top-down, agevolerebbe la percezione, rendendola più veloce, più fluida e in alcuni casi più accurata, consentendo risposte rapide e appropriate a cambiamenti repentini dell'ambiente.

Sono sempre più numerosi gli studi che enfatizzano il ruolo del sistema specchio umano nei processi sociali ed emotivi, ipotizzando un flusso di causalità dalla percezione all'attivazione motoria e all'imitazione, sino alle rappresentazioni di alto livello che sosterrebbero l'empatia, la teoria della mente, l'apprendimento sociale.

Studi sperimentali sulle scimmie hanno dimostrato che un danno del lobo inferiore temporale (Ungerleider e Mishkin, 1982) impedisce all'animale di discriminare gli oggetti di differente colore, forma e consistenza ma non di percepire le loro relazioni spaziali, mentre un danno del lobo parietale posteriore impedisce all'animale di eseguire compiti spaziali lasciando integra la sua capacità di discriminazione degli oggetti.

In base a queste considerazioni, nelle condizioni anatomiche precedenti, si è concluso che la corteccia visiva è organizzata in due aree fra loro segregate comprendenti diversi circuiti: la prima area dà origine al *circuito ventrale* che collega l'area visiva primaria al lobo temporale inferiore ed elabora le informazioni sulle proprietà visive degli oggetti; dalla seconda area origina il *circuito dorsale* che connette l'area visiva primaria con il lobo parietale posteriore ed elabora le informazioni sulle relazioni spaziali fra gli oggetti.

La differenza funzionale fondamentale tra la via ventrale e la via dorsale non è a livello percettivo (oggetti versus spazio), che deriva dai processi di formazione visiva, ma nell'uso che la corteccia superiore fa delle informazioni visive codificate da entrambe le vie. La via ventrale fornisce le informazioni visive richieste per il riconoscimento degli oggetti mentre la via dorsale elabora le informazioni visive necessarie per il controllo dei movimenti. È ipotesi più recente che la via visiva dorsale abbia funzioni sia motorie sia percettive.

Tale ipotesi è stata ulteriormente confermata dalla scoperta dei neuroni specchio, i quali non rispondono scaricando durante l'osservazione di un oggetto, ma si attivano sia quando l'individuo esegue una data azione sia quando osserva un altro individuo eseguire un'azione simile.

La risposta visuomotoria dei neuroni specchio mostra diversi gradi di correlazione. Alcuni di essi (circa il 30%) si attivano solo se l'azione motoria osservata è stata da loro codificata, mentre altri hanno un tasso di correlazione molto più alto. Alcuni neuroni si attivano durante l'esecuzione di una sola azione e durante l'osservazione di due azioni; altri invece codificano solo un'azione eseguita e osservata, ma con diverso tipo di selettività; altri ancora rispondono all'osservazione di una data azione ma si attivano anche quando si esegue un'azione diversa che sia legata in modo logico alla prima. Le proprietà visuomotorie dei neuroni specchio suggeriscono l'ipotesi che il loro meccanismo d'azione accoppi i contenuti visivi di un'azione e la corrispondente esecuzione motoria. Tale meccanismo consente all'osservatore di tradurre in modo automatico gli aspetti visivi di un'azione osservata in un vocabolario di azioni che sottendono la capacità di agire e di osservare; in altre parole, attraverso il meccanismo dello specchio, l'osservatore percepisce l'azione osservata in termini di una delle azioni che appartengono alla sua competenza motoria.

Si ritiene attualmente che il meccanismo a specchio giochi un ruolo fondamentale nella comprensione del significato delle azioni eseguite da altri individui della stessa specie.

L'analisi delle reti neurali corticali che codificano le azioni e lo studio dei neuroni specchio dimostrano come l'elaborazione dell'informazione sensoriale da parte della via ventro-dorsale possa essere ridotta a un vero meccanismo di controllo ma implichi anche una stretta relazione fra azione e percezione.

Il significato di un oggetto percepito e di un'azione osservata non è confinato agli aspetti visivi, ma deriva dal potenziamento dell'azione evocata nell'osservatore dalla vista di quell'oggetto o di quell'azione; in questo modo l'osservatore diviene allo stesso tempo un percipiente e, potenzialmente, un attore (Kelly e Garavan, 2005).

La percezione comprende un'attivazione motoria del soggetto e il significato sarà ed è relegato alla descrizione pittorica dell'oggetto percepito o dell'azione osservata. Ma la descrizione pittorica non è sufficiente per il soggetto per comprendere realmente che cosa stia percependo, sia che si tratti di un oggetto sia che si tratti di un'azione.

Le ricerche sulla visione corticale e sul sistema motorio hanno condotto alla conclusione di come non sia possibile separare in modo rigido la percezione dall'azione. Secondo questo punto di vista sarebbe utile rivedere le teorie concernenti le caratteristiche motorie della percezione.

Studi recenti illustrano come il canale motorio sia fonte essenziale di apprendimento durante tutto l'arco della vita. Nel bambino costituisce un canale privilegiato e torna ad esserlo in età avanzata. Il movimento è altresì un canale comunicativo di grande importanza: attraverso di esso infatti, possiamo comunicare non solo nozioni di tipo strettamente cognitivo, ma anche molti aspetti emotivi, difficilmente comunicabili in altro modo (Kimura, 1993).

Feldenkrais ha proposto un concetto di cura diverso da quello del "farsi curare", che implica la capacità di integrare funzionalmente l'apprendimento attraverso il canale sensori-motorio (Feldenkrais, 1980). Quello dell'integrazione motoria è uno dei concetti più moderni che sottendono tutti i tipi d'apprendimento, compreso quello cognitivo.

Alcuni autori come Walter Freeman si spingono addirittura oltre, affermando che l'azione è indispensabile per l'apprendimento, che se non facciamo nulla, nulla possiamo apprendere, e che la coscienza segue l'azione, facendo affiorare gli stati interiori.

Secondo Freeman, il sistema limbico costituisce il motore centrale dell'attività cerebrale intesa come sviluppo ed espletamento dell'intenzionalità animale. Nella sua visione il cervello non deve essere considerato tanto come un luogo d'elaborazione dei flussi d'informazione sensoriale convergenti verso stadi associativi, dai quali si dipartirebbe infine il flusso d'informazione motoria, quanto piuttosto come un sistema dotato di una centrale che promuove e organizza in continuazione le attività delle aree corticali periferiche al fine di reclutare e selezionare informazione secondo modalità utili alle finalità e necessità sempre cangianti dell'individuo (Freeman, 2000b).

Sulla base delle conoscenze attuali è difficile dire quanti e quali importanti processi ricorsivi abbiano luogo nel cervello. Presumibilmente sono assai di più di quanti ne possiamo immaginare, poiché ogni funzione specialistica del cervello, svolta da un circuito riverberante primario, potrebbe avere bisogno di vie brevi e di un suo circuito ricorsivo del *come se*.

1.4.2 Modelli di tipo sistemico

I *sistemi semplici* cambiano nel tempo in modo prevedibile, reagiscono a perturbazioni esterne in modo commisurato all'entità di tali azioni e possono essere studiati isolati dall'ambiente in cui normalmente esistono; il metodo di ricerca empirica appropriato per i sistemi semplici è quello della sperimentazione di laboratorio. Gran parte della realtà però non funziona come un sistema semplice ma possiede piuttosto le caratteristiche di un sistema complesso, formato da un elevato numero di elementi che interagiscono tra loro localmente e in modo altamente non lineare; le diverse cause non si sommano ma si moltiplicano tra di loro, tanto che dal numero di interazioni locali emergono proprietà globali dell'intero sistema che non sono deducibili o prevedibili anche disponendo di una conoscenza perfetta degli elementi e delle leggi che regolano le loro interazioni (Prigogine, 1980).

I *sistemi complessi* tendono ad avere caratteristiche opposte a quelle dei sistemi semplici: essi cambiano nel tempo in modo imprevedibile, reagiscono alle perturbazioni esterne in modo non commisurato all'entità delle perturbazioni stesse e non possono essere isolati dall'ambiente in cui normalmente si trovano. I sistemi complessi si presentano spesso in forma gerarchica, con molti elementi a un certo livello della gerarchia che, interagendo, vanno a costituire un singolo elemento del sistema al livello gerarchico immediatamente superiore. Il metodo per lo studio dei sistemi complessi è la simulazione computerizzata. In una simulazione il fenomeno di interesse non deve essere isolato dal suo normale contesto, come accade nel laboratorio sperimentale, ma può essere simulato al pari nel proprio contesto. Un sistema complesso non è però una macchina, se per macchina si intende un sistema prevedibile, affidabile, controllabile, costituito da parti il cui ruolo nel funzionamento complessivo può essere chiaramente identificato e descritto.

Negli anni '90 del secolo scorso è emersa una nuova disciplina che ha preso il nome di *vita artificiale*, in grado di riprodurre in un sistema artificiale tutti i

diversi fenomeni del mondo vivente: l'origine della vita, l'evoluzione delle specie viventi, la riproduzione, l'adattamento all'ambiente, i meccanismi di apprendimento negli organismi viventi e così via. La vita artificiale non va confusa con
l'*intelligenza artificiale* che aspira semplicemente a riprodurre in un sistema
artificiale le capacità che costituiscono l'intelligenza degli esseri umani.

La vita artificiale ha come obiettivo la simulazione con il computer del
comportamento di organismi ed ecosistemi reali. La nascita di questa disciplina, a ponte tra biologia, genetica e informatica risale al 1987, e precisamente
alla conferenza tenutasi all'Oppenheimer Study Center di Los Alamos (New
Mexico), in cui il biologo Christopher Langton riunì circa 160 studiosi provenienti da molteplici campi disciplinari.

Mentre l'intelligenza artificiale indaga i principi e la natura dell'intelligenza, cercando di riprodurne alcune caratteristiche mediante il computer, la
vita artificiale cerca di rispondere a domande sulla natura della vita e dei processi che caratterizzano un organismo vivente (o una popolazione di organismi), e di capire come si siano svolti i processi evolutivi che da forme di vita
semplici hanno portato a forme di vita sempre più complesse e intelligenti,
mediante simulazioni realizzate al computer.

Il programma della vita artificiale estende, in un certo senso, quello del-
l'intelligenza artificiale. L'intelligenza, infatti, è una caratteristica di alcune
specie viventi superiori che si sono evolute a partire da forme di vita più semplici. Lo sviluppo e la natura dei sistemi intelligenti rientra dunque tra gli
obiettivi della vita artificiale. Tuttavia, allo stato attuale, la maggior parte
delle ricerche in questa disciplina è rivolta allo studio di processi biologici
elementari relativi ai virus o agli esseri monocellulari, o alla simulazione del
comportamento di esseri più complessi ma comunque assai in basso nella
scala evolutiva, come gli insetti (Parisi, 1999).

La maggior parte delle creature studiate dalla vita artificiale sono mere
simulazioni software che vivono in ambienti digitali. Tuttavia non mancano
applicazioni di sistemi di vita artificiale a piccoli robot che sono in grado di
muoversi in ambienti reali ancorché semplici, come nel caso del Perceptron
di Rosenblatt, un robot tartaruga che, governato da una rete neurale, può muoversi in un appartamento evitando gli ostacoli e individuando le fonti di energia necessarie al suo sostentamento. Numerose sono state le creature meccaniche realizzate dai ricercatori per studiare le basi del comportamento degli
esseri viventi (Parisi, 1999). La somiglianza nei comportamenti tra alcune
delle forme di vita artificiale (digitali o robotiche che siano) sviluppate dai
ricercatori di *Alife* e le creature organiche cui esse si richiamano ha portato
alcuni studiosi di questo settore ad assumere una posizione che può sembrare
paradossale: per conto loro gli esseri artificiali sono *vivi* tanto quanto quelli
organici. Altri studiosi, invece, si limitano ad asserire che le sperimentazioni
condotte con i computer ci possono far capire meglio alcuni dei misteri della
vita organica, senza assumere che le forme di vita artificiale possano dirsi
viventi in un senso pieno. Come nell'intelligenza artificiale, anche nella vita
artificiale vi sono dunque una posizione 'forte' e una 'debole'.

Un elemento fondamentale degli studi di vita artificiale è lo studio e la simulazione dei processi evolutivi teorizzati da Charles Darwin due secoli or sono. Darwin è stato l'artefice della teoria evoluzionista attualmente condivisa da pressoché tutti i biologi, sebbene vi siano vari punti di vista su diversi aspetti interni alla teoria stessa.

Il cuore della teoria darwiniana è costituito dal concetto di *selezione naturale*. Secondo questa teoria tutte le forme di vita attualmente esistenti si sono evolute nel corso del tempo in virtù di una serie di variazioni casuali intervenute tra gli individui di generazioni successive. Alcune di queste variazioni, in determinati momenti, si sono rivelate dei vantaggi competitivi per gli individui che le subivano, favorendone la sopravvivenza e la riproduzione. In sostanza, nella competizione per le risorse in un dato ambiente, questi individui 'mutanti' si sono rivelati più efficienti nel procurarsi il cibo e nella cura della progenie. In seguito a molteplici variazioni di successo, da un'unica specie se ne generano altre, alcune delle quali sono premiate dal processo di selezione naturale, mentre altre ne vengono punite e si estinguono.

È importante ribadire che, secondo la teoria di Darwin, le mutazioni che differenziano ogni individuo di una specie vivente sono puramente casuali: non esiste nessuno scopo o nessuna direzione preferenziale nell'evoluzione. In un certo senso l'evoluzione è una specie di programma eseguito dalla natura. Un processo, insomma, che si presta ad essere simulato abbastanza facilmente mediante i computer.

Nell'ambito della vita artificiale le reti neurali sono viste chiaramente come modelli di un sistema, mentre le reti neurali biologiche tendono ad essere considerate quali sistemi che elaborano l'informazione in modo parallelo e continuo anziché seriale e discreto.

Diversamente dalle reti neurali biologiche, che possiedono un genotipo derivato dai genitori in grado di determinare alcune delle caratteristiche di fondo dell'organismo, incluso il sistema nervoso e il suo comportamento, e che si modificano in funzione sia del genotipo stesso, sia delle esperienze che l'individuo fa nel proprio ambiente, le reti neurali della vita artificiale nascono come una *tabula rasa* e acquisiscono modalità comportamentali solo attraverso l'apprendimento.

Le simulazioni di vita artificiale, inoltre, non studiano singoli individui, ma gruppi di individui, l'uno diverso dall'altro, che convivono in uno stesso ambiente e possono influenzarsi a vicenda attraverso l'interazione sociale, comunicando e trasferendo risorse da un individuo a un altro, offrendo ai modelli di vita artificiale prospettive di ricerca non soltanto nel campo delle scienze biologiche ma anche nel campo delle scienze sociali.

1.4.3 Sistemi dinamici non lineari

Il cervello umano è una struttura complessa: in 1300 g di materia sono contenuti circa 100 miliardi di neuroni. A livello della corteccia si ritiene che siano presenti 30 miliardi di neuroni e un milione di miliardi di sinapsi. Vi sono circa 50 tipi diversi di neuroni. Una struttura di questo tipo richiede un modello descrittivo particolare che tenga in conto il caos in cui si manifesta l'ordine nascosto alla base dei processi cerebrali. Questo modello può essere fornito dalla teoria dei sistemi dinamici non lineari (Freeman, 2000).

La teoria dei sistemi dinamici non lineari viene applicata per comprendere il comportamento di sistemi complessi e si serve di modelli matematici per descrivere l'evoluzione degli stati del sistema nel tempo. Questi sistemi mostrano proprietà globali macroscopiche che non sono presenti a livello dei singoli elementi che compongono il sistema. I singoli elementi si connettono circolarmente in strutture denominate anelli di retroazione: in questo modo quando un elemento agisce su altri elementi, esso stesso subisce l'influenza della sua azione secondo una particolare caratteristica di non linearità. Il sistema tende ad auto-organizzarsi sino a raggiungere un equilibrio dinamico. Un tale modello permette di descrivere le funzioni cerebrali superando i limiti delle interpretazioni computazionali e rappresentazionali.

Il meccanismo alla base del funzionamento cerebrale è costituito dal passaggio di impulsi da un neurone all'altro attraverso le sinapsi. Gruppi di neuroni tra cui esistono interazioni frequenti formano popolazioni neurali. L'attività neurale microscopica e quella macroscopica sono assai diverse fra loro: la conversione impulso-onda delle popolazioni neurali presenta una non-linearità che può essere interpretata come indice della flessibilità cerebrale ovvero della capacità di produrre attività creative e imprevedibili. Le popolazioni neurali costituiscono un sistema aperto composto da elementi indipendenti che interagiscono tra loro tramite relazioni deboli: non esiste un neurone che svolga il compito di guida né una traiettoria definita (percorso formato da una successione di stati di un neurone) che debba essere seguita. Quando le connessioni sinaptiche aumentano si ha una transizione di stato e i neuroni cominciano ad agire come membri di un gruppo in modo che la loro attività sia determinata dalla popolazione e non dal singolo individuo. Questa transizione viene raggiunta spontaneamente e autonomamente e rende possibile lo stabilizzarsi dello stato della popolazione riguardo a un certo attrattore (regione in cui gli stati tendono a stabilizzarsi, così detta in quanto le traiettorie che vi passano vicine ne vengono attratte). Mentre i singoli neuroni scaricano in modo irregolare, le interazioni tra neuroni inibitori e neuroni eccitatori all'interno di popolazioni possono essere rappresentate tramite oscillazioni. Le oscillazioni sono diverse a seconda del rapporto tra soggetto percipiente e stimolo cioè a seconda che il soggetto sia "inesperto", "abituato" o "attento". Il fattore responsabile del modellarsi degli attrattori è dato dall'insieme delle precedenti esperienze di uno stimolo e non dallo stimolo stesso.

Quando le fasi dei campi elettromagnetici oscillano insieme, danno un nuovo assetto alla coerenza quantistica. La coerenza ci permette di comprendere l'unità e l'evoluzione della vita tramite l'incremento di complessità e di armonia dei campi elettromagnetici andando dai quanti, alle cellule, agli organismi viventi. Gli stati di coerenza assicurano un comportamento correlato e cooperativo alle particelle del sistema che vengono così a perdere la loro natura di individui separati creando un'unità. Uno degli effetti di un sistema ad alta coerenza consiste nella formazione di un "campo di informazione": il campo elettromagnetico coerente interno al sistema non trasporta energia ma solo informazione creando una risonanza tra le parti del sistema e una sincronicità tra le frequenze d'onda che portano all'organizzazione sinergica e cooperativa di un'unità vivente.

1.4.4 Il cervello quantistico

L'applicazione della fisica quantistica alla biologia ipotizza una coesistenza tra processi quantistici e processi biologici. Nel cervello esisterebbe un campo quantistico entro il quale avverrebbero fenomeni di rottura spontanea di simmetria e dal quale emergerebbero i processi della realtà biologica. La teoria quantistica dei campi è detta anche *seconda quantizzazione*, distinguendosi dalla meccanica quantistica o *prima quantizzazione*, per la presenza di un concetto di spazio-tempo vuoto e per la descrizione dell'emergenza di comportamenti coerenti collettivi a partire da una molteplicità di particelle elementari.

Nel sistema nervoso centrale, in risposta ai pattern di eccitazione che avvengono nel ciclo azione-percezione, ovvero di interazione dell'organismo con l'ambiente, si realizzano dei pattern di conduzione non specializzati rilevabili attraverso l'elettroencefalogramma e l'elettricorticogramma: queste onde di trasmissione consistono in strette bande di oscillazione all'interno delle frequenze cerebrali beta e gamma riferibili a processi neuronali coerenti conseguenti a transizione di fase che comportano rapide comunicazioni a lunga distanza fra neuroni e che determinano una risincronizzazione istantanea di un vasto numero di essi. Le correnti elettriche dendritiche extra-cellulari e le trasmissioni di tipo chimico non sono idonee a spiegare questo fenomeno né la velocità del processo neuronale implicato. Occorre dunque ipotizzare che il cervello sia un sistema quantistico macroscopico reale in cui i neuroni e le biomolecole restano enti biologici classici, ma i processi ad essi relativi emergono dal campo quantistico bosonico sottostante, interessato da continui processi di rottura spontanea della simmetria rotazionale del dipolo delle biomolecole (ionizzate e bipolari) che sono particelle a massa nulla o estremamente piccola in grado di produrre stati coerenti. Si tratta di un modello di tipo dissipativo che considera gli aspetti termodinamici dovuti all'interazione con l'ambiente e allo scambio di energia e di informazione fra quest'ultimo, il sistema cerebrale e l'intero organismo: si tratta di una serie continua di transizioni di frase e di nuovi livelli emergenti che danno luogo a possibili infiniti stati coesistenti e non distruttivi per codificare l'informazione. L'arrivo di nuova informazione non produce infatti la distruzione di quella precedente ma un continuo processo di assemblaggio tra vecchia e nuova informazione associabile alla memoria e all'apprendimento. I processi descritti implementano, ma non sostituiscono, quelli elettrochimici classici che sono alla base della trasmissione nervosa. Il modello del cervello quantistico dissipativo unisce quindi la teoria quantistica dei campi, la termodinamica, la complessità (caos deterministico e non linearità) e la neurobiologia in un approccio di tipo interdisciplinare.

Bibliografia

Albert NB, Robertson EM, Miall RC (2009) The resting human brain and motor learning. Curr Biol 19:1023-1027

Asanuma A, Crick F (1986) Certain aspects of the anatomy and physiology of the cerebral cortex. In: McClelland JL, Rumelhart DE (eds) Parallel distributed processing: Explorations in the microstructure of cognition, vol. 2. MIT Press, Cambridge pp 333-371

Asanuma H, Pavlides C (1997) Neurobiological basis of motor learning in mammals. Neuroreport 8:i-vi

Bach-y-Rita P (1984) The relationship between motor processes and cognition in tactile visual substitution. In: Prinz W, Sanders AF (eds) Cognition and motor processes. Springer-Verlag, Berlin pp 149-160

Bach-y-Rita P (1996) Sustitucion sensorielle et qualia. In: Proust J (ed) Perception et intermodalité. Presses Universitaires de France, Paris. Reprinted in English translation in: Noë A, Thompson E (2002) Vision and mind: selected readings in the philosophy of perception. MIT Press, Cambridge

Blaesi S, Wilson M (2009) The mirror reflects both ways: Action influences perception of others. Brain and Cognition 72:306_309

Buccino G, Riggio L, Melli G et al (2005) Listening to action-related sentences modulates the activity of the motor system: a combined TMS and behavioral study. Brain Res Cogn Brain Res 24:355-363

Calvo-Merino B, Glaser DE Grezes J et al (2005) Action observation and acquired motor skills: An FMRI study with expert dancers. Cerebral Cortex 15(8):1243-1249

Changeux J-P (1997) Neuronal man: The biology of mind, 2nd edn. Princeton University, Princeton

Deiber MP, Ibanez V, Sadato N, Hallett M (1996) Cerebral structures participating in motor preparation in humans: A positron emission tomography study. J Neurophysiol 75:233-247

di Pellegrino G, Ciaramelli E, Ladavas E (2007) The regulation of cognitive control following rostral anterior cingulate cortex lesion in humans. J Cognitive Neurosci 19:275-286

Fadiga L, Craighero L, Olivier E (2005) Human motor cortex excitability during the perception of others' action. Curr Opin Neurobiol. 15:213-218

Feldenkrais M (1980) Awareness through movement. Penguin, Middlesex

Ferrari A, Cioni G (2005) Le forme spastiche della paralisi cerebrale infantile. Springer, Milano

Farah M (1989) The neural basis of mental imagery. Trends Neurosci 12:395-399

Fodor JA (1983) The modularity of mind. MIT Press, Cambridge

Freeman WJ (2000a) Neurodynamics. An exploration of mesoscopic brain dynamics. Springer-Verlag, London

Freeman WJ (2000b) Characteristics of the synchronization of brain activity imposed by finite conduction velocities of axons. Int J Bifurc Chaos 10:2307-2322

Freeman WJ (2001) How brains make up their minds. Columbia UP, New York

Gallese V (2005) "Being like me": Self-other identity, mirror neurons and empathy. In: Hurley S, Chater N (eds) vol 1:101-118

Gallese V, Rochat M, Cossu G, Sinigaglia C (2009) Motor cognition and its role in the phylogeny and ontogeny of action understanding. Dev Psychol 45(1):103-113

Goldman-Rakic P (2000) Localization of function all over again. NeuroImage 11:451-457

Grossberg S (1988) Neural networks and natural intelligence. MIT Press, Cambridge

Grossberg S, Todorovi D (1988) Neural dynamics of 1-D and 2-D brightness perception: A unified model of classical and recent phenomena. Percept Psychophys 43(3):241-277

Hanakawa T, Dimyan MA, Hallett M (2008) Motor planning, imagery, and execution in the distributed motor network: a time-course study with functional MRI. Cereb Cortex 18:2775-2788

Hesse MD, Thiel CM, Stephan KE, Fink GR (2006) The left parietal cortex and motor intention: An event-related functional magnetic resonance imaging study. Neuroscience 140:1209-1221

Hubel DH, Wiesel TN (1968) Receptive fields and functional architecture of monkey striate cortex. J Physiol 195:215-243

Iacoboni M, Molnar-Szakacs I, Gallese V et al (2005) Grasping the intentions of others with one's own mirror neuron system. PLoS Biology 3(3):e79

Jacobs A, Shiffrar M (2005) Walking perception by walking observers. J Exp Psychol Human 31(1):157-169

Kandel E, Jessel TM (1991) Il tatto. In: Kandel ER, Schwartz JH, Jessel TM (a cura di) Principi di neuroscienze, Seconda edizione. Ambrosiana. Milano

Karni A, Meyer G, Jezzard P et al (1995) Functional MRI evidence for adult motor cortex plasticity during motor skill learning. Nature 377:155-158

Kelly JP (1991) Le basi nervose della percezione e del movimento. In: Kandel ER, Schwartz JH, Jessel TM (a cura di) Principi di neuroscienze, Seconda edizione. Ambrosiana. Milano

Kelly AM, Garavan H (2005) Human functional neuroimaging of brain changes associated with practice. Cereb Cortex 15:1089-1102

Kimura D (1993) Neuromotor mechanisms in human communication. Oxford University Press, New York

Kohonen H, Oja E, Lehtiö P (1981) Storage and processing of information in distributed associative memory systems. In: Hinton G, Anderson JA (eds) Parallel models of associative memory. Erlbaum, Hillsdale pp 105-143

Kosslyn SM, König O (1992) Wet mind: The new cognitive neuroscience. MacMillan, New York

Kosslyn SM (1996) Image and brain. MIT Press, Cambridge

Lurija AR (1970) L'organizzazione funzionale cerebrale. Le Scienze n 22

Lurija AR (1973) Come lavora il cervello. Introduzione alla neuropsicologia. Il Mulino, Bologna

Lurija AR (1962) Higher cortical functions in man. Basic Books Inc, New York; trad. it. Le funzioni corticali superiori nell'uomo, Universitaria, Firenze, 1980

Mason C, Kandel ER (1991) Le vie visive centrali. In: Kandel ER, Schwartz JH, Jessel TM (a cura di) Principi di neuroscienze, Seconda edizione. Ambrosiana, Milano

Merleau-Ponty M (1962) Phenomenology of perception. Routledge, London

Merzenich M (2000) Seeing in the sound zone. Nature 404:820-821

Nieuwenhuys R, Voogd J, van Huijzen C. (1980) Sistema nervoso centrale, Testo-Atlante. Piccin Editore, Padova

Parisi D (1999) Mente. I nuovi modelli della Vita Artificiale. il Mulino, Bologna

Pribram KH (1971) Languages of the brain: Experimental paradoxes and principles in neuropsychology. Prentice-Hall, Englewood Cliffs

Prigogine I (1980) From being to becoming: Time and complexity in the physical sciences. WH Freeman, San Francisco

Rizzolatti G, Arbib MA (1998) Language within our grasp. Trends Neurosci 21:188-194

Rizzolatti G, Craighero L (2004) The mirror-neuron system. Annu Rev Neurosci 27:169-192

Rizzolatti G, Luppino G, Matelli M (1998) The organization of the cortical motor system: new concepts. Electroencephalogr Clin Neurophysiol 106:283-296

Sherrington CS (1940) Man on his nature. Cambridge University Press, Cambridge

Steriade M (2001) Impact of network activities on neuronal properties in corticothalamic systems. J Neurophysiol 86:1-39

Ungerleider LG, Doyon J, Karni A (2002) Imaging brain plasticity during motor skill learning. Neurobiol Learn Mem 78:553-564

Ungerleider LG, Mishkin M (1982) Two cortical visual systems. In: Ingle DJ, Goodale MA, Mansfield RJ (eds) Analysis of visual behaviour. MIT Press, Cambridge pp 549-586

Wilson M, Knoblich G (2005) The case for motor involvement in perceiving conspecifics. Psychol Bull 131(3):460-473

Modelli del funzionamento cerebrale

Per eliminare radicalmente il *dualismo* che postula l'esistenza della mente e del corpo quali unità distinte, la scienza ha elaborato numerosi paradigmi basati su modelli che non distinguano più la mente dal cervello ma che siano invece parimenti applicabili al corpo, al comportamento e alla vita mentale.

Il *comportamentismo*, nato negli Stati Uniti e diffusosi successivamente in Europa nella prima metà del Novecento, si fonda sulla nozione dell'*arco riflesso* di Cartesio (1662) e sull'ipotesi di Sherrington (1906) che i riflessi abbiano una funzione integrativa, ossia che rappresentino gli elementi costitutivi dei comportamenti complessi. La mente degli individui è rappresentata da una sorta di *scatola nera* interposta tra stimolo e risposta e il comportamento motorio complesso viene interpretato come una concatenazione di riflessi elementari. Il metodo di studio adottato si fonda sui presupposti epistemologici dell'oggettività, dell'osservabilità e della quantificazione, principi propri del metodo sperimentale, mentre viene rifiutata qualsiasi introspezione. I principali oggetti di studio sono l'apprendimento e la soluzione di problemi. Il modello reflessologico proposto dal comportamentismo è però un modello troppo semplice per poter essere applicato allo studio degli organismi complessi.

L'avvento del computer, intorno agli anni '60-'70 del Novecento ha determinato quella che è stata definita la *rivoluzione cognitiva*. Per il *cognitivismo*, tra stimolo e risposta è frapposta una macchina assimilabile a un elaboratore e l'individuo medesimo è considerato un elaboratore di informazioni. La mente, che costituisce il software, è indipendente dall'hardware, costituito dal cervello e dal corpo, e consente la traduzione dei processi esterni in simboli o rappresentazioni. Sono stati elaborati diagrammi di flusso che descrivono il percorso dell'informazione-elaborazione sequenziale in stadi successivi (Allport, 1980; 1993). Il metodo è quello sperimentale fondato su esperimenti di laboratorio. Il tempo di elaborazione, o cronometria mentale, si rivela di cruciale importanza. I principali oggetti di studio sono costituiti dai processi cognitivi quali la percezione, il pensiero, la memoria, il linguaggio

(Allport, 1984), mentre l'interesse per l'apprendimento è molto minore. Secondo la visione cognitivista, che si fonda sul modello percezione-azione, tra stimolo e risposta è quindi interposta la mente ma non il cervello. Da questa ipotesi discendono le teorie della *mente computazionale*, secondo cui dentro la mente sono presenti simboli e strutture formate da simboli e la mente stessa funziona applicando degli algoritmi atti a manipolare questi simboli, tanto che essa può venire studiata in maniera rigorosa come se fosse una macchina, utilizzando l'intelligenza artificiale. Quest'ultima ha come obiettivo quello di costruire sistemi in grado di dimostrare di possedere capacità intelligenti, ritenendo l'intelligenza una manipolazione algoritmica di simboli.

I limiti pratici di questi sistemi sono quelli di essere incapaci di adattarsi a circostanze non previste, di rivelarsi poco creativi, scarsamente propensi ad apprendere spontaneamente e di avere grosse difficoltà di interazione con l'ambiente circostante. Manipolare simboli non è infatti il modo in cui funziona la mente umana e i sistemi di intelligenza artificiale non sono sostanzialmente in grado di derivare la mente dalla potenza della materia.

Delle possibili alternative all'intelligenza artificiale classica sono state formulate dal *connessionismo*, sviluppatosi all'inizio degli anni '80, e dalle *teorie motorie della percezione* (Berthoz, 1997), che ritengono la percezione non più un meccanismo passivo che riceve e interpreta i dati sensoriali, bensì un processo attivo di anticipazione delle conseguenze sensoriali di un'azione, un legame coerente tra pattern sensoriali e motori. Tale processo implica l'esistenza, a livello cerebrale, di un *modello interno* che funga da ponte tra azione e percezione. Pur se in maniera dissimile, la *corollary discharge* di Helmholtz (il confronto tra il segnale in uscita e l'afferenza sensoriale corrispondente per verificare la coerenza tra i due e dare stabilità alla percezione), la *reaction circulaire* di Piaget (la costruzione di una corrispondenza tra oggetto percepito e sequenza motoria necessaria a raggiungerlo) e il *modello del comparatore* di Bernsteijn (il movimento non è determinato soltanto dai comandi motori ma da un processo più complesso in cui la dinamica dell'ambiente gioca un ruolo fondamentale) possono considerarsi adeguate anticipazioni di queste teorie che già ben esprimono la natura ecologica del controllo motorio, ovvero l'azione sinergica tra i processi cerebrali e la dinamica dell'ambiente.

Operando un confronto tra cognitivismo e connessionismo si può osservare che, mentre per il primo le elaborazioni che caratterizzano la mente sono simboliche, basate su regole esplicite e dotate di una sequenzialità (Fodor e Pylyshyn, 1988), per il secondo sono invece di tipo non-simbolico e si fondano su leggi fisico-matematiche operanti in parallelo, attraverso l'attivazione di micro caratteristiche: ad esempio, l'acqua è limpida, ma non lo sono le singole molecole che la compongono. Analogamente, i processi cognitivi sono fenomeni macroscopici, emergenti dall'azione di molti costituenti. Il cognitivismo si basa inoltre sul concetto di *innatismo*, secondo cui alcuni contenuti mentali e alcune funzioni sono innate, come ben testimoniano alcune evidenze fornite dalla psicologia evolutiva (la presenza di concetti e idee innate nei bambini) e dalle neuroscienze (l'ipotesi di una modularità del funzionamento cerebrale comprovata dagli studi di lesione), mentre il connessionismo si fonda su una visione *incorporata*, situata a ponte tra innatismo ed *empirismo*: rifiuta infatti l'idea empirista della mente come *tabula rasa* ma sostiene il ruolo centrale dell'apprendimento, supportando l'idea di un innatismo dei meccanismi e non dei contenuti. Evidenze a favore di questa teoria sono date dai processi di plasticità cerebrale. Il cognitivismo ritiene inoltre che il computer rappresenti la metafora della mente, che la comprensione avvenga concentrandosi sui processi interni dell'organismo, che la finalità della mente stia nel processo stesso di computazione e che la rappresentazione sia di natura simbolica (Morasso et al., 1999). Per il connessionismo la metafora della mente è data invece dall'interazione ambiente-corpo ed è l'azione a veicolare i processi cognitivi. Si giunge alla cognizione studiando le interrelazioni tra mente, corpo e ambiente, la finalità è nell'azione diretta a uno scopo e le rappresentazioni sono fondate sui processi sensori-motori (Noë e Hurley, 2003). Secondo le teorie cognitiviste tradizionali esiste quindi una separazione tra percezione, azione e cognizione. La teoria connessionista prevede invece una circolarità tra percezione azione e cognizione.

Il controllo motorio è, in una certa misura, l'esatto contrario del processo che regola la percezione: percepire significa costruire una rappresentazione dell'ambiente che ci circonda mentre l'azione inizia con un'immagine di ciò che si desidera ottenere col movimento e che si concretizza poi nella sua attuazione. Un movimento inizia da una mappatura dell'ambiente esterno che si basa su coordinate fornite dalla corteccia parietale e dall'ippocampo, la struttura sottocorticale responsabile di molti aspetti della memoria spaziale. Queste stesse coordinate vengono inviate alla corteccia premotoria, che crea una rappresentazione del movimento, e infine alla corteccia motoria primaria che lo esegue.

2.1 Teorie del controllo motorio

Il termine *controllo motorio* si riferisce a quell'ambito di studio che descrive il modo in cui il movimento viene prodotto. Esso si differenzia dal campo conosciuto come *apprendimento motorio* che è invece focalizzato sulla descrizione di come vengono acquisite le abilità motorie anche se i due ambiti non sono tra loro nettamente distinti, in quanto le teorie del controllo motorio comprendono frequentemente ipotesi di come possano venir acquisite le abilità motorie, mentre le teorie riguardanti l'apprendimento motorio descrivono spesso come avviene il controllo dei movimenti.

Il controllo motorio rappresenta congiuntamente le funzioni fisiologiche e psicologiche che la mente e il corpo svolgono per governare la postura e il movimento (Schmidt, 1988; Wrisberg e Pein, 2002). Di conseguenza, il controllo motorio può essere considerato come il risultato di più processi cognitivi.

Dagli studi riguardanti il controllo dei movimenti da parte del sistema nervoso centrale sono derivati due modelli, sostanzialmente opposti, relativi al controllo motorio stesso, definiti rispettivamente *a circuito chiuso* (von Holst, 1954) basati prevalentemente su fattori periferici, tra i quali è centrale la nozione di feedback, e *a circuito aperto* (James, 1890) in cui è presente una modalità di controllo centrale che non necessita delle informazioni provenienti dalla periferia. Nei primi esiste una simultaneità tra esecuzione e correzione dell'azione a seguito della costante rilevazione di informazioni sensoriali (come avviene nei movimenti lenti o in quelli volti ai cosiddetti *mantenimenti di stato*), mentre nei secondi viene riconosciuta una centralità dello *schema motorio*, che invia alle vie efferenti i comandi di movimento per eseguirlo in modo veloce e attivare *cambiamenti di stato*.

Le teorie del controllo motorio hanno proposto modelli che sono stati sperimentati e modificati. Alcuni di essi trovano fondamento nelle teorie computazionali, altri nelle teorie anatomo-fisiologiche, altri ancora in ipotesi concernenti il comportamento umano, altri infine nei principi della fisica.

Tali teorie sono state inizialmente distinte in due vasti gruppi: quelle basate sull'*elaborazione delle informazioni*, o *computazionali* e quelle invece fondate sulle *teorie dell'azione*. Le prime spiegano il controllo motorio in termini di flusso di informazione all'interno del sistema nervoso centrale: le informazioni sensoriali fluiscono dall'ambiente esterno all'interno del sistema nervoso per essere utilizzate o immagazzinate, mentre i comandi motori fluiscono dall'interno verso l'esterno, pur esistendo intensi scambi di informazione tra i due sistemi. Le ipotesi riguardanti le teorie dell'azione al contrario considerano relativamente marginale l'idea dell'immagazzinamento di informazione e di rappresentazione centrale, ponendo maggiore enfasi sul ruolo dell'ambiente per la genesi del movimento. Alcune di esse si basano sul presupposto che il movimento sia una *proprietà emergente* dalle dinamiche del sistema fisico individuo-ambiente.

I modelli computazionali hanno dominato il campo a partire dalla metà degli anni '60 fino alla fine degli anni '90 del Novecento ma, in seguito alla messa in dubbio di alcune loro evidenze sperimentali, si è reso necessario un cambiamento di paradigma.

2.1.1 Modelli computazionali

I modelli computazionali giocano attualmente un ruolo subordinato se non spesso privo di considerazione: nelle scienze cognitive esistono tuttavia modelli di questo tipo che hanno rivestito notevole importanza per la formulazione di ipotesi basilari per il progresso della scienza, come nel caso dei modelli computazionali dei sistemi neurali, fondamentali per lo studio delle connessioni corticali, delle funzioni cognitive e dell'attività neuronale.

Negli ultimi trent'anni però, il cognitivismo, proponendo l'idea di *mente computazionale* sganciata dal cervello e dal corpo, non è più stato considerato un paradigma soddisfacente (Minsky, 1985). L'analogia tra software e mente ha rivelato parecchi punti deboli, primo fra tutti il fatto che i programmi per i computer non emergono dall'hardware nel tempo, come invece si ritiene sia accaduto alla mente quando è comparsa dalla materia.

Attualmente, lo studio del comportamento e quello della vita mentale si fondano maggiormente sull'ipotesi connessionista e si servono del metodo della simulazione mediante computer che costituisce, in aggiunta ai due tradizionali, vale a dire l'esperimento di laboratorio e la formulazione di teorie, il terzo strumento della scienza. La simulazione funziona come una *sintesi della realtà*: il ricercatore immette nel computer le componenti che ritiene responsabili di un fenomeno e, facendo girare il programma, osserva se da queste componenti emerge il fenomeno nel suo insieme. Le simulazioni offrono alcuni vantaggi rispetto ai metodi scientifici classici: in primo luogo richiedono una formulazione chiara e precisa delle teorie, in quanto eventuali incompletezze o contraddizioni emergerebbero immediatamente; la simulazione mette inoltre in evidenza tutte le conseguenze di un fenomeno e non solo quelle che lo sperimentatore sta ricercando; infine, contrariamente a quanto avviene in laboratorio, la simulazione permette di simulare tutto, fino addirittura a riprodurre fenomeni che non esistono. Le reti neurali possono costituire un valido modello del sistema nervoso: esse consistono infatti in una struttura dinamica capace di apprendere e di autoregolarsi. La mente è un sistema complesso e deve essere studiata con strumenti adeguati: il metodo di studio è dato dalle simulazioni al computer che forniscono delle riproduzioni delle proprietà computazionali del cervello e della mente. Il computer viene utilizzato non più come modello della mente ma come strumento per simularne le proprietà.

I modelli computazionali possono essere ulteriormente suddivisi in *modelli gerarchici* e in *modelli di reti neurali*.

2.1.1.1 Modelli gerarchici
Questi modelli, ispirati alle teorie evoluzionistiche, si basano sull'osservazione di John Hughlings Jackson (1873) che il sistema nervoso è organizzato in una gerarchia di livelli di controllo: superiori, intermedi e inferiori, rispettivamente costituiti dalle aree corticali associative, dalla corteccia motoria e dal midollo spinale. Nel corso dell'evoluzione, il controllo nervoso passerebbe da uno stato più semplice, in cui prevalgono i centri inferiori, altamente organizzati, a uno stato più complesso, in cui prendono il sopravvento i centri superiori, meno organizzati ma più flessibili, trasformandosi da *automatico* a *volontario*.

Uno dei presupposti teorici dei modelli gerarchici è che l'organizzazione del sistema nervoso sia di tipo *top-down* (Horak, 1991). Considerando che le parti del cervello filogeneticamente più recenti siano anche le più importanti, i sostenitori di questa ipotesi ritengono che il controllo adattativo dei movimenti complessi venga attuato dalla corteccia cerebrale, mentre il controllo automatico delle funzioni più semplici si verifichi ai livelli inferiori del sistema nervoso. Le implicazioni cliniche di questo modello comportano il concetto di *liberazione dei riflessi* a seguito di un danno dei livelli di controllo superiore e l'idea che il controllo dei movimenti ai livelli inferiori si verifichi secondo schemi stereotipati. Il modello non è però in grado di spiegare i dati sperimentali relativi ad alcune funzioni complesse come il cammino, e in particolare il ciclo del passo, che sono guidate a livello spinale. I modelli gerarchici enfatizzano il controllo del movimento ad opera delle conoscenze accumulate attraverso l'esperienza (Marteniuk et al., 1988) e la motivazione (Proteau et al., 1987) e ritengono che le strutture interne si modifichino con l'apprendimento.

Le *teorie dei programmi motori* traggono origine dalla scoperta (Wilson, 1961; Grillner et al., 1979) che i movimenti ciclici come, ad esempio, la locomozione, sono controllati da *generatori di ritmi* che dipendono in minima parte dal controllo centrale o da stimoli sensoriali (Keele et al., 1995): tali considerazioni hanno spostato l'enfasi dai comportamenti reattivi ai comportamenti *attivi*, non necessariamente originati da stimoli sensoriali (Keele, 1981). La nozione di generatore di ritmi si è in seguito evoluta in quella, più astratta e generale, di *programma motorio* (Keele e Jennings, 1992). Per programma motorio si intende una *rappresentazione mentale* astratta di una certa azione, invariante rispetto agli aspetti geometrici e dinamici relativi alla sua traduzione in movimento: alcune caratteristiche individuali della scrittura corsiva, ad esempio, sono invarianti rispetto alla scala (scrittura su un foglio di carta o su una lavagna), al tipo di utensile (penna, gesso, matita) e al tipo di effettore (mano, piede, testa) (Rosenbaum et al., 1998).

Il concetto di *programma motorio generalizzato* (PMG) è stato sviluppato dagli studi sull'esecuzione di semplici compiti motori, per spiegare come i livelli superiori del sistema nervoso possano immagazzinare le rappresentazioni di un elevato numero di movimenti. Il PMG costituisce la base per la produzione di un movimento prototipico. Può essere considerato come un insieme di comandi in grado di portare a termine un movimento senza il bisogno di utilizzare informazioni retroattive (Summers, 1981). Una delle evidenze più forti dell'esistenza dei PMG è il fenomeno dell'*equivalenza motoria*: la produzione di un movimento funzionale come ad esempio lo scrivere può favorire movimenti equivalenti di differenti parti del corpo. Perché questo fenomeno sia possibile si deve ipotizzare l'esistenza di un insieme di istruzioni comuni in base a cui diverse parti del corpo possono essere impiegate per eseguire movimenti non specifici per esse. È anche stato proposto che l'identificazione di aspetti del movimento che non cambiano con il cambiare delle condizioni di esecuzione del compito possa costituire la conferma dell'esistenza di un programma motorio astratto codificato in questi termini (Schmidt, 1988). Uno dei progressi più importanti dovuti all'introduzione del concetto di PMG è stata la possibilità di spiegare la produzione di nuove variabili del movimento. Uno dei paradigmi sperimentali su cui si basa questo modello è quello dell'indicazione di un bersaglio. La variazione può, in questo caso, essere prodotta posizionando il bersaglio a differenti distanze dal soggetto. Questo tipo di variazione, ovvero il graduare l'esecuzione di un movimento preesistente, è però il solo tipo di nuovo movimento che possa essere spiegato dal concetto di PMG, che non è invece in grado di spiegare lo sviluppo di nuove forme di movimento (ovvero l'acquisizione di nuovi PMG). La *teoria dello schema*, benché inizialmente sviluppata per descrivere l'apprendimento motorio, presenta molti aspetti caratteristici delle teorie gerarchiche del controllo motorio (Schmidt, 1975). Il modello prevede che un PMG dia inizio a un movimento e che le informazioni retroattive derivanti dal movimento stesso vengano confrontate con la rappresentazione sensitiva generalizzata per consentirne le correzioni e il successivo apprendimento. A differenza degli altri modelli gerarchici, la teoria dello schema afferma che è la variabilità delle condizioni in cui si svolge il compito a incrementare l'apprendimento. Il che significa che il PMG diventa più accurato se si manifestano variazioni del movimento (Bate e Matyas, 1992). Il modello stabilisce anche che non possa derivare alcun apprendimento dal movimento passivo e che l'apprendimento richieda dei processi attivi di retroazione. In termini di teoria dell'informazione ciò significa che richiede attenzione (Bobath, 1990).

2.1.1.2 Modelli delle reti neurali

Negli ultimi anni, la ricerca ha cominciato a servirsi di modelli che unificano mente e sistema nervoso; si tratta di modelli di simulazione al computer chiamati *reti neurali*. Una rete neurale è una struttura formata da un certo numero di unità semplici di elaborazione, i neuroni e i loro prolungamenti dendritici, collegate tra loro a formare una rete. Le reti sono in grado di mantenere un livello di attivazione e di inviare segnali eccitatori e inibitori. La comunicazione all'interno della rete e fra reti diverse è molto più estesa di quanto accade nei modelli gerarchici e avviene a tutti i livelli e in tutte le direzioni all'interno del sistema nervoso, senza alcuna predominanza di informazioni in entrata o in uscita. Le azioni dirette a uno scopo sono ritenute emergere dalla trasmissione tra reti neurali che si sovrappongono e che servono per particolari funzioni. Questo modello potrebbe spiegare i dati di alcune ricerche sui sistemi linguistici, sulla coordinazione oculo-manuale e sul meccanismo della prensione. Quando un componente del sistema viene inaspettatamente perturbato, è ancora possibile produrre un linguaggio comprensibile o una presa manuale accurata per via delle rapide modificazioni del movimento e di numerose componenti il sistema stesso. Questo tipo di controllo richiede una comunicazione estensiva, attivata da processi retroattivi e proattivi. È probabile che i movimenti funzionalmente più complessi siano quindi controllati da reti neurali.

Alcuni modelli di reti neurali, che richiedono una grande capacità elaborativa, studiano i movimenti di soggetti cui viene richiesto di muoversi in modo *confortevole* (Cruse et al., 1993): le caratteristiche di confortevolezza possono essere riprodotte utilizzando il principio del *costo minimo* che esige che i movimenti articolari siano distribuiti equamente tra tutte le articolazioni coinvolte. Il movimento confortevole richiede quindi il minimo di energia e coinvolge tutte le articolazioni possibili (Feldenkrais, 1980). Seguendo l'ipotesi del costo minimo, è stato in seguito sviluppato un modello di controllo motorio basato sul principio della *minima variazione della tensione muscolare* (Hirayama et al., 1993). Il modello implica che il movimento venga prodotto utilizzando la forza minima di tensione muscolare necessaria per conseguire il risultato atteso.

Le informazioni sensoriali sono sottoposte a un'estensiva elaborazione associativa e a una modulazione attenzionale prima di venire incorporate nel contesto cognitivo (Mesulam, 1998). Questo processo avviene all'interno di un'organizzazione di tipo gerarchico che comprende le zone sensitive primarie, le afferenze e le efferenze unimodali e deuteromodali, le zone paralimbiche e limbiche. Le diverse parti del sistema sono connesse l'una all'altra in modo reciproco e permettono ai recettori sinaptici superiori di inviare stimoli retroattivi top-down ai livelli inferiori del sistema. Ogni area corticale fornisce una correlazione di tipo convergente o divergente sugli stimoli in entrata. L'organizzazione sinaptica che ne risulta è strutturata in processi di tipo parallelo e di tipo seriale e permette a ogni evento sensoriale di dar luogo a multiple uscite di tipo cognitivo o comportamentale. Le vie in entrata e le aree associative unimodali codificano le caratteristiche basilari della sensazione come il colore, il movimento, la forma e l'intensità. Le aree più complesse sono deputate a esperienze sensoriali quali il riconoscimento degli oggetti, dei volti, della forma delle parole, delle localizzazioni spaziali e delle sequenze dei suoni che vengono codificate a livello delle zone unimodali. Il livello superiore è occupato dagli stimoli deuteromodali della corteccia retrorolandica nota anche come area transmodale. Il ruolo di queste aree è quello di unificare gli stimoli unimodali e quelli transmodali in rappresentazioni distribuite ma integrate a livello della corteccia temporo-mediale e della corteccia parietale posteriore dove la percezione viene trasformata in riconoscimento, le parole in significati, gli eventi in esperienze e le localizzazioni spaziali in obiettivi del comportamento esplorativo. Tutti i processi cognitivi derivano da analoghe trasformazioni associative di aggregati di input sensoriali. Le differenze a livello cognitivo sono determinate da proprietà anatomiche e fisiologiche delle zone transmodali e un danno di queste zone può dar luogo a forme di afasia come l'anomia, al neglect (Jeannerod, 1987) o a un'amnesia selettiva, mentre la disconnessione tra le aree unimodali causa impedimenti specifici come le agnosie o le anomie per alcune categorie particolari.

2.1.2 Modelli basati sulla teoria dell'azione

Sono ispirati ai concetti e alla terminologia della dinamica non-lineare e si basano sull'idea che il sistema motorio sia costituito da un insieme di moduli interagenti. Secondo queste teorie, le proprietà fondamentali del sistema motorio sono:

- l'*auto-organizzazione*, intesa come proprietà emergente della dinamica interattiva e non come risultato di un controllo gerarchico;
- la *non-linearità*, che permette di ottenere *transizioni di regime* (per esem-

pio in movimenti ritmici) semplicemente modulando dei parametri di controllo rispetto a dei valori *critici*;

• la presenza di *attrattori* (la cui maggiore o minore stabilità è alla base della variabilità osservata nei comportamenti motori).

In base alle *teorie dell'azione* (Reed, 1982), le azioni funzionali sono considerate come emergenti dalla relazione tra l'organismo e l'ambiente. Anziché considerare due processi sequenziali all'interno dell'organismo, uno dei quali prevede il movimento come prodotto da programmi motori pre-esistenti e l'altro in cui il movimento viene modificato in base a stimoli retroattivi o a differenze percepite (come nei modelli gerarchici) le teorie dell'azione sottolineano e identificano la reciprocità della relazione tra organismo e ambiente come sorgente del movimento (Newell, 1978). Questa integrazione nella produzione del movimento porta alla considerazione che percezione e azione sono così strettamente connesse tra loro che non ha senso considerarle ciascuna separatamente: esse lavorano insieme nella sfera percettivo-motoria o *campo percettivo-motorio* (Newell et al., 1989). È stata inoltre proposta la teoria della percezione *campo-mediata* che sottolinea il ruolo complesso del campo percettivo visivo che è controllato dal movimento ma fornisce anche informazioni sia di tipo percettivo che motorio (Gibson, 1979). Le teorie dell'azione, in cui il movimento è prodotto in tempo reale dall'interazione tra organismo e ambiente, prevede l'emergere di nuovi movimenti ogni volta che interviene un cambiamento a livello dell'organismo, dell'ambiente o del processo di relazione che li lega. Le teorie che sottolineano il ruolo della percezione nel controllo motorio non affrontano realmente l'aspetto dell'apprendimento. Secondo questi modelli, una discriminazione più fine degli stimoli sensoriali e una modulazione più fine dei meccanismi motori, dovrebbero portare a movimenti più finemente coordinati. I modelli che sottolineano l'importanza dell'interazione organismo-ambiente (Kugler et al., 1980) prevedono l'esistenza di vincoli per la produzione del movimento in termini fisici e biologici, motivo per cui gli esseri viventi ubbidiscono alle leggi della meccanica, agendo come molle o pendoli o come sistemi più complessi nelle modalità di interazione con l'ambiente (Feldman, 1986; Polit e Bizzi, 1978; Bernsteijn, 1967). Contrariamente alle teorie delle reti neurali, che ritengono che vi sia una grande quantità di processi di informazione che si verificano in sistemi fra loro in parallelo, uno degli effetti del controllo basato sui principi dinamici è la minimizzazione del carico computazionale del sistema nervoso. Nikolaji Bernsteijn, il padre delle teorie dinamiche, osservò che l'apprendimento sviluppa gruppi muscolari che hanno la particolare capacità di divenire in grado di interagire meccanicamente con le forze proprie dell'ambiente in modo tale che il compito venga eseguito meccanicamente ad eccezione delle regolazioni più fini.

L'ipotesi del punto di equilibrio può essere considerata come uno dei modelli dinamici più semplici (Bizzi et al., 1992). I muscoli che muovono un segmento corporeo possono essere rappresentati da molle la cui lunghezza a riposo può essere fissata a un dato valore. I programmi motori definiscono le lunghezze e le resistenze relative dei muscoli, il valore delle quali definisce le posizioni finali dell'arto nello spazio (Hogan et al., 1987). Il riaggiustamento del rapporto tra lunghezza di riposo e tensione muscolare può portare ad aggiustamenti posturali, sensazione di maggior facilità di movimento e possibilità di uno spettro più ampio di combinazioni motorie. La coordinazione e il controllo dei movimenti più complessi quali la locomozione o l'equilibrio, che avvengono ciclicamente nel tempo, richiedono un sistema di controllo che può concretizzarsi in forma di modelli generati all'interno di sistemi dinamici (Newell et al., 1989; Turvey, 1990; Kelso, 1995). I sistemi dinamici sono sistemi i cui comportamenti si evolvono nel tempo. Prendendo ad esempio il cammino, quando gli arti cominciano a muoversi, gli indici cinematici e cinetici del passo subiscono delle variazioni per attestarsi poi su un modello ripetitivo che può essere descritto in termini di frequenza e di velocità. Le proprietà meccaniche dell'organismo e dell'ambiente, le finalità e il consumo energetico dell'organismo unitamente alle componenti percettive retroattive e proattive, definiscono i parametri di un equilibrio stabile. Dato che i sistemi tendono a tornare al punto di equilibrio stabile, ne deriverà uno schema regolare del passo. Una regione di equilibrio stabile o un vincolo possono operare nello spazio percettivo-motorio di un sistema dinamico secondo l'ipotesi del punto di equilibrio: un dato grado di resistenza attorno a un'articolazione rappresenta lo stato verso cui il sistema tende a ritornare, ovvero verso cui il sistema è attratto. Questo tipo di vincolo è detto *attrattore puntiforme*. Un ulteriore tipo di vincolo può essere dato dall'*attrattore ciclico a limite stabile*, attrattore che spiega, ad esempio, la facilità con cui una persona seduta può dondolare ritmicamente la gamba muovendo il ginocchio. I sistemi dinamici possono anche essere caratterizzati dalla loro capacità di cambiare stato. Quando il valore di una data variabile viene cambiato e raggiunge un livello critico, si genera una nuova regione di equilibrio stabile (Shumway-Cook e Woollacott, 1995). Il cammino sembra mostrare questa caratteristica: se la velocità del passo aumenta, a un dato valore di velocità la forma del modello motorio cambia e diviene corsa.

2.2   L'approccio dinamico

Le origini di tale approccio possono essere ricondotte a differenti linee di ricerca, la più remota delle quali può essere rintracciata nella *cibernetica* della fine degli anni '40 e degli anni '50 del Novecento. Le teorie cibernetiche sanciscono infatti il passaggio dalla *fisiologia delle azioni* alla *fisiologia dell'attività* (Bernsteijn, 1984) e il loro cardine fondamentale risiede nel fatto che il problema basilare nella fisiologia delle azioni è quello di dominare l'estrema ridondanza dei gradi di libertà intrinseci, riducendone il numero effettivo in base alle esigenze funzionali di ogni specifica attività, ossia costruendo una *sinergia funzionale*.

L'Indiana University Conference on Dynamic Representation in Cognition, che si svolse a Bloomington dal 14 al 17 novembre 1991, cui presero parte filosofi, linguisti e psicologi dell'Indiana University, fra i quali Tim van Gelder, Robert Port, Esther Thelen e James Townsend, segnò di fatto la vera e propria nascita di ciò che oggi è comunemente noto come *approccio dinamico* (Thelen e Smith, 1994; Thelen e Bates, 2003).

Negli anni '50-'60 del secolo scorso, la *teoria delle reti neurali* e gli studi sulla coordinazione motoria cominciarono ad applicare concetti originariamente sviluppati nell'ambito della fisica allo studio del comportamento dei sistemi biologici, con i lavori di Michael T. Turvey, Peter N. Kugler e J.A. Scott Kelso. In seguito, Jean Petitot cercò di applicare la teoria delle catastrofi di René Thom allo studio delle strutture cognitive.

2.2.1 Teorie ecologiche

Furono le *teorie ecologiche* di James J. Gibson (Gibson, 1979) a enunciare compiutamente l'approccio dinamico, enfatizzando l'importanza dell'ambiente (oltre alla finalizzazione dell'azione) nella strutturazione dei processi percettivi e motori coerenti. Esempi tipici sono atterrare dopo una fase di volo, afferrare o colpire al volo, tutte azioni in cui la tempistica di percezione e movimento è ovviamente critica. L'ipotesi consiste nel ritenere che l'ambiente stesso, nel contesto di un'azione, fornisca informazioni specifiche (*affordances*) che il processo sensori-motorio deve solo imparare a cogliere, semplificando enormemente il normale ciclo percezione-movimento. Negli esempi citati l'informazione critica è il tempo d'impatto, che può essere stimato riducendo il processo percettivo a una stima del tasso di variazione del flusso ottico e che permette l'asservimento dei movimenti finalizzati allo scopo (atterrare, colpire, ecc.).

Secondo Gibson, il fattore chiave per un'adeguata spiegazione della percezione è la struttura dell'informazione già presente nello stimolo, e non tanto l'elaborazione di esso da parte di meccanismi interni. Queste intuizioni di Gibson sono state riprese e sviluppate utilizzando metodi dinamici, che permettono di descrivere formalmente la struttura dell'informazione sottostante ai vari processi percettivi e motori (Bingham, 1988).

La nozione di *affordance* proposta da Gibson indica le possibilità d'interazione offerte dall'ambiente all'animale come all'uomo. Si tratta delle proprietà dell'ambiente, dei contesti, degli oggetti: risorse esterne all'organismo, ma che dipendono anche dall'organismo stesso, come la percezione visiva e il significato delle azioni. L'ambiente non offre le stesse possibilità ai differenti organismi o alle diverse specie. Ogni organismo ha di fatto un ambiente che gli è proprio. D'altro canto, la nozione di *affordance* è un esempio che mostra chiaramente come la dicotomia fra oggettivo e soggettivo sia discutibile. Si può parlare, d'altra parte, dell'importanza di una interstrutturazione costante fra le risorse interne e le risorse esterne. La percezione non viene più vista come un'integrazione degli stimoli sensitivi ma come un quid già presente nell'ambiente con cui l'animale, inteso come qualsiasi essere vivente, interagisce attraverso le *affordance*.

2.2.2 Le teorie costruttiviste

Nel corso dell'ultimo decennio del secolo scorso è entrato in crisi il modello tradizionale dei processi cognitivi che fino a qualche tempo prima esercitava un'egemonia incontrastata. L'approccio basato sull'ipotesi della mente come sistema simbolico fisico, che si avvale di un linguaggio formale e si fonda sull'analogia mente-computer, è stato sostituito da quello in cui gli elementi costitutivi del sistema sono di tipo socio-culturale e non più meri aspetti cognitivi.

Von Glaserfeld (1998) enunciò il principio della teoria stabilendo che la conoscenza è frutto dell'attività di chi apprende e non un risultato passivo derivante dalle influenze dell'ambiente. La conoscenza si configura pertanto come un processo di adattamento dinamico che si verifica attraverso le possibili interpretazioni dell'esperienza: il ruolo svolto da quest'ultima implica che la conoscenza possa essere anche la costruzione di un mondo non reale o per lo meno non universale.

Si tratta, in fondo, di un'impostazione del problema teoretico già offerto da Edmund Husserl allorquando enunciava le nozioni di *Erlebnis*, ovvero soggetto percipiente, e *Umwelt*, ovvero mondo circostante o area dell'esperienza diretta del soggetto medesimo. Pur tuttavia il costruttivismo ha definito le basi della teoria della conoscenza in elementi biologici e fisiologici ben connaturati in ogni individuo della specie umana, vale a dire ha enunciato il principio che la conoscenza non è un'esatta riproduzione della realtà in quanto l'essere umano non è in grado di compiere una siffatta operazione (e in tale considerazione si avvicina al buon vecchio concetto kantiano dei *limiti della ragione*).

Il costruzionismo sociale, pur muovendo dalle stesse premesse del costruzionismo riguardo la natura della conoscenza, rintraccia la soggettività della medesima in fattori di ordine socio-culturale: la non riproduzione della realtà non è dovuta tanto alla struttura bio-fisiologica dell'essere umano quanto all'insieme di tradizioni, modelli, esperienze che egli esperisce. Tale teoria si fonda sull'antico aforisma africano "se un uomo ha fame gli puoi dare un pesce, ma meglio ancora è dargli una lenza e insegnargli a pescare", che ben esprime l'idea di *coevoluzione*, basata sul presupposto che l'ambiente non sia una struttura imposta agli esseri viventi dall'esterno, ma sia in realtà uno sfondo alla cui costituzione essi stessi danno un contributo fondamentale. Il sistema nervoso centrale di ogni individuo, così come i suoi schemi percettivi e cognitivi non sono adattati a leggi naturali assolute, ma a leggi naturali che operano in una struttura condizionata dalla loro stessa attività sensoria.

A questi aspetti propri del *costruzionismo* se ne può aggiungere uno ulteriore, basato sul crescente credito acquisito dall'idea della conoscenza come risultato di un processo di costruzione collettivo, sociale: l'unica forma di apprendimento efficace è la partecipazione a tale processo e la conoscenza è tanto maggiore, quanto più la si condivide. Aumentando la condivisione aumenta di conseguenza anche la comunicazione sullo stesso processo di sviluppo della conoscenza. La possibilità, ormai disponibile a un livello senza precedenti nella storia, che un numero di persone straordinariamente elevato (e che tende ad aumentare sempre più) ha di comunicare, interagire e collaborare su scala planetaria sta determinando il passaggio dal *pensiero verticale* al *pensiero orizzontale*, per il quale non è prioritaria la questione del controllo e della gestione, ma la possibilità di connettere nel modo migliore e più efficace i nodi di una rete per ricavare il massimo di informazione da tutte le fonti insieme (Smolensky, 1986).

2.2.3 La teoria dell'enazione

La teoria dell'*enazione* offre la possibilità di capire, senza uscire dalla prospettiva scientifica, come la cognizione non sia il prodotto di una macchina senza corpo, ma nasca invece dal vissuto tra l'esperienza soggettiva del corpo nell'ambiente e le nostre radici biologiche.

Secondo la teoria dell'*enazione/autopoiesi* proposta da Humberto Maturana e Francisco Varela (Maturana e Varela, 1980), il soggetto possiede l'iniziativa dei suoi comportamenti. La percezione e la motricità sono indissociabili, sotto il primato dell'azione che le suscita. Le proprietà degli oggetti e le intenzioni del soggetto costituiscono un insieme nuovo e rinnovato.

Il cognitivismo, descritto come *paradigma simbolico* o *approccio computazionale*, ha come riferimento fondamentale, come metafora-base, il computer digitale: la *computazione* è un'operazione eseguita a partire da simboli, vale a dire gli elementi che essi rappresentano sono proprio ciò che pretendono di rappresentare. Il cognitivismo si fonda sull'ipotesi secondo cui la cognizione è una manipolazione di simboli, alla maniera secondo cui sono eseguiti i comandi da parte del computer.

La corrente *connessionista* critica il carattere simbolico delle rappresentazioni proposto dall'ipotesi cognitivista. I modelli connessionisti sostituiscono il processo simbolico localizzato attraverso delle operazioni, distribuite in una rete completa nelle sue componenti, che permettono l'emergere di proprietà globali che resistono al funzionamento locale deficitario (*resilienza*).

La corrente *costruttivista* (o dell'autonomia dei sistemi viventi o dell'enazione) si stacca radicalmente dal cognitivismo. Varela definisce l'*enazione* come il punto di vista a partire dal quale la cognizione, lungi dall'essere una rappresentazione di un mondo già-dato, è la congiunzione di un mondo e di una mente a partire dalla storia delle diverse azioni che costituiscono l'essere al mondo (Varela et al., 1991).

Maturana e Varela hanno elaborato una teoria che essi stessi definiscono come un approccio esperienziale della cognizione. L'ipotesi dell'*autopoiesi*, che riguarda l'insieme dei sistemi viventi, propone di definire chiaramente questo insieme e di assegnargli un valore positivo L'autopoiesi (produzione, creazione di se stessi attraverso se stessi) definisce la capacità di un sistema di autodefinirsi, autoprodursi e automantenersi. Il termine si riferisce alla dinamica delle strutture in equilibrio instabile, in fase di organizzazione, chiamate strutture dissipative da Prigogine (Prigogine e Stengers, 1984). La caratteristica fondamentale di sistemi viventi e il fatto di possedere una struttura organizzata capace di mantenere e rigenerare nel tempo la propria unità e la propria autonomia rispetto alle continue variazioni dell'ambiente circostante, tramite la creazione delle proprie parti costituenti, che a loro volta contribuiscono alla generazione dell'intero sistema. I sistemi viventi quindi mantengono se stessi grazie alla produzione dei propri *sottosistemi* che producono a loro volta l'organizzazione strutturale globale necessaria per mantenerli e produrli.

I sistemi viventi sono visti come strutture autonome e dotate di *chiusura operazionale*, in cui il sistema si trova in una situazione di completo *autoriferimento*, in cui cioè pensa solo al proprio mantenimento e tutte le azioni che sembra compiere verso l'esterno sono in realtà atte a mantenere la propria integrità rispetto alle perturbazioni ambientali (Varela et al., 2001).

2.2.4 La teoria motoria della percezione

Secondo l'ipotesi cognitivista, percezione, azione e cognizione costituiscono delle unità discrete, tra loro nettamente separate e periferiche. La cognizione rappresenta il cuore del sistema. La mente è metaforicamente rappresentabile come un *sandwich* dove la percezione e l'azione sono rappresentate dalle due fette di pane e la cognizione ne costituisce l'imbottitura (Hurley, 1998). La mente viene scomposta in moduli verticali: la cognizione si interfaccia tra la percezione e l'azione. Percezione e azione non sono solo separate l'una dall'altra ma anche separate dal processo interno di cognizione.

I modelli più recenti del paradigma percezione-azione sono in grado di fornire una migliore spiegazione di come l'azione possa emergere dalle dinamiche interne dei sistemi sensori-motori e dal ruolo svolto dall'ambiente in questi sistemi.

Esistono tre punti teorici utili per comprendere la relazione che intercorre tra sensazione, movimento e cognizione ossia il concetto di emergenza, il ruolo dell'ambiente e la modularità.

Un sistema dinamico auto-organizzato può essere del tutto deterministico anche se le sue proprietà non possono essere previste in altro modo che osservando ciò che accade nel tempo. Le proprietà di un sistema dinamico costituiscono una funzione con caratteristiche matematiche che possono non essere del tutto evidenti. Le strutture emergenti variano in modo discontinuo parallelamente alle modificazioni continue dei parametri del sistema. La teoria delle reti neurali e la teoria dei sistemi dinamici forniscono un quadro generale accettabile per la comprensione del modello.

L'ambiente è parte integrante dei sistemi dinamici. La teoria delle reti neurali presenta affinità con l'approccio ecologico sottolineando il ruolo dell'informazione all'interno dell'ambiente. Se vogliamo capire la cognizione, il nostro sistema deve tener conto anche dell'ambiente sociale e linguistico oltre che di quello naturale.

Il terzo punto fondamentale è offerto dalla modularità del sistema. I processi che lo compongono vengono considerati strutturati orizzontalmente piuttosto che verticalmente: l'aspetto cognitivo rimane interfacciato fra quello percettivo e quello motorio in modo che ogni settore mantenga il proprio contenuto specifico connettendosi in modo dinamico con gli altri.

La scienza cognitiva tradizionale considera la mente dipendente da un processo strutturato secondo moduli verticali: ogni modulo verticale produce una funzione e ne passa le rappresentazioni risultanti al livello successivo. Al livello percettivo, le informazioni circa la localizzazione, il colore, il movimento, vengono decodificate come informazioni in entrata da vie differenti e vengono elaborate secondo una specificità di dominio. Successivamente, le rappresentazioni prodotte dalle diverse vie di entrata convergono e vengono integrate nella percezione. Tale unificazione precede la cognizione, il modulo centrale che si interfaccia tra percezione e azione. In seguito viene generato il programma motorio che a sua volta viene passato al livello successivo dove il processo viene eseguito. Il processo avviene in una sequenza lineare di livelli separati, dalla percezione alla cognizione all'azione. Ad ogni livello possono coesistere anche dei processi in parallelo come, ad esempio, allorquando le informazioni riguardanti il colore e il movimento vengono integrate nella percezione. Pur tuttavia la funzione globale è strutturata secondo un modello verticale.

Le teorie più recenti riguardanti la struttura della mente sono quelle delle reti neurali e dell'approccio dinamico sistemico (Hurley e Noë, 2003) che prevedono una struttura organizzata in moduli orizzontali. Ogni modulo orizzontale è dinamico e si estende dagli stimoli in entrata a quelli in uscita per poi tornare nuovamente a quelli in entrata attraverso vari circuiti riverberanti. Ogni modulo è inoltre destinato a un particolare tipo di compito. Una rete, ad esempio, può organizzare la percezione spaziale e l'orientamento dell'azione, il cosiddetto *sistema del dove*, mentre un'altra può essere deputata al riconoscimento del cibo o all'acquisizione di un certo tipo di comportamento, entrando a far parte del cosiddetto *sistema del cosa*.

La visione tradizionale del ciclo percezione-azione considera la percezione come la funzione primaria e dominante, mentre l'azione è subordinata e derivata dalla prima. Sempre secondo questa visione tradizionale, la mente riceve passivamente gli impulsi in entrata provenienti dall'ambiente, li struttura in forme cognitive e coniuga quindi la cognizione in azione. L'azione è un sottoprodotto dell'attività mentale. Ci si è serviti di varie metafore per spiegare il ruolo subordinato dell'azione. La corteccia motoria è come una tastiera sopra la quale la mente sensoriale suona per produrre un comportamento e il sistema percettivo registra e costruisce significati, mentre il sistema dell'azione formula ed esegue comandi motori (Weimer, 1977). I due sistemi non hanno contatto fra loro. Altre teorie ritengono che percezione e azione siano interdipendenti e inseparabili (MacKay, 1995), o che il movimento sia parte del processo percettivo (Jeannerod, 1988; 1994) o che la preparazione alla risposta sia il processo percettivo stesso (Sperry, 1952), o che la consapevolezza sia strutturata dall'azione (Allport, 1987), o che il comportamento esplorativo di ogni animale sia essenziale per la percezione (Edelman, 1989a; Llinas, 2001).

Tutti questi modi di considerare il problema hanno recentemente ottenuto maggior credito grazie agli studi sulla *vita artificiale* e sull'approccio dinamico sistemico alla mente. Esistono evidenze neurofisiologiche che suggeriscono l'esistenza di un codice condiviso fra percezione e azione. Tali studi comprendono i lavori su singoli neuroni con campi sensitivi e motori, come i neuroni specchio, così come gli studi sui tracciati elettroencefalografici derivati da popolazioni neurali a livello del bulbo olfattivo (di Pellegrino et al., 1992). Alcuni autori ritengono che le mappe degli stimoli di rientro dell'attività motoria, unitamente alle informazioni sensoriali di tipo multimodale, costituiscano il fondamento del processo di categorizzazione (Edelman, 1989b; Smith e Thelen, 1993).

Riconsiderando la concezione tradizionale non si può fare a meno di notare come esistano aspetti che rendono più naturale questo tipo di visione. Il primo è il rilievo che il flusso causale dei processi è unidiretto, ovvero è di tipo lineare: l'ingresso proviene dall'ambiente attraverso il sistema sensoriale, diviene percezione, quindi cognizione, passa al sistema motorio per divenire azione e uscire nuovamente nell'ambiente circostante. Il secondo aspetto è che la relazione tra percezione e azione può essere adeguatamente compresa come un'azione di tipo strumentale: la percezione è il mezzo con cui si esplica l'azione mentre l'azione è il mezzo attraverso cui avviene la percezione. Alcune concezioni, come per esempio il comportamentismo, respingono il punto di vista strumentale ma non quello di tipo lineare. Dall'altro canto, le teorie ecologiche della percezione rifiutano il punto di vista lineare ma non quello strumentale considerando la percezione in termini dinamici e sottolineando l'importanza delle informazioni retroattive di tipo sensitivo per la produzione del movimento. Esiste però anche la possibilità di respingere entrambi i presupposti: attribuendo un ruolo essenziale agli stimoli retroattivi dinamici e considerando percezione e azione come interdipendenti sia a livello costruttivo che strumentale. I due tipi di approccio a sostegno di questa ipotesi sono appunto la teoria motoria della percezione e la teoria dell'enazione.

2.2.5 Le teorie del controllo sistemico dell'azione

Le teorie del controllo sistemico dell'azione possono essere considerate complementari delle teorie motorie della percezione. L'idea chiave delle teorie del controllo sistemico dell'azione è che l'azione funga da controllo dello stimolo in entrata (Marken, 1986; Powers, 1980). L'azione non è mai semplicemente guidata dallo stimolo né semplicemente autonoma. Dopo che il sistema ha generato uno stimolo in uscita, l'ambiente determina vari tipi di disturbo. In questo modo lo stesso stimolo in uscita può avere differenti effetti a seconda delle sue interazioni con diversi tipi di disturbo ambientale. Uno stimolo in uscita programmato a livello centrale non può infatti produrre risultati coerenti a causa dell'imprevedibilità dei disturbi che vengono generati. Gli elementi essenziali di un sistema semplice di controllo sono costituiti da un sensore, da un segnale di riferimento, da un comparatore e da un effettore. La teoria del controllo motorio rende conto dell'azione sia in termini sensoriali che in termini motori. Entrambi fanno riferimento a sistemi retroattivi dinamici complessi che agiscono a livello inconscio. È possibile combinare questi stimoli retroattivi in modo da avere la possibilità di realizzarli a due livelli indipendenti; secondo questa teoria percezione e azione possono essere interdipendenti sia dal punto di vista strutturale sia da quello strumentale, poiché i contenuti sia dell'esperienza percettiva che delle intenzioni possono essere co-dipendenti: sono infatti funzioni di relazioni all'interno di un sistema dinamico complesso. Alcuni dei contenuti percettivo-motori di tipo relazionale che emergono da queste mutue interrelazioni possono rivelarsi degli errori ma altri possono avere invece un livello funzionale più elevato ed essere selezionati in modo positivo. Questa ipotesi è espressione di tre principi generali:

1. il primo asserisce l'idea di contesto-dipendenza: i contenuti possono dipendere da una rete di relazioni piuttosto che dalle proprietà intrinseche o discrete del sistema e possono essere determinati dalle relazioni così come semplicemente veicolati da esse;

2. il secondo principio afferma che non esiste nessun limite neurale che possa evitare alla contesto-dipendenza di essere applicata alle relazioni tra stimoli in entrata e stimoli in uscita;

3. il terzo principio sostiene che la sovrapposizione o co-dipendenza dei contenuti possa dar luogo a interdipendenza. Le reti di relazioni possono trasportare vari contenuti co-dipendenti o sovrapposti in modo tale che questi contenuti vengano determinati in modo interdipendente; il paradigma di interdipendenza a due livelli considera percezione e azione mutuamente e simmetricamente interdipendenti, superando lo schema input-output in modo da non poter escludere che il percettore sia anche attore e che l'attore sia anche percettore.

La percezione viene dunque intesa come un insieme di capacità che facilitano due delle funzioni necessarie per la sopravvivenza: apprendere i dati relativi all'ambiente e controllare le interazioni del comportamento con l'ambiente stesso in tempo reale. Le abilità percettive evolvono in un contesto che comprende l'organismo e il suo ambiente, adattandosi alla dimensione ecologica dell'organismo stesso.

La relazione tra percezione e azione può essere studiata proficuamente nel contesto limitato all'oculomozione che consente e veicola la percezione attiva. Gli unici movimenti oculari sotto il controllo cognitivo sono le *saccadi*, rapidi movimenti della fissazione binoculare che passano velocemente da un punto all'altro. Il mondo viene percepito come stabile anche se l'immagine retinica e le proiezioni corrispondenti all'interno del nostro cervello si modificano a ogni singola saccade. Il principio della *costanza spaziale* forma la piattaforma di base di tutte le altre funzioni visive e richiede una spiegazione che coinvolge la funzione della memoria visiva a breve termine. Questo tipo di memoria (e i mutamenti percettivi che essa rende possibili) viene aumentato quando è presente un'interazione fisica tra l'osservatore e lo stimolo percettivo visivo: dunque si tratta di qualcosa che noi facciamo attivamente e non di qualcosa che ci accade passivamente.

Il processo di percezione non può più essere considerato come ciò che succede all'interno di un organismo in modo passivo quando qualcosa accade nell'ambiente circostante. Al contrario, l'organismo ricerca attivamente le informazioni riguardanti il mondo esterno e interpreta le informazioni a seconda di ciò che il corpo può costruire con esse (Noë, 2002).

Solitamente ci consideriamo come dotati di soli cinque sensi, secondo quanto desunto dall'idea aristotelica che il corpo sia dotato di vista, udito, tatto, gusto e olfatto. Siffatta teoria appare del tutto superata se consideriamo l'esistenza di differenti recettori sensoriali quali quelli deputati a misurare la lunghezza della tensione muscolare, la posizione e l'accelerazione della testa e altri eventi fisici. Diversi recettori cutanei sono in grado di rilevare un tocco lieve, la pressione, il caldo e il freddo. Gran parte di ciò che noi consideriamo essere il gusto, è in realtà mediato da recettori attivi che rilevano la presenza di sostanze chimiche nell'ambiente esterno ma anche di sostanze chimiche presenti nel cibo e che avvertiamo quando lo annusiamo. La moderna neurofisiologia ha evidenziato che esistono due tipi di recettori uditivi, quattro tipi di recettori visivi, forse un migliaio di tipi differenti di recettori olfattivi anche se il legame tra recettori ed esperienza sensitiva si dimostra assai tenue.

Dal punto di vista evolutivo possiamo chiederci perché si sia evoluta la percezione. È intuitivo ritenere che esistono animali che non sono in grado di rilevare gli eventi che accadono nell'ambiente e hanno minori possibilità di sopravvivenza rispetto a quelli che sono invece in grado di farlo. L'evoluzione è strettamente legata alle capacità dell'organismo. Il sistema sensoriale non si è evoluto nel vuoto ma in accordo con le sfide e con le opportunità quotidiane presenti nel nostro ambiente. Queste sfide e opportunità possono essere definite in termini d'azione. Così come, ad esempio, un coniglio costituisce un'opportunità per un falco, il falco rappresenta una sfida per il coniglio. Il coniglio possiede una visione panoramica e non deve neppure muovere gli occhi per monitorare l'ambiente circostante, in quanto vede abbastanza bene in tutte le direzioni anche se non in modo molto chiaro in nessun punto del campo percettivo. L'adattamento visivo del falco è esattamente l'opposto: sviluppa la massima acuità visiva in un piccolo punto centrale del campo visivo.

L'azione è il fattore che normalmente costituisce il limite della funzione cognitiva: benché la capacità di raccogliere informazioni attraverso i nostri sensi sia enorme, siamo in grado di compiere soltanto un'azione alla volta. Il processo di attenzione selettiva restringe e focalizza sia le possibilità sensitive sia quelle cognitive, relativamente al compito che dobbiamo svolgere. La preparazione dell'azione è accompagnata da un'aumentata capacità, o acuità, di molti sensi. Attualmente riteniamo che l'azione influenzi l'anticipazione che a sua volta influenza la sensibilità percettiva.

La relazione tra percezione e azione è di tipo complesso: gran parte degli effettori d'azione vengono anche utilizzati per raccogliere informazioni. La mano, ad esempio, può esplorare una superficie per trarne informazioni tattili o può sollevare un oggetto per stimarne il peso. La lingua svolge una duplice funzione, tattile e gustativa, quando partecipa al processo di masticazione del cibo. Separando le due funzioni della mano e della lingua si apprende la connessione tra percezione e azione evitando di interpretare in maniera erronea il meccanismo di percezione enattiva. Un'eccezione è costituita dal duplice impiego dei muscoli oculari sia come effettori motori sia come componente di un sistema di tipo percettivo. Essi non agiscono concretamente sull'ambiente circostante, tuttavia la loro azione influenza direttamente la percezione. Esistono due tipi di muscoli oculari: quelli intraoculari, che dilatano o costringono la pupilla e consentono di mettere a fuoco le immagini, e quelli extraoculari, che dirigono l'occhio sui punti di interesse dell'ambiente circostante. L'azione dei muscoli intraoculari è di tipo automatico mentre quella dei muscoli extraoculari fornisce informazioni circa la percezione enattiva. Esistono parimenti vari tipi di movimenti oculari: di divergenza, di convergenza, di inseguimento e le saccadi. Solo le saccadi sono sotto il controllo della volontà. Per ottenere la continuità della visione dobbiamo inseguire con i movimenti saccadici un bersaglio in movimento. L'immagine risulta nitida solo in corrispondenza della fovea mentre si muove ad ogni saccade nel resto della retina. Nonostante si producano piccoli movimenti durante la fissazione (le saccadi si verificano tre volte ogni secondo) il mondo è percepito come stabile (fenomeno della costanza percettiva). Mentre il nostro cervello invia il comando esecutivo ai muscoli oculari, una copia dello stesso viene inviata ai centri percettivi con la finalità di compensare lo spostamento dell'immagine retinica. Questa copia afferente agisce come una memoria semantica e porta alla fusione delle immagini che derivano da molte fissazioni successive del mondo esterno (Nijhawan, 2008). Se l'obiettivo della percezione è pianificare l'azione, è plausibile che un individuo possa percepire un oggetto o una scena in modo diverso se lo stimolo è significativo in termini di azione, ovvero se il sistema visivo codifica alcuni stimoli come rilevanti per l'azione. L'intenzione di compiere un'azione può modificare la distanza o il peso di ciò che percepiamo. Ad esempio, la distanza viene percepita come maggiore quando il soggetto intende lanciare un oggetto e come minore quando invece ha intenzione di utilizzarlo. È stata avanzata l'ipotesi che esistano due tipi qualitativamente diversi di sistemi visivi, uno focalizzato sul riconoscimento visivo e l'altro sulla pianificazione dell'azione. Tale distinzione può produrre un impatto significativo su come percepiamo e rappresentiamo l'informazione. La visione svolge due funzioni fondamentali: la prima riguarda la percezione delle proprietà del campo visivo e degli eventi che accadono in esso e viene detta visione cognitiva ed è separata dall'azione in base alla quale si possono raccogliere enormi quantità di informazioni, impiegate per pianificare quelle future, senza interagire fisicamente con l'ambiente; la seconda è quella di controllare in tempo reale il comportamento con la guida della vista.

Infilare un ago, lanciare un sasso o raccogliere un frutto sono tutti compiti che richiedono una stretta coordinazione tra visione e azione. Gran parte di questo processo di integrazione avviene rapidamente e in maniera inconscia. Le differenze qualitative tra visione cognitiva e sensori-motoria sono state ben documentate.

La necessità di sistemi differenti che elaborino le informazioni rappresentazionali e spaziali è stata dimostrata dapprima nelle scimmie e, solo più tardi, anche nell'uomo è stata scoperta l'esistenza di due distinte vie anatomiche, una ventrale e una dorsale, deputate ai processi visivi. Il sistema cognitivo è facilmente condizionato dalle informazioni contestuali mentre il sistema sensori-motorio non lo è. I pazienti affetti da agnosia visiva sono in grado di utilizzare il sistema sensori-motorio per eseguire alcuni compiti ma non sono in grado di vedere gli oggetti. Le differenze fra i due sistemi consistono nelle finalità cui sono deputati: il sistema cognitivo supporta l'analisi e l'identificazione visiva, mentre quello sensori-motorio supporta l'azione motoria in tempo reale. Studi recenti hanno dimostrato un'alterazione dell'analisi visiva degli oggetti quando la mano si trova vicino all'oggetto o allo schermo su cui viene rappresentato. La presenza della mano incrementa l'attenzione nei riguardi dell'oggetto: allontanare la mano dall'oggetto non fa invece diminuire l'attenzione quasi come se fosse sufficiente la consapevolezza della vicinanza e non la vicinanza effettiva. Questi risultati suggeriscono l'ipotesi che l'attenzione sia maggiore nei riguardi degli oggetti manipolabili. L'effetto facilitatore risulta maggiore se si utilizza la mano destra e aumenta se si aggiunge la mano sinistra, per lo meno negli individui destrimani. L'effetto facilitatore si verifica in modo indipendente rispetto alla difficoltà del compito richiesto: la mano destra ha un effetto facilitatore anche se viene posizionata sul lato sinistro dimostrando così che l'effetto è dovuto alla mano e non al lato del corpo. Le percezioni sembrerebbero quindi verosimilmente strettamente correlate all'interazione dell'organismo con il suo ambiente.

Bibliografia

Allport A (1980) Patterns and actions: cognitive mechanisms are content-specific. In: Claxton G (ed) Cognitive psychology: New directions. Routledge and Kegan Paul, London pp 26–61

Allport A (1984) Speech production and comprehension: One lexicon or two? In: Prinz W, Sanders AF (eds) Cognition and motor processes. Springer-Verlag, Berlin pp 209–228

Allport A (1987) Selection for action: Some behavioral and neurophysiological considerations of attention and action. In: Heuer H, Sanders AF (eds) Perspectives on perception and action. Lawrence Erlbaum Associates, Hillsdale pp 395–419

Allport A (1993) Attention and control: Have we been asking the wrong questions? In: Meyer DE, Kornblum S (eds) Attention and performance, vol. XIV. MIT Press, Cambridge

Bate PJ, Matyas TM (1992) Negative transfer of training following brief practice of elbow tracking movements with electromyographic feedback from spastic antagonists. Arch Phys Med Rehab 73:1050–1058

Bernsteijn NA (1967) The co-ordination and regulation of movement. Pergamon Press, Sydney

Bernsteijn NA (1984) The problem of the interrelation of co-ordination and localization. In:

Withing HT (ed) Human motor action. Bernsteijn reassessed. Elsevier Science pp 77-119

Berthoz A (1997) Le sens du mouvement. Édition Odile Jacob

Bingham GP (1988) Task specific devices and the perceptual bottleneck. Hum Movement Sci 7:225–264

Bizzi E, Hogan N, Mussa Ivaldi FA, Giszter SF (1992) Does the nervous system use equilibrium-point control to guide single and multiple movements? Behav Brain Sci 15:603–613

Bobath B (1990) Adult hemiplegia: Evaluation and treatment, 3rd ed. Heinemann, London

Descartes R (1969) Il mondo. L'uomo. (trad. di M. Garin). Laterza, Bari

di Pellegrino G, Fadiga L, Fogassi L et al (1992) Understanding motor events: a neurophysiological study. Exp Brain Res 91:176–180

Edelman GM (1989a) Neural darwinism. The theory of neural group selection. Oxford University Press

Edelman GM (1989b) The remembered present: A biological theory of consciousness. Basic Books, New York

Feldenkrais M (1980) Awareness through movement. Penguin, Middlesex

Feldman AG (1986) Once more upon the equilibrium-point hypothesis (lambda model) for motor control. J Motor Behav 18:17–54

Fodor JA, Pylyshyn Z (1988) Connectionism and cognitive architecture: A critical analysis. Cognition: 28:3–71

Gibson JJ (1979) The ecological approach to visual perception. Houghton Mifflin, Boston

Grillner S, Halbertsma J, Nilsson J, Thorstensson A (1979) The adaptation to speed in human locomotion. Brain Res 165(1):177–182

Hirayama M, Jordan MI, Kawato M (1993) The cascade neural network model and a speed-accuracy trade-off of arm movement. J Motor Behav 25(3):162–174

Hogan N (1984) An organising principle for a class of voluntary movements. J Neurosci 4:2745–2754

Hogan N, Bizzi E, Mussa-Ivaldi F, Flash T (1987) Controlling multijoint motor behaviour. Exerc Sport Sci Rev 15:153–190

Horak F (1991) Assumptions underlying motor control for neurologic rehabilitation. In: Contemporary management of motor control problems. Proceedings, 11th Step Conference, Foundation for Physical Therapy, New York

Hurley SL (1998) Consciousness in action. Harvard University Press, Cambridge

Hurley SL, Noë A (2003) Neural plasticity and consciousness. Biol Philos 18:131–168

Jeannerod M (1987) Neurophysiological and neuropsychological aspects of spatial neglect. North Holland, Amsterdam

Jeannerod M (1988) The neural and behavioral organisation of goal-directed arm movements. Clarendon Press, Oxford

Jeannerod M (1994) The representing brain: neural correlates of motor intention and imagery. Behav Brain Sci 17:187–201

Jackendoff R (1987) Consciousness and the computational mind. MIT Press, Cambridge

Jackson JH (1873) On the anatomical and physiological localization of movements in the brain. The Lancet, ristampato in: Selected writings of John Hughlings Jackson. Staple Press, London(1958)

James W (1890) The principles of psychology, voll. I, II. Harvard University Press, Cambridge

Keele SW (1981) Behavioral analysis of movement. In: Brookhart JM, Mountcastle VB, Brooks VB (eds) Handbook of physiology. American Physiological Society, Bethesda pp 1391–1414

Keele SW, Jennings P (1992) Attention in the representation of sequence: Experiment and theory. Hum Movement Sci 11:125–138

Keele SW, Jennings P, Jones S et al (1995) On the modularity of sequence representation. J Motor Behav 27:17–30

Kelso JA (1995) Dynamic patterns: The self-organization of brain and behavior. MIT Press, Cambridge

Kugler AN, Kelso JA, Turvey MT (1980) On the concept of co-ordinative structures as dissipative structures. 1: Theoretical lines of convergence. In: Stelmach GE, Requin J (eds) Tutorials in motor behaviour. Elsevier Science, Amsterdam

Llinás RR (2001) I of the vortex: From neurons to self. MIT Press, Cambridge

MacKay DJ (1995) Probable networks and plausible predictions. A review of practical Bayesian methods for supervised neural networks. Network Comput Neural Systems 6:469–505

Marken RS (1986) Perceptual organization of behavior: a hierarchical control model of coordinated action. J Exp Psychol Hum Percept Perform 12:267-76

Marteniuk RG, McKenzie CL, Leavitt JL (1988) Representational physical accounts of motor control and learning: Can they account for the data? In: Colley AM, Beech JR (eds) Cognition and skilled behaviour, Elsevier, Amsterdam

Maturana HR, Varela FJ (1980) Autopoiesis and cognition: the realization of the living. Reidel, Dordrecht

Merleau-Ponty M (1962) Phenomenology of perception. Routledge, London

Mesulam MM (1998) From sensation to cognition. Brain 121:1013–1052

Morasso P, Baratto L, Capra R, Spada G (1999) Internal models in the control of posture. Neural Networks 12:1173–1180

Newell KM, Kughler PN, Van Emmerik RA, McDonald PV (1989) Search strategies and the acquisition of co-ordination. In: Wallace SA (ed) Perspectives on the co-ordination of movement. Elsevier, Amsterdam

Newell KH (1978) Some issues on action plans. In: Stelmach GE (ed) Information processing in motor control and learning. Academic Press, New York pp 14–54

Nijhawan R (2008) Visual prediction: Psychophysics and neurophysiology of compensation for time delays. Behav Brain Sci 31:179–239

Noë A (2002) Is the visualworld a grand illusion? J Consciousness Stud 9(5–6):1–12

Noë A (2004) Action in perception. MIT Press, Cambridge

Noë A, Hurley SL (2003) The deferential brain in action: Response to Jeffrey Gray. Trends Cogn Sci 7:195–196

Polit A, Bizzi E (1978) Processes controlling arm movements in monkeys. Science 201:1235–1237

Powers WT (1980) A systems approach to consciousness. In: Davidson JM, Davidson RJ (eds) The psychobiology of consciousness. Plenum, New York

Prigogine I, Stengers I (1984) Order out of chaos. Bantam, New York

Proteau L, Marteniuk RG, Gerouard Y, Dugas C (1987) On the type of information used to control aiming movements after moderate and extensive training. Can J Psychology 6:181–199

Reed ES (1982) An outline of a theory of action systems. J Motor Behav 14(2):98–134

Rosenbaum P, King S, Law M et al (1998) Family centered service: a conceptual framework and research review. Phys Occup Ther Pediatr 18:1–20

Schmidt RA (1975) A schema theory of discrete motor skill learning. Psychol Rev 82:225–260

Schmidt RA (1988) Motor control and learning: A behavioural emphasis. Human Kinetics, Illinois

Sherrington CS (1906) The integrative action of the nervous system. Cambridge University Press, Cambridge

Shumway-Cook A, Woollacott M (1995) Motor control: Theory and practical application. Williams and Wilkins, Baltimore

Smith LB, Thelen E (a cura di) (1993) A dynamic systems approach to development. MIT Press, Cambridge

Smolensky P (1986) Information processing in dynamical systems: Foundations of harmony theory. PDP 194–281

Sperry RW (1952) Neurology and the mind-brain problem. Am Sci 40:291–312

Summers JJ (1981) Motor programs. In: Holding D (ed) Human Skills. John Wiley and Sons, New York

Thelen E, Bates E (2003) Connectionism and dynamic systems: are they really different? Developmental Sci 6(4):378–391

Thelen E, Smith LB (1994) A dynamical systems approach to the development of cognition and action. MIT Press, Cambridge

Turvey MT (1990) Coordination. Am Psychol 45:938–953

Varela FJ, Thompson E, Rosch E (1991) The embodied mind: Cognitive science and human experience. MIT Press, Cambridge

Varela FJ, Lachaux J-P, Rodriguez E, Martinerie J (2001) The brain web: Phase synchronization and large-scale integration. Nature Reviews Neuroscience 2:229–239

von Glasersfeld E (1998) Il costruttivismo radicale. Una via per conoscere ed apprendere. Società Stampa Sportiva, Roma

von Holst E, Mittelstaedt H (1950) Daz reafferezprincip. Wechselwirkungen zwischen Zentralnerven-system und Peripherie. Naturwiss 37:467–476 (engl transl, The reafference principle. In: Martin R (transl) The behavioral physiology of animals and man. The collected papers of Erich von Holst. University of Miami Press, Coral Gables pp 139–173, 1971)

Weimer WB (1977) A conceptual framework for cognitive psychology: Motor theories of the mind. In: Shaw R, Bransford J (eds) Perceiving, acting, and knowing. Toward an ecological psychology. Erlbaum, Hillsdale pp 267–311

Wilson DM (1961) The central nervous control of flight in a locust. J Exp Biol 38:471-490

Wrisberg CA, Pein RL (2002) Note on learners' control of the frequency of model presentation during skill acquisition. Percept Mot Skills 94(3 Pt 1):792–794

Evoluzione filogenetica del movimento

3

Lungo la scala evolutiva filogenetica, è possibile distinguere, in prima approssimazione, gli animali dalle piante, in quanto i primi possiedono la capacità di compiere movimenti autonomi che possono essere più o meno complessi a seconda degli organismi interessati, ma non vengono mai compiuti a caso: essi vengono scelti in modo da produrre risultati utili per la sopravvivenza e per la riproduzione dell'organismo che li compie. Per essere attuato, questo processo necessita della raccolta di informazioni dall'ambiente esterno, attraverso i sistemi sensitivo-sensoriali dell'animale.

Non è però sufficiente possedere un ricco repertorio di movimenti e un sofisticato sistema sensoriale: occorre anche essere in grado di coordinare le afferenze sensoriali e le efferenze motorie, ovvero saper sceglier il movimento appropriato in risposta a ciascuna afferenza ambientale. Negli animali è il sistema nervoso centrale a svolgere questo compito. La rete neurale che costituisce il sistema nervoso è in grado, una volta ricevuti i segnali provenienti dall'ambiente, di stabilire quando due afferenze diverse richiedono la stessa risposta motoria (*generalizzazione*) o risposte motorie diverse (*discriminazione*), di collegare tra loro due afferenze diverse (*associazione*), di collegare afferenze presenti con afferenze passate (*memoria*) o di neutralizzare parte delle afferenze, facendo dipendere la risposta motoria solo dalla parte residua di esse (*attenzione*). La capacità del cervello di reagire agli stimoli sensoriali, producendo movimenti appropriati, viene definita *comportamento* e costituisce un altro elemento distintivo tra piante e animali (Köhler, 1927).

Il comportamento non consiste nel produrre movimenti qualsiasi in risposta a stimoli di tipo sensitivo-sensoriale, ma nel produrre movimenti che permettono all'organismo di sopravvivere e di riprodursi. L'evoluzione biologica conduce a selezionare individui più *adatti* all'ambiente, vale a dire individui capaci di comportamenti che garantiscano al meglio la sopravvivenza e la riproduzione. Se l'ambiente cambia, i comportamenti che prima erano adatti possono non rivelarsi più tali: si rimette allora in moto un processo di cambiamento evolutivo.

Negli esseri umani, in alcune scimmie e nelle scimmie antropomorfe che utilizzano strumenti, si è sviluppata una nuova area della corteccia motoria che è la sede di particolari cellule nervose dette motoneuroni corticali. Queste cellule controllano direttamente i neuroni motori del midollo spinale responsabili della contrazione e del rilascio dei muscoli. Il controllo diretto esercitato dai motoneuroni corticali è in grado di aggirare le limitazioni imposte dai circuiti interni al midollo spinale consentendo lo sviluppo di modelli molto complessi di movimento, come quelli delle dita (Alexander e Crutcher, 1990; Gallese e Rizzolatti, 2008).

Unitamente allo sviluppo del controllo diretto sui motoneuroni, una nuova area corticale si è evoluta proprio accanto a quella più antica che, pur disponendo degli stessi meccanismi spinali che possiede anche la rana, ha dotato l'uomo della capacità di fabbricare e usare strumenti con le mani. Gli scimpanzé sono tra le specie più prossime agli esseri umani: sull'albero evolutivo della vita, le due specie si sono separate circa quattro milioni di anni fa. È stato dimostrato che gli scimpanzé sono in grado di fabbricare autonomamente alcuni strumenti, anche se grezzi, suggerendo che l'uomo abbia probabilmente ereditato alcune delle sue sofisticate competenze da un antenato comune con gli scimpanzé (Rathelot e Strick, 2009).

È stato anche scoperto che il collegamento dei motoneuroni corticali con quelli spinali non è presente alla nascita, ma si sviluppa durante i primi mesi di vita e diventa completamente maturo a circa due anni di età. Lo sviluppo delle capacità motorie di un bambino rispecchia quindi lo stabilirsi di queste connessioni (Luppino e Rizzolatti, 2000).

Così come il sistema immunitario e l'evoluzione delle specie, anche la vita mentale è guidata dalla selezione naturale. Un processo di tipo darwiniano seleziona la modalità di pensiero migliore tra le molte che vengono continuamente prodotte. Il punto nodale di questa teoria è il movimento: ciò che noi pensiamo è, in ultima analisi, per il bene dell'azione. Noi abbiamo necessità di muoverci nel nostro ambiente e la mente è lo strumento che determina il modo più efficace per farlo. Lungi dall'essere una semplice combinazione di stimoli sensitivi e mnemonici, il pensiero è un movimento che non si è ancora espletato. Il codice cerebrale è l'analogo del codice genetico per riprodurre e selezionare il pensiero (Calvin, 1996a).

3.1   Filogenesi sottocorticale

Nell'uomo, il nucleo subtalamico di Luys, il nucleo rosso e la *substantia nigra* (sostanza nera) costituiscono il sistema talamo-striato. La ricerca indaga attualmente sul ruolo e sulla funzione dei nuclei basali e su quello delle connessioni talamiche. Nei mammiferi, i nuclei della base sono strettamente interconnessi e collegati con tutti i nuclei motori del tronco encefalico e controllano e regolano l'attività motoria volontaria, involontaria e il tono muscolare. Affiancano inoltre la corteccia piramidale nelle funzioni motorie volontarie, decise dall'animale. Negli animali domestici, l'asportazione della corteccia abolisce i movimenti volontari ma non quelli automatici, come avviene per la deambulazione nel cane e nel gatto, per il volo negli uccelli e per il nuoto nei pesci. In genere, gli animali non hanno alterazioni dei movimenti collegati all'assunzione degli alimenti o al soddisfacimento delle necessità corporali e anche il tono muscolare è conservato (Aguggini et al., 1992). Ciò dimostrerebbe che, negli animali, il controllo che i nuclei basali esercitano sui sottostanti centri motori sarebbe sufficiente allo svolgimento armonico di movimenti abitudinari, anche molto complessi. Dimostrerebbe altresì che i nuclei della base costituiscono un vero e proprio centro d'integrazione motoria e di controllo del tono muscolare.

Esperimenti condotti su pappagalli (Peppemberg, 1999) dimostrano che questi animali sono dotati di un'intelligenza assai prossima a quella delle scimmie antropomorfe e dei delfini, tanto che in condizioni di laboratorio, i pappagalli sarebbero capaci di apprendere compiti simbolici e concettuali associati a capacità di comunicazione cognitive complesse. La struttura dell'encefalo del pappagallo è diversa da quella dei mammiferi giacché i pappagalli hanno una scarsa quantità di corteccia cerebrale, anche se sono in grado di eseguire compiti cognitivi complessi grazie ai nuclei grigi dello striato che dimostrano, tra l'altro, di essere dotati di molta plasticità.

L'importanza funzionale dei nuclei della base si accentua man mano che si salgono i gradini della scala evolutiva zoologica (negli uccelli e nei rettili). Nella scimmia e nell'uomo, che occupano i gradini più alti della scala filogenetica, l'integrazione motoria dipende dall'area posta davanti alla scissura rolandica, la corteccia motoria primaria, da cui origina la via piramidale. Nei primati, i nuclei della base svolgono solo funzioni d'integrazione secondaria: la scimmia decorticata non può neanche reggersi in piedi. Negli animali domestici, a differenza di quanto accade nell'uomo, lo sviluppo della via motoria extrapiramidale (ad esempio, il fascio rubro-spinale) è assai più importante rispetto alla via piramidale. Nell'uomo sono presenti cinque grandi nuclei sottocorticali partecipanti al controllo motorio. A differenza di altri sistemi motori, i nuclei della base sono privi di connessioni afferenti ed efferenti dirette al midollo spinale. Le principali afferenze provengono dalla corteccia cerebrale e le efferenze si dirigono – tramite il talamo – alla corteccia prefrontale, premotoria e motoria. Le funzioni dei nuclei basali sono pertanto mediate dalla corteccia frontale.

In passato, i gangli della base erano considerati i componenti principali del *sitema motorio extrapiramidale* che si supponeva controllasse il movimento, in parallelo col *sistema motorio piramidale* (o *corticospinale*) considerato del tutto indipendente dal primo. Questa suddivisione non è ormai più sostenibile. Oltre al sistema extrapiramidale, altre formazioni cerebrali risultano implicate nel movimento volontario: alterazioni patologiche dei nuclei motori del tronco encefalico, del nucleo rosso, o del cervelletto causano disturbi motori. Il sistema extrapiramidale e quello piramidale sono inoltre strettamente interconnessi e cooperano nel controllo motorio, essendo le funzioni proprie dei nuclei della base in parte mediate dal sistema piramidale.

I nuclei della base sono inoltre implicati in comportamenti non correlati col movimento svolgendo anche funzioni cognitive, com'è stato dimostrato nei soggetti affetti dal morbo di Huntington o dalla malattia di Parkinson, che spesso presentano disturbi affettivi e cognitivi.

Nella scimmia sono state riscontrate connessioni nettamente separate che partono dal peduncolo pontino, dai nuclei basali e dalle aree motorie corticali e raggiungono il talamo, la sostanza nera e il nucleo subtalamico. Tale organizzazione è completamente differente rispetto a quella omologa presente nell'uomo dove è evidente una diversa topografia delle connessioni peduncolo-ponto-corticali e peduncolo-ponto-basali. Questa differenza sarebbe legata al diverso ruolo svolto dal nucleo peduncolo-pontino negli animali quadrumani come le scimmie rispetto ai bipedi con capacità di stazione eretta come gli esseri umani (Aravamuthan et al., 2009).

3.2   Filogenesi della neocorteccia

Studi comparativi condotti su animali di classi e ordini diversi hanno dimostrato che la corteccia e l'ippocampo dei mammiferi si sono evoluti da una struttura primitiva tipica del cervello dei rettili: il *pallium*, un'organizzazione nervosa costituita da una matrice di neuroni cablati da due sistemi ortogonali di fibre nervose: il primo decorre dal bulbo olfattivo verso la parte caudale del cervello, il secondo si dirige trasversalmente sulla superficie dell'emisfero cerebrale partendo dalla regione basolaterale, dove giungono i flussi d'informazione sensoriale, attraversando la regione dorsale e arrivando infine alla regione mediale, che si trova nella scissura che separa i due emisferi (Lynch, 1986; Freeman, 2001). In questo modo il flusso rostro-caudale dell'informazione olfattiva s'incrocia con quello trasversale proveniente dagli altri organi di senso, formando così una rete nervosa dotata di memoria associativa (Leslie, 2000). La struttura di questa rete corrisponde abbastanza bene ad alcuni semplici modelli di reti nervose proposti da Kohonen e dai suoi collaboratori (Kohonen et al., 1981).

L'insegnamento più interessante che si può trarre da questo stato di cose è che la memoria cognitiva nasce filogeneticamente dalla proiezione incrociata dell'informazione olfattiva sugli altri flussi d'informazione sensoriale (Barrett e Henzi, 2005).

Nel passaggio evolutivo dai rettili ai mammiferi si formano prima l'area corticale olfattiva e quella limbica e, insieme a questa, l'ippocampo. Successivamente la corteccia dei mammiferi evolve per progressiva estensione di quella olfattiva, reclutando via via dai nuclei talamici, in corso di formazione, i flussi di informazione provenienti dagli altri organi sensoriali.

Insieme alla corteccia sensoriale evolvono anche le aree corticali del sistema limbico, adiacenti all'ippocampo, e l'ippocampo stesso, che perfeziona così la sua importante funzione associativa di dati sensoriali temporalmente dilazionati.

Lo sviluppo filogenetico del cervello dei mammiferi può essere così riassunto: con l'invenzione della corteccia olfattiva la natura ha adottato una
nuova strategia organizzativa della memoria cognitiva. In seguito, questa è
stata tanto efficiente e versatile da diventare la strategia organizzativa della
memoria cognitiva per tutti gli altri generi d'informazione sensoriale
(Tomasello e Call, 1997).

A questo punto è naturale chiedersi cosa avesse il sistema olfattivo di tanto
speciale per diventare il promotore filogenetico della memoria cognitiva,
ovvero che cosa distinguesse l'olfatto dagli altri sensi. I messaggi olfattivi, a
differenza degli altri messaggi sensoriali, non possiedono un'organizzazione
topografica naturale. L'organizzazione topografica sia dell'informazione visiva sia di quella tattile derivano dalla struttura topologica del mondo fisico;
quella dell'informazione acustica è determinata dal fatto che l'organizzazione temporale dei suoni è mappata spazialmente (tonotopicamente) mediante
l'analisi spettrale delle frequenze acustiche effettuata dall'apparato uditivo
(Santos et al., 2006).

Il fatto che gli stimoli sensoriali di un certo tipo possiedano un'organizzazione topologica intrinseca significa semplicemente che i dati sensoriali sono
legati da relazioni di natura fisica. Pertanto, essi possiedono forme di ridondanza che possono essere eliminate mediante operazioni di filtraggio più o
meno complesse.

Al fine della discriminazione dei messaggi sensoriali e della loro memorizzazione, queste operazioni di filtraggio sono utili e spesso indispensabili.
Il sistema visivo, ad esempio, comunica bilateralmente in modo topografico
con le aree corticali attraverso due nuclei talamici, noti come *corpi genicola-
ti*. Inoltre, per funzionare ha bisogno di interagire in modo complesso con
altri nuclei talamici, le corrispondenti aree corticali e altre formazioni neuronali. Ciò dipende dal fatto che i dati utili dell'informazione visiva devono
essere resi indipendenti dai movimenti dei globi oculari, della testa e del
corpo. L'informazione uditiva, dopo essere stata analizzata e decomposta
dalla coclea in un sistema di segnali topograficamente organizzati, giunge alla
corteccia attraverso quattro stadi tonotopicamente organizzati.

Diversamente da ciò che accade per gli altri messaggi sensoriali, la ridondanza dei messaggi odorosi non è di natura topologica. I dati raccolti dai
recettori nasali sono a priori scarsamente correlati e la *forma* di un messaggio
odoroso dipende soltanto dalle diverse quantità di odoranti primari. L'olfatto
è l'unico apparato sensoriale in grado di trasmettere direttamente segnali dai
recettori primari a un'area del cervello, detta *bulbo olfattivo*, senza che si
determini la necessità di uno stadio preparatorio intermedio topograficamente organizzato.

Il bulbo olfattivo ha una struttura molto semplice: esso riceve direttamente dai recettori delle cavità nasali un insieme sparpagliato di dati riguardanti
la presenza di certi dettagli molecolari delle sostanze odorifere. Si calcola che
la varietà dei siti molecolari riconoscibili dai recettori sia poco più di un
migliaio (sebbene si contino milioni di recettori). Nonostante la scarsa o nulla

correlazione spaziale, un piccolo insieme di dati di questo tipo basta per suscitare in una frazione di secondo il ricordo preciso di un odore, selezionandolo da una varietà virtualmente infinita di altri possibili odori: è come se il sistema olfattivo fosse capace di riconoscere immediatamente la figura di un puzzle da un insieme disordinato di tasselli. Si tratta in realtà di un puzzle di tipo diverso da quelli che si possono comprare nelle cartolerie, poiché nel caso dei recettori olfattivi sono ammessi anche tasselli di connessione, tasselli che contengono elementi d'informazione a ponte tra tasselli adiacenti. Possiamo chiamare un simile insieme di elementi sparpagliati *puzzle a tasselli sovrapposti*.

Anche il riconoscimento di un'immagine visiva o di un suono complesso sembra avvenire per integrazione degli elementi che li compongono, dopo che questi elementi sono stati opportunamente filtrati, selezionati e preparati da alcune aree corticali. Le ricerche di Hubel e Wiesel (1965) hanno dimostrato che il ruolo delle aree corticali visive è principalmente quello di trasformare un'immagine visiva in una costellazione di elementi costitutivi che assomigliano effettivamente ai frammenti sparpagliati di un puzzle.

Del resto, se il processo d'integrazione e sintesi di un ricordo a partire da elementi sparpagliati di informazione può avvenire per gli odori non si vede perché non possa avvenire anche per tutti gli altri generi di informazione sensoriale.

Se è possibile immaginare che la strategia organizzativa della memoria cognitiva implementata dalla corteccia cerebrale stia proprio nella sua straordinaria capacità di ricostruire i puzzle sensoriali, rimane tuttavia da capire come il cervello riesca ad effettuare queste ricostruzioni in tempi brevissimi. È chiaro allora che lo studio del sistema olfattivo riveste un'importanza fondamentale per la comprensione dei meccanismi di integrazione della memoria cognitiva (Tomasello et al., 2005).

3.2.1 L'emergere dell'intelligenza

Dal punto di vista dell'evoluzione filogenetica, lo sviluppo del sistema nervoso centrale è strettamente correlato allo sviluppo dell'intelligenza (Povinelli, 2000). Benché ancora non si sia giunti a elaborare un significato universale del termine "intelligenza", molti studiosi ritengono che una componente essenziale di essa sia la capacità di risolvere nuovi problemi (Russel et al., 1997).

Un ulteriore aspetto preminente dell'intelligenza è costituito dalla capacità di *previsione*, soprattutto all'interno di relazioni molto *tattiche* e poco *strategiche*. Altri considerano essenziale la *creatività*, ritenendo che l'intelligenza sia la capacità, da parte di un individuo, di scoprire un nuovo ordine nascosto (Barlow, 1968).

Verosimilmente la nostra intelligenza deriva dal fatto che possediamo qualcosa in più rispetto agli altri animali. La corteccia cerebrale è la parte del cervello più frequentemente coinvolta con la produzione di nuove associazioni. Gli individui particolarmente dotati di intelligenza appaiono più veloci nel gestire molte idee in una sola volta: di fatto i due fattori che maggiormente influenzano il nostro quoziente intellettivo dipendono da quante nuove questioni siamo in grado di risolvere in un dato tempo e da quanto siamo abili nell'elaborare simultaneamente una mezza dozzina di immagini mentali (Baron-Cohen, 1991).

La *versatilità* costituisce un'ulteriore caratteristica dell'intelligenza. Molte specie animali non si dimostrano particolarmente versatili, soprattutto in materia di alimentazione. Le specie onnivore presentano una qualità motoria più varia nell'esecuzione dei loro comportamenti verosimilmente perché debbono essere in grado di procurarsi differenti varietà di cibo. Queste specie possiedono anche degli schemi sensitivo-sensoriali più complessi che permettono loro di immaginare situazioni tipo la presenza di predatori da cui si debbono guardare. Il loro comportamento emerge attraverso la mescolanza di questi schemi sensoriali riguardo i movimenti di risposta ad essi. A volte alcune specie provano, durante il gioco, nuove combinazioni di immagini motorie e di movimenti e ne trovano un uso giustificato solo più tardi. Molti animali si dedicano al gioco da cuccioli e lo abbandonano da adulti. Avendo un periodo giovanile più lungo, scimmie ed esseri umani avvantaggiano la loro intelligenza. Una vita più lunga promuove una maggiore versatilità in quanto è possibile affrontare maggiori opportunità di scoperta e nuovi comportamenti. Anche la vita sociale conferisce agli individui la possibilità di imitare e di utilizzare le scoperte utili fatte da altri conspecifici (Rizzolatti et al., 2001). Inoltre, la vita sociale è ricca di problematiche interpersonali da risolvere che vanno ben oltre le sfide ambientali legate alla sopravvivenza e alla riproduzione. La versatilità però non è sempre una virtù e possederne troppa non sempre si rivela un bene.

La versatilità, tuttavia, è risultata vantaggiosa quando le condizioni climatiche sono mutate improvvisamente. Il salto evolutivo nell'espansione del cervello degli ominidi ha avuto inizio due milioni e mezzo di anni fa, al principio dell'era glaciale: l'improvviso raffreddamento ha verosimilmente devastato l'ecosistema in cui i nostri antenati vivevano. Le basse temperature e la diminuzione delle piogge hanno riarso la foresta africana e le popolazioni di animali hanno iniziato a distinguersi fra loro. La siccità ha portato all'incendio di enormi foreste, desertificando larghe zone anche in sede tropicale. Dopo gli incendi rimaneva veramente poco cibo: una volta che l'erba ricominciava a crescere le specie sopravvissute potevano espandersi rapidamente e, nel giro di pochi secoli, la foresta cominciava a ricrescere in molti luoghi ospitando le specie più adeguate a un clima più freddo.

I nostri antenati sono sopravvissuti a centinaia di episodi di questo tipo, mentre molte specie consimili non sono sopravvissute. Noi siamo gli improbabili discendenti di coloro che sono sopravvissuti probabilmente per il solo fatto di avere avuto la possibilità di adattarsi meglio a questi episodi di quanto non abbiano potuto fare le grandi scimmie. Ogni evento costituente un *collo di bottiglia* ha temporaneamente reso più importanti alcuni comportamenti quali la cooperazione, l'altruismo e le abilità nella caccia.

L'improvviso mutamento del clima ha fatto repentinamente aumentare le dimensioni del nostro cervello, la nostra abilità nella caccia e forse il nostro altruismo. Una delle nuove capacità che si è sviluppata durante i periodi delle glaciazioni è indubbiamente quella di produrre il linguaggio: nella maggior parte di noi le aree cerebrali deputate al linguaggio sono localizzate proprio sopra l'orecchio sinistro. Le scimmie non possiedono un'area del linguaggio come la nostra e i loro vocalizzi, come i suoni che esprimono semplici emozioni nell'essere umano, utilizzano un'area molto più primitiva situata vicino al corpo calloso.

Il linguaggio è la caratteristica che meglio definisce l'intelligenza umana (Arbib, 2005). Capire per quali motivi gli esseri umani siano così intelligenti significa comprendere come i nostri antenati abbiano modificato il repertorio simbolico delle scimmie e l'abbiano aumentato inventando la sintassi. Dopo un anno di esperienza nella comprensione del linguaggio, i bambini iniziano a costruire frasi e a inserire una frase all'interno di altre subordinandole tra loro. La sintassi fornisce una serie di regole che consentono di comunicare velocemente. Gli scimpanzé usano circa tre dozzine di differenti vocalizzi per comunicare: essi ripetono il suono per intensificarne il significato ma non uniscono insieme tre suoni in modo da poter aggiungere una nuova parola al loro vocabolario. Anche gli esseri umani utilizzano circa tre dozzine di suoni vocali, detti fonemi, la cui combinazione ha però un contenuto: noi siamo in grado di unire dei suoni senza senso per comporre parole significative. Inoltre, il linguaggio umano impiega serie di parole per comporre le frasi; anche gli scimpanzé e i bonobo sono in grado di ottenere un livello sorprendente di comprensione del linguaggio quando questo venga loro insegnato.

Qualcosa di molto simile alla sintassi è il contributo di un'altra importante caratteristica dell'intelligenza umana, la capacità di pianificare il futuro. Ad eccezione dei preparativi scatenati da reazioni ormonali per affrontare l'inverno, gli animali mostrano scarsa evidenza di capacità pianificatoria. La capacità di pianificazione degli esseri umani è il fattore che sta alla base della nostra capacità di produrre una *narrazione*. Prendiamo a prestito la struttura mentale della sintassi in grado di giudicare la combinazione di due azioni possibili. In un certo modo noi facciamo questo pensando, producendo un racconto di ciò che potrebbe accadere in futuro e applicando quindi delle regole sintattiche alle possibili combinazioni per definire un'eventualità come improbabile, possibile, probabile o verosimile. La narrazione è anche uno dei maggiori fondamenti delle scelte: noi possiamo immaginare le conseguenze di un'azione su altre persone e possiamo quindi decidere se eseguirla o meno.

Secondo alcuni neurofisiologi, tra cui William Calvin, l'evoluzione di alcuni tipi di comportamento motorio, come ad esempio la capacità di costruire e di manipolare strumenti, ha portato alla comparsa di una logica del movimento basata sulla costruzione di sequenze di stadi successivi tra loro strettamente correlati. In conseguenza di ciò, a poco a poco, la corteccia motoria (dove si trovano i neuroni che controllano i muscoli) e la corteccia premotoria (dove sono situati i neuroni che pianificano il movimento) hanno favorito, in un'area corticale (l'area di Broca, che controlla l'espressione motoria del linguaggio), la capacità di generare sequenze di fonemi che costituiscono le basi del linguaggio espressivo verbale. In termini evoluzionistici dunque, il linguaggio può essere considerato come il prodotto del rifinimento e del potenziamento di una serie di funzioni cognitive derivate dalle funzioni sensitive e motorie, come avviene anche nei processi di memoria e di comunicazione.

Rifacendosi ad alcune intuizioni di William James e alla teoria del subconscio di Freud, Calvin ha avanzato l'ipotesi dell'esistenza di un *darwinismo mentale*: come il sistema immunitario e l'evoluzione delle specie, anche la produzione della nostra mente è guidata dalla selezione naturale che ci porta a scegliere il più adatto fra i molti pensieri continuamente prodotti dalla nostre reti neurali (Calvin, 1990).

In accordo con l'ipotesi di Jung secondo cui i sogni si verificano giorno e notte ma non possono essere percepiti quando siamo svegli, Calvin sostiene che le immagini mentali si producono in modo subconscio (Calvin, 1996a). Egli ha osservato un'attività elettrica composta da mosaici di tipo esagonale che competono per lo spazio corticale. La modalità di scarica spazio-temporale, che si ripete ogni 0,5 secondi, costituisce il codice cerebrale dell'immagine mentale. I circuiti corticali agiscono come fotocopiatori ma agiscono secondo modalità darwiniane, introducendo degli errori che creano una continua variabilità. Gli esagoni varianti competono con gli altri a livello dello spazio corticale. Il nostro cervello può essere assimilato a una *macchina darwiniana* in quanto mostra tutte le caratteristiche di un sistema evolutivo: uno schema ragionevolmente complesso, la possibilità di copia delle strutture costituenti, la presenza di variazioni casuali, la competitività tra di esse, la selezione da parte di fattori ambientali, una riproduzione selettiva gravata da una mortalità giovanile e guidata dalla selezione sessuale (Calvin, 1990). Questa ipotesi è in accordo con la teoria evoluzionistica darwiniana, con la selezione di reti neurali di memoria Hebbiana (Hebb, 1949) e con la definizione di *meme* data da Dawkins (Dawkins, 1985).

Gli esseri umani cercano ripetutamente di collegare le cose in modo sequenziale: i fonemi in parole, le parole in frasi, i concetti in scenari, secondo regole che portano alla produzione di un linguaggio comunicativo. La nostra capacità di scegliere fra questi diversi scenari ha spostato le nostre modalità di apprendimento da quelle tipiche del *problem solving* a quelle del *decision making* (Clark et al., 2008). Anche il ragionamento logico sembra dipendere da regole affidabili atte a comporre sequenze.

Connettendo in egual modo gli schemi di memoria cerchiamo di spiegare il passato e prevedere il futuro. La nostra vita è incessantemente connessa con aspetti narrativi: gli eventi che raccontiamo e che ascoltiamo, che sogniamo o immaginiamo o vorremmo raccontare. Facendo riferimento all'architettura in parallelo del nostro cervello, intendiamo riferirci a una serie di percorsi seriali fra cui poter scegliere. A differenza delle strutture tecnologiche odierne, che considerano il *rumore* come un effetto indesiderato, il nostro cervello, come tutte le macchine darwiniane considera il rumore in modo creativo, come un mezzo per esplorare nuovi percorsi, come uno stimolo ridondante i cui impieghi secondari possano risultare rivoluzionari. Questa modalità di selezione fra sequenze stocastiche può esser considerata analoga più alla biologia evoluzionistica che non alla macchina seriale di Von Neumann.

Il linguaggio e l'intelligenza sono elementi di tale importanza che possiamo ipotizzare che l'evoluzione abbia favorito naturalmente il loro incremento. Come ha però affermato Ernst Mayr, molte specie non sono intelligenti (Mayr, 1990), il che sta a dimostrare che l'intelligenza superiore non è per nulla favorita dalla selezione naturale, ovvero che è molto difficile raggiungerla (Mayr, 1983). Il pensiero umano, comunemente riconosciuto come la funzione biologica più elevata, è dato dalla generazione casuale di molteplici alternative e viene plasmato come qualcosa di qualitativamente superiore da una serie di selezioni. La pianificazione sequenziale diviene essenziale, e quindi passibile di una rapida evoluzione, quando il controllo retroattivo dell'azione diviene impossibile, come durante l'esecuzione di alcuni movimenti come il colpire con un martello o il lanciare un oggetto (Mayr, 1991).

3.2.2 La comparsa dei movimenti balistici

Anche se l'ipotesi può sembrare improbabile, la pianificazione da parte del cervello di movimenti balistici può avere promosso lo sviluppo del linguaggio, della musica e dell'intelligenza.

I movimenti balistici sono delle azioni molto rapide degli arti che una volta iniziate non possono essere modificate. Un esempio è dato dal battere un chiodo con un martello o dal lanciare un oggetto. Le scimmie posseggono forme molto elementari di movimenti balistici, attività in cui gli esseri umani sono invece assai esperti. Forse non è una coincidenza che questi movimenti siano così importanti per creare manufatti, per usare strumenti e per utilizzare armi. In alcuni contesti, come quelli dell'epoca glaciale, cacciare e fabbricare strumenti possono essersi rivelati, per gli ominidi, valori molto importanti nonché strategie essenziali di sopravvivenza.

In confronto alla maggior parte dei movimenti, quelli balistici richiedono una dettagliata procedura di pianificazione. I movimenti lenti lasciano molto tempo per l'improvvisazione: quando portiamo un bicchiere alla bocca, se esso ci sembra più leggero di quanto avevamo supposto, possiamo correggerne la traiettoria prima che colpisca il nostro naso e per far questo è necessario pianificare il movimento in anticipo; per i movimenti improvvisi degli arti che durano meno di 1/5 di secondo una correzione retroattiva è del tutto inefficiente perché i tempi di reazione sono troppo lunghi. Il cervello deve pianificare ogni dettaglio del movimento. Servirsi di un martello richiede, ad esempio, la pianificazione dell'esatta sequenza per attivare dozzine di muscoli contemporaneamente; la stessa cosa avviene quando si lancia un oggetto.

Presso le popolazioni primitive una buona capacità di lancio veniva ricompensata con la possibilità di cacciare, di catturare le prede, di mangiare carne regolarmente e di sopravvivere all'inverno. Il miglioramento della destrezza della mano sembra aver portato a un miglioramento nella produzione del linguaggio verbale e viceversa: indubbiamente pare che esista un *sequenziatore* comune per i movimenti della mano e per la produzione verbale del linguaggio.

La coordinazione dei movimenti si verifica a un livello sottocorticale e precisamente a livello dei gangli della base e del cervelletto; i movimenti nuovi dipendono invece delle aree corticali premotorie e prefrontali. Due fondamentali evidenze indicano che la specializzazione corticale in grado di produrre le sequenze ha portato allo sviluppo dell'area del linguaggio.

Doreen Kimura (Kimura, 1973) ha osservato che i pazienti afasici, in conseguenza di un danno all'area laterale sinistra del cervello, presentano anche notevoli difficoltà nell'eseguire nuove sequenze di movimenti della mano o del braccio (ovvero un'aprassia).

Stimolando elettricamente il cervello di pazienti operati per crisi epilettiche, è stato dimostrato che l'area specializzata per il linguaggio, situata nell'emisfero sinistro, è prossima alla regione deputata all'ascolto delle sequenze sonore. Questa regione perisilviana sembra ugualmente coinvolta nella produzione delle sequenze oro-facciali anche di tipo non linguistico. Queste due osservazioni rivelano che la corteccia *linguistica* serve per funzioni molto più generali di quelle che si è sempre ritenuto.

Il problema principale, quando si creano nuove sequenze di movimenti o si producono comportamenti originali, concerne la sicurezza dell'individuo. Questi nuovi movimenti possono infatti rivelarsi pericolosi. La nostra capacità di creare analogie e modelli mentali ci fornisce una misura di protezione sufficiente. Così gli esseri umani possono simulare sequenze future di azioni ed eliminare quelle che non hanno abbastanza senso secondo quanto teorizzato dal filosofo Karl Popper che ha definito questa come la "capacità di permettere alle nostre ipotesi di morire al nostro posto" (Popper, 1977).

La *creatività*, considerata la più alta produzione dell'intelligenza e della coscienza, comprende il saper eseguire giochi mentali che modellano la qualità dell'azione prima di eseguirla: nessuna macchina è ancora in grado di eseguire una simile funzione.

Anche se non perverremo mai a una definizione univoca di intelligenza, è incontrovertibile che il linguaggio, le abilità musicali e altri segni distintivi di essa siano legati alla capacità dell'essere umano di creare movimenti rapidi.

Sia nel corso dell'evoluzione filogenetica che di quella ontogenetica, l'intelligenza dell'uomo risolve per prima cosa problemi motori e solo più avanti, nel corso dello sviluppo, impara gradualmente a riflettere su problematiche di tipo più astratto. Un sistema artificiale o alieno, privo della necessità di procacciarsi il nutrimento e di evitare i predatori, può non avere necessità di muoversi e può pertanto non possedere il *cosa succederà dopo* tipico dell'orientamento intellettivo umano.

È difficile valutare con quale frequenza possa emergere un'intelligenza superiore, dato che si conosce molto poco in relazione alla sopravvivenza a lungo termine delle singole specie e all'andamento delle linee evolutive. È però possibile valutare le prospettive di ciascuna specie verificando quante evidenze intellettive abbia accumulato ciascuna.

Gli scimpanzé e i bonobo mancano ad esempio di alcuni elementi come la capacità di costruire frasi subordinate, ma forniscono prestazioni migliori dei programmi di intelligenza artificiale dell'attuale generazione (Call e Tomasello, 2008).

Ci si può allora domandare perché non esistano più specie dotate di questo tipo di complessità mentale. Probabilmente esiste un ostacolo da superare: un'intelligenza scarsa può essere pericolosa (Gould e Lewontin, 1979). Un'intelligenza inferiore a quella delle scimmie sta costantemente in bilico tra il rischio di pericolose innovazioni e un atteggiamento conservatore che non tiene in conto ciò che la Regina Rossa spiega ad Alice in *Attraverso lo specchio*: "[...] devi correre più velocemente che puoi per rimanere ferma nello stesso posto". Il saper prevedere è la nostra particolare forma di corsa, essenziale per l'amministrazione di ciò che Stephen Jay Gould ha definito necessario per la sopravvivenza a lungo termine: "Siamo diventati, a causa di un mirabile incidente evolutivo definito intelligenza, i depositari della continuità della vita sulla terra. Non abbiamo chiesto questo ruolo, ma non possiamo rinnegarlo. Possiamo non essere adatti per ricoprirlo, ma ormai lo abbiamo" (Gould, 1998).

3.3   L'esperienza percettivo-motoria

Gli animali e i bambini traggono piacere dalle esperienze percettive. Una caratteristica dell'essere umano adulto è la capacità di liberare l'esperienza percettiva dal contesto e generalizzarla. Il piacere di nuove esperienze percettive deriva dall'entrare in contatto con un determinato ambiente. L'esperienza inoltre, contrariamente a quanto avviene per l'immaginazione e le teorie, non è un evento momentaneo, ma si estende nel tempo e si correla strettamente al contesto ambientale.

In questo senso l'esperienza è strettamente collegata alle capacità di pensiero ed è, per questo motivo, concettuale. L'esperienza è di per se stessa un'attività di esplorazione del mondo e questa attività non solo scolpisce le nostre abilità sensori-motorie ma, in senso più generale, anche la nostra capacità di comprensione di come siano realmente le cose.

Questa idea dell'esperienza come di un modo di azione trova ulteriore fondamento nei recenti lavori che hanno indagato la relazione tra la percezione e l'attenzione.

La percezione è, in sostanza, la capacità di apprendere come sono le cose sulla base di un'esplorazione attiva (Fogassi et al., 2005).

Gli esseri umani, ma anche gli animali, sono delle singolarità dinamiche: un animale può essere inteso come un luogo attivo di mutua interazione con l'ambiente, un sistema di relazioni retroattive dinamiche che sottendono un sistema nervoso situato dentro un corpo vivente che è a sua volta situato nell'ambiente. La relazione tra percezione e azione è un aspetto di questo determinismo reciproco fra organismo e ambiente (Visalberghi e Tomasello, 1998). Alva Noë sostiene che la mente si trovi al di fuori delle nostre teste. Essa infatti è situata nell'intera corporeità, che è sempre aperta sull'ambiente fatto di oggetti, eventi, persone. La mente è capace di creare forme a partire da una corporeità che si muove nello spazio-tempo.

Nucleo centrale della mente è la coscienza che consiste in una relazione complessa dinamica, aperta. Il cervello è l'organo che rende possibili queste relazioni che ciascuno di noi intrattiene con l'ambiente circostante. Allo stato attuale, le neuroscienze, la psicologia e la filosofia non sono ancora in grado di dare una spiegazione plausibile del modo in cui l'esperienza possa emergere dall'azione del cervello.

Nell'ambito delle neuroscienze, in particolare, non esiste alcuna prova consistente di tipo empirico che supporti l'idea che il cervello, da solo, sia sufficiente per sostenere la coscienza. Ciò che consente al cervello di ricevere le percezioni e le sensazioni provenienti dall'ambiente è la corporeità. Il corpo non è autoreferenziale ma costituisce un'entità dinamica, mutevole, che può operare sul cervello solo perché riceve a sua volta una miriade di stimoli dall'ambiente nel quale è immerso. A pensare è l'intero corpo umano, come Clark e Damasio hanno sostenuto e dimostrato.

Susan Hurley e Alva Noë (2003) hanno presentato un modello dei meccanismi che permettono comportamenti umani quali il controllo, l'imitazione e la simulazione tramite l'ipotesi dei circuiti condivisi. Questa struttura unificata è pensata per superare quello che Hurley ha definito come il *sandwich classico*. Il modello propone anche che la distinzione tra il sé e l'altro venga prima di quella di movimento proprio e movimento altrui.

Noë (2008) difende un *esternalismo enattivo*, secondo cui l'ambiente può guidare, e in parte costituire, i processi cognitivi. L'esperienza si rivela un fenomeno temporalmente esteso rilevabile nella nostra attività di muoverci nel mondo. La percezione non è qualcosa che capita, ma dipende da ciò che facciamo ed è caratterizzata dalla sua natura attiva e dalla sua continuità con i processi di pensiero: percezione e coscienza percettiva dipendono da capacità d'azione e da capacità di pensiero.

Secondo l'approccio enattivo alla percezione, percepire equivale a possedere, incorporandola, una comprensione implicita degli effetti del movimento sulla ulteriore stimolazione sensoriale che ne consegue. L'approccio enattivo è alternativo a quello cognitivista ed è compatibile con la presenza, a livello cerebrale, dei tipi più disparati di rappresentazioni.

La capacità di leggere un testo è totalmente subordinata alla possibilità del movimento oculare o dello stesso testo, la cui visione è limitata al punto focale centrale della visione del foglio o dello schermo del computer ed è sostanzialmente dipendente dai processi di attenzione.

Per quanto riguarda la natura delle abilità sensomotorie, secondo la teoria enattiva, ogni oggetto è dotato di un profilo sensori-motorio che definisce il modo in cui l'apparenza cambia in funzione del movimento effettuato e rende conto degli aspetti spaziali del contenuto percettivo: un disco, visto a distanza, può apparire, ad esempio, di forma ellittica.

Le abilità sensomotorie che rendono possibile l'esperienza mediano la relazione del corpo nei confronti di un dato oggetto secondo quella che Noë definisce la nozione di *spazio sensomotorio egocentrico*, riproponendo due delle idee centrali dell'approccio ecologico di Gibson: quelle di *assetto ottico ambientale* e di *affordance*.

Per quanto concerne il rapporto tra percezione e cognizione, l'approccio enattivo considera le abilità sensomotorie come dotate di natura concettuale: ciascuno è in grado di abbracciare col pensiero ogni esperienza percettiva, anche se l'esperienza dipende costitutivamente dai substrati fisici che non sono situabili nella nostra testa. Nella percezione esiste una quantità di distinzioni indefinitamente più ricca di quanto sia possibile cogliere attraverso il pensiero, ma il contenuto dell'esperienza è del tutto virtuale per cui non risulta corretto separare, nell'ambito della percezione, la componente che si verifica attualmente da quella meramente potenziale. Anche per questa ragione non possiamo negare a bambini e ad animali, che pur percependo in modo ricco di contenuto non dispongono di concetti, un'attribuzione di concettualità che, intesa come proto-concetto, entra a far parte dell'esperienza in quanto il suo uso ne qualifica lo specifico contenuto (Noë, 2008).

Bibliografia

Aguggini G, Beghelli V, Giulio LF (1992) Fisiologia degli animali domestici con elementi di etologia. UTET, Torino

Alexander GE, Crutcher MD (1990) Preparation for movement: neural representations of intended direction in three motor areas of the monkey. J Neurophysiol 64:133–150

Aravamuthan BR, McNab JA, Miller KL et al (2009) Cortical and subcortical connections within the pedunculopontine nucleus of the primate Macaca mulatta determined using probabilistic diffusion tractography. J Clin Neurosci 16:413–420

Arbib MA (2005) From monkey-like action recognition to human language: an evolutionary framework for neurolanguistics. Behav Brain Sci 28:105–167

Barlow HB (1968) Sensory mechanisms, the reduction of redundancy, and intelligence. In: Evans CR, Robertson AD (eds) Cybernetics. Butterworths, London pp 183–207

Baron-Cohen S (1991) Precursors to a theory of mind: understanding attention in others. In: Whiten A (ed) Natural theories of mind. Basil Blackwell, Oxford pp 233–251

Barrett L, Henzi P (2005) The social nature of primate cognition. Proceedings of the Royal Society of London B 272:1865–1875

Call J, Tomasello M (2008) Does the chimpanzee have a theory of mind? 30 years later. Trends Cogn Sci 12:187–192

Calvin WH (1990) The cerebral symphony. Bantam, New York

Calvin WH (1987) The brain as a Darwin machine. Nature 330:33–34

Calvin WH (1996a) How brains think: Evolving intelligence, then and now. Science Masters, Basic Books

Calvin WH (1996b) The cerebral code. Thinking a thought in the mosaics of the mind. MIT Press, Cambridge

Calvin WH (2002) A brain for all seasons: Human evolution and abrupt climate change. University of Chicago Press, Chicago

Clark L, Bechara A, Damasio H et al (2008) Differential effects of insular and ventromedial prefrontal cortex lesions on risky decision-making. Brain 131(5):1311–1322

Dawkins R (1985) Il gene egoista. Zanichelli, Bologna

Fogassi L, Ferrari PF, Gesierich B et al (2005) Parietal lobe: from action organization to intention understanding. Science 308:662–667

Freeman WJ (2001) How brains make up their minds. Columbia University Press, New York

Gallese V, Rizzolatti G (2008) How pliers become fingers in the monkey motor system. Proceedings of The National Academy of Sciences 105(6):2209–2213

Gould SJ (1998) Darwin fra fondamentalismi e pluralismo. In: AA.VV., La medicina di Darwin. Laterza, Bari pp 129–166

Gould SJ, Lewontin R (1979) The spandrels of S. Marco and the Panglossian paradigm: a critique of the adaptationist program. Proceeding of Royal Society of London pp 147–164

Hebb DO (1949) The organization of behavior. John Wiley & Sons, New YorkHurley SL, Noë A (2003) Neural plasticity and consciousness. Biol Philos 18:131–168

Hurley SL, Noë A (2003) Neural Plasticity and Consciousness. Biol Philos 18:131–168

Kimura D (1973) The asymmetry of the human brain. Sci Am 228(3):70–78

Köhler W (1927) The mentality of apes. Vintage, New York

Kohonen H, Oja E, Lehtiö P (1981) Storage and processing of information in distributed associative memory systems. In: Hinton GE, Anderson JA (eds) Parallel models of associative memory. Erlbaum, Hillsdale pp 105–143

Leslie AM (2000) 'Theory of mind' as a mechanism of selective attention. In: Gazzaniga M (ed) The cognitive neurosciences. MIT Press, Cambridge pp 1235–1247

Lynch G (1986) Synapses, circuits, and the beginnings of memory (with commentaries by Gordon M. Shepherd, Ira B. Black and Herbert P. Killackey). MIT Press, Cambridge

Luppino G, Rizzolatti G (2000) The organisation of the frontal motor cortex. News Physiol Sci 15:219–224

Mayr E (1991) One long argument. Charles Darwin and the genesis of modern evolutionary thought. Harvard University Press, Cambridge (ed. it. "Un lungo ragionamento", 1994)

Mayr E (1990) Storia del pensiero biologico. Bollati Boringhieri, Torino (tit. orig. The growth of biological thought. Diversity, evolution and inheritance. Belknap Press, Cambridge, 1982)

Mayr E (1983) How to carry out the adaptationist program? The American Naturalist 121:324–334

Noë A (2008) Précis of action in perception: Philosophy and phenomenological research. Philos Phenomen Res 76(3):660–665

Peppemberg IM (1999) Conversando con Alex, un pappagallo che parla e che capisce. Le Scienze Dossier n. 1

Popper KR, Eccles JC (1977) The self and its brain: An argument for interactionism. Springer-Verlag, Berlin

Povinelli DJ (2000) Folk physics for apes: The chimpanzee's theory of how the world works. Oxford University Press, Oxford

Rathelot J-A, Strick PL (2009) Subdivisions of primary motor cortex based on cortico-motoneuronal cells. Proc Natl Acad Sci USA 106(3):918–923

Rizzolatti G, Fogassi L, Gallese V (2001) Neurophysiological mechanisms underlying the understanding and imitation of action. Nat Rev Neurosci 2:661–670

Russel CL, Bard KA, Adamson LB (1997) Social referencing by young chimpanzees (Pantroglodytes). J Comp Psychol 111(2):185–193

Santos LR, Nissen AG, Ferrugia JA (2006) Rhesus monkeys, Macaca mulatta, know what others can and cannot hear. Anim Behav 71:1175–1181

Tomasello M, Call J (1997) Primate cognition. Oxford University Press, Oxford

Tomasello M, Carpenter M, Call J et al (2005) Understanding and sharing intentions: the origins of cultural cognition. Behav Brain Sci 28:675–691

Visalberghi E, Tomasello M (1998) Primates causal understanding in the physical and psychological domains. Behav Process 42:189–203

Sviluppo ontogenetico del movimento 4

Gli esseri umani sono il prodotto recente di una lunga e continua evoluzione. Se è vero che i cambiamenti ambientali attivano i processi di adattamento evolutivo, è altrettanto innegabile che l'evoluzione biologica, che agisce a livello di intere popolazioni, è solo una delle fonti da cui origina il comportamento (Gould, 2002). Un'ulteriore fonte, che opera però a livello del singolo individuo nel corso della sua vita, è l'apprendimento.

Durante la propria vita, un organismo non si limita ad apprendere ma si sviluppa. Lo sviluppo, vale a dire i cambiamenti che avvengono nell'individuo durante l'arco della vita, è dovuto al patrimonio genetico ereditario, alle esperienze e all'ambiente. Si determina dunque un intreccio tra geni e ambiente. Lo sviluppo di un organismo è funzione sia del suo *programma di sviluppo* codificato nel DNA, sia dell'ambiente, che è in grado di favorire o inibire alcune particolari istruzioni genetiche (Mayr, 1998).

4.1 Teorie dello sviluppo motorio

Negli anni '30 e '40 del Novecento, gli studiosi della fisiologia dell'età evolutiva fornirono una dettagliata descrizione dello sviluppo motorio, enfatizzando la maturazione neuro-muscolare quale agente dei cambiamenti (Gesell, 1954). Essi raccolsero molti dati quantitativi circa l'acquisizione dell'abilità di spostamento quadrupedico, del cammino e di altre forme di locomozione. Il fatto di basarsi su di una teoria della maturazione neuro-muscolare portò questi studiosi a privilegiare una descrizione qualitativa delle tappe dello sviluppo motorio, ignorando l'enorme variabilità individuale e intersoggettiva che si osserva nelle azioni eseguite in tempo reale. Lo sviluppo del cammino viene visto come il manifestarsi di cambiamenti anatomici del cervello e del corpo e, da questo punto di vista, il comportamento motorio evolve accompagnando la maturazione cerebrale e somatica del bambino (Gesell, 1926). Dato che il comportamento motorio è accessibile all'osservazione, il suo sviluppo può for-

M.V. Meraviglia, *Sistemi motori. Nuovi paradigmi di apprendimento e comunicazione,*
© Springer-Verlag Italia 2012

nire dati circa la corrispondente crescita del sistema nervoso: la pressione variabile dello sviluppo venne quindi descritta come una sequenza invariante (Conolly, 1977).

Alcuni autori identificarono sette stadi, corrispondenti ad altrettante età del bambino per il raggiungimento della stazione eretta. Altri ancora descrissero ben 23 stadi successivi nello sviluppo del cammino. Questo punto di vista e questo modo di catalogare le acquisizioni del bambino sono ancora in uso in alcune scale di sviluppo, come ad esempio la scala Bailey, e molti libri contengono ancora tabelle che illustrano le tappe dello sviluppo motorio del bambino.

Dagli anni '50 agli anni '90 del secolo scorso non si sono registrati sensibili progressi per quel che concerne le teorie dello sviluppo locomotorio. All'inizio degli anni '90 Esther Thelen e Linda Smith avanzarono nuove proposte ed elaborarono nuove teorie come quella della percezione-azione e quella dei sistemi dinamici.

4.1.1 Teoria della maturazione neuronale (TMN)

Secondo questa teoria, lo sviluppo motorio è soprattutto dipendente dalla maturazione del sistema nervoso.

Per lungo tempo si è ritenuto che lo sviluppo motorio avvenisse in modo automatico secondo un programma geneticamente predeterminato (Gesell, 1946; Illingworth, 1970).

I fautori di questa teoria ritenevano che i fattori ambientali potessero esercitare un'influenza minima o nulla sul processo dello sviluppo motorio il cui fondamento era costituito da un rigido schema di natura genetica.

Un esempio di tale visione è offerto dalla regola che sanciva come lo sviluppo avvenisse in senso cranio-caudale e prossimo-distale. Questa regola stabiliva che lo sviluppo motorio era causato dal prevalere dell'influenza inibitoria della corteccia cerebrale sui riflessi. Nel cervello del neonato l'attività cerebrale iniziava nel tronco e si diffondeva agli emisferi che non erano ancora attivi. I riflessi erano il risultato di una mancata inibizione degli emisferi sulle parti più profonde del tronco encefalico (Pieper, 1963).

McGraw, nel 1945, notò che il riflesso di suzione non poteva essere ricondotto solo a meccanismi endogeni. Intraprendendo studi sperimentali sui gemelli notò che i neonati sottoposti a maggiori stimolazioni presentavano progressi più rapidi e definì quindi lo sviluppo come un prodotto del determinismo biologico e dell'ambiente. Dimostrò anche che, quando i bambini apprendevano una nuova abilità funzionale, era sempre presente uno specifico comportamento esplorativo.

4.1.2 Teoria dei sistemi dinamici (TSD)

Nel 1995, Ester Thelen, in disaccordo con la teoria precedente, si chiese come il cervello o il materiale genetico venissero programmati per adattarsi a nuove situazioni che venivano a presentarsi lungo la scala temporale. Basandosi sugli studi di Kugler e Kelso (Kugler et al., 1980; Kelso e Tuller, 1984) e del fisiologo russo Bernsteijn (1967), concluse che il comportamento motorio può essere considerato in termini di strutture dissipative autopoietiche. Le abilità filogenetiche, o tappe universali, quali lo strisciare, l'afferrare o il camminare vengono apprese attraverso un processo continuo di adattamento dinamico a un compito specifico, che consiste nel cercare tutte le possibilità e nel sceglierne una sola.

Gli schemi di comportamento hanno origine da diversi sottosistemi, quali il sistema nervoso, le strutture articolari, i livelli di forza, le superfici d'appoggio, la motivazione e le informazioni sensitive, ma anche dall'auto-organizzazione di questi sottosistemi.

Il comportamento passa da uno schema di coordinazione a un altro quando si verifica un cambiamento sufficiente in uno o più dei parametri di controllo ovvero in un sottosistema a cui il sistema è sensibile; i sottosistemi interagiscono con vari modi di esplorazione e di selezione, al fine di scoprire le possibili soluzioni del compito motorio (Ulrich, 1997). Secondo questa teoria la maturazione del sistema nervoso è considerata di importanza minore rispetto alla TMN.

Le possibilità di eseguire un movimento dipendono dalle capacità biomeccaniche del corpo del bambino e dalle proprietà fisiche dell'ambiente circostante. I sistemi dinamici presuppongono l'esistenza di sottosistemi che possono emergere e determinare la natura del movimento e dei suoi principali componenti. La dimensione, la forma, la massa, la forza, la flessibilità e la coordinazione nelle varie parti del corpo del bambino influenzano e limitano la biomeccanica della locomozione. All'inverso, le possibilità della locomozione dipendono dalle condizioni dell'ambiente in cui il corpo del bambino è integrato.

Lo sviluppo del bambino può essere descritto come un processo multifattoriale, integrato e continuo di cambiamento, durante il quale il bambino diviene capace di gestire i livelli più complessi di movimento, di pensiero e di percezione, correlandoli l'uno con l'altro.

Per adottare una prospettiva che tenga conto di questo processo di sviluppo occorre dimostrare come la complessità possa emergere da condizioni iniziali relativamente semplici. Alcuni studiosi (Thelen e Smith, 1994; Goodwin, 1995) ritengono che la natura di ciascun individuo non sia trasmessa da istruzioni o entità pre-esistenti, ma venga ogni volta costruita ex novo: lo sviluppo non consiste nel semplice dispiegarsi o nella crescita di strutture pre-esistenti, ma in un processo *epigenetico* secondo cui nuove strutture emergono durante il corso dello sviluppo stesso (Gottlieb, 2007).

Waddington ha proposto il concetto di *attrattore* e di *traiettoria di canalizzazione* per descrivere il modo in cui un organismo può produrre lo stesso fenotipo in ambienti fra loro molto diversi. La canalizzazione dello sviluppo, sostiene che le caratteristiche sviluppate ricorrentemente dagli organismi, come adattamento all'ambiente, vengono canalizzate in fattori genetici. Lo stimolo ambientale viene quindi sostituito dalla trasmissione genetica (Waddington, 1960).

Nello sviluppo degli organismi il percorso del genotipo segue pertanto strade *obbligate*, come indicato da Waddington e più recentemente ribadito da Buiatti (2000), che permettono all'organismo, quando il contesto ambientale cambia, di sopravvivere attraverso l'inibizione o l'attivazione dell'espressione dei geni che regolano i tratti fenotipici funzionali all'adattamento dell'organismo.

Sin dal 1942, Waddington aveva studiato su *drosophila* come l'ambiente influisca sul genotipo e come alcuni caratteri dell'organismo, dopo un brusco cambiamento ambientale, mutino nella generazione successiva. Dopo la sedicesima generazione, gli stessi caratteri, in assenza della variazione ambientale che aveva causato la mutazione del fenotipo, continuano a mostrarsi nel 98% degli individui, che sono divenuti in grado di vivere sia nell'ambiente normale che in quello in cui è stata prodotta la mutazione. I caratteri possono allora considerarsi acquisiti attraverso il fenomeno definito di *assimilazione genetica*.

Successivamente a tali studi si iniziò a comprendere il gran numero di fenomeni genetici ed embriologici racchiusi nel concetto di canalizzazione, per cui lo sviluppo di qualsiasi carattere fenotipico particolare è in qualche misura modificabile e in qualche misura, nel contempo, resistente alla modificazione provocata da mutamenti intervenuti o nel genotipo o nell'ambiente (Waddington, 1942; 1960). Dal punto di vista funzionale si è osservato che negli organismi eucarioti è possibile riscontrare l'inibizione spontanea dell'espressione di un gene, mediante l'aggiunta, alla sua sequenza, di un piccolo gruppo chimico (il metile), da parte di un enzima specifico. Se l'inattivazione dura per molto tempo, e il gene non viene usato, quest'ultimo tende a inattivarsi permanentemente (Buiatti, 2000), dimostrando come l'ambiente possa agire sull'espressione genica.

Un'ulteriore caratteristica della TSD è la possibilità di creare spontaneamente forme coerenti (auto-organizzazione), che agiscono come una sorta di energia interna nel connettere fra loro diversi livelli dove nuove strutture macroscopiche e microscopiche si potenziano l'una con l'altra. Il nuovo stato emergente è dinamico, discreto, idiosincratico e imprevedibile. La TSD è un modello auto-organizzativo in cui l'insieme è più della somma delle sue parti o meglio, è qualcosa di diverso da essa. Nel processo di auto-organizzazione, la complessità del sistema aperto aumenta, in modo non guidato o diretto da sorgenti esterne. Il sistema emergente è di tipo dissipativo e la sua auto-organizzazione avviene lontano dal punto di equilibrio (Prigogine, 1980).

4.1.3 Teoria della selezione dei gruppi neuronali (TSGN)

Gerald Edelman ha posto l'enfasi sullo sviluppo quale risultato di una complessa interazione tra informazione genetica e fattori ambientali. Una delle caratteristiche più importanti dello sviluppo normale è la *variabilità*. L'abilità motoria, la sequenza e la durata specifica del movimento possono tutte variare. Edelman ha proposto una spiegazione neurologica per queste variazioni. Applicando la TSGN allo sviluppo motorio possiamo rilevare due differenti fasi di variabilità.

Una variabilità *primaria*, dal periodo fetale al periodo della suzione, caratterizzata da un'attività motoria globale epigenetica definita *repertorio neurale*, da un'attività esplorativa espletata attraverso un'autoregolazione dell'attività del sistema nervoso attraverso informazioni in entrata nel dominio degli schemi evolutivi neurobiologici e da una gran variabilità del comportamento motorio.

Una variabilità adattativa *secondaria*, dalla metà del periodo della suzione, con un picco intorno ai 2-3 anni d'età, ma che prosegue fino all'adolescenza in cui si ha la formazione di un repertorio neurale secondario con molti circuiti paralleli basati su molte esperienze variabili e che termina in situazioni senza specifiche soluzioni motorie disponibili per un dato compito, o in situazioni con possibilità di cambiare i movimenti in modo efficiente e preciso a seconda della situazione specifica.

Dato che lo sviluppo normale è dominato dalla variabilità, i bambini sani non mostrano quasi mai uno sviluppo correlato a tappe prefissate. C'è un'enorme variabilità rispetto all'età in cui i bambini riescono a raggiungere le diverse abilità motorie. Questa variabilità interindividuale riveste grandissima importanza per definire l'età dei bambini nati pretermine ma soffre di un limitato valore clinico (Touwen, 1993).

La TSGN sembra fornire una spiegazione ragionevole dello sviluppo motorio. La teoria spiega che il programma dello sviluppo motorio ha delle basi genetiche imprecise e passibili di accentuata variabilità. Il bambino e il suo sistema nervoso sperimentano tutte le possibili variazioni e, nel corso del processo di apprendimento, seguono un meccanismo per prove ed errori. Attraverso questa esplorazione auto-organizzata delle possibilità, avviene la comparsa della variabilità adattativa secondaria (Hadders-Algra, 2000).

4.2 Basi neurofisiologiche dello sviluppo motorio

Recentemente sono state compiute importanti scoperte in relazione allo sviluppo della dinamica di un riflesso basilare, vale a dire il riflesso vestibolo-oculare, fondamentale per mantenere la fissazione visiva durante il movimento.

Il processo del suo sviluppo comprende tre aspetti tra loro strettamente correlati: la formazione delle terminazioni periferiche degli organi vestibolari, lo stabilirsi di specifiche connessioni spaziali e l'acquisizione di adeguate proprietà cellulari intrinseche. È interessante notare come la ritardata comparsa del riflesso vestibolo-oculare nei vertebrati inferiori sembri essere compensata da segnali extra-vestibolari che si associano a quelli in uscita, durante la locomozione attiva.

I processi di preparazione al movimento sono stati osservati in molte aree corticali. Studi recenti dimostrano come tali segnali si trovino anche a livello dei neuroni spinali, in contrasto con la tradizionale ipotesi che ritiene l'esecuzione del movimento volontario appannaggio dei soli processi di trasmissione cortico-spinale. Al contrario, essi sono già presenti prima che il movimento abbia inizio e, oltre ad essere elaborati da numerose aree della corteccia premotoria, sono anche correlati ai circuiti a livello segmentario lungo le vie discendenti in parallelo alle proiezioni discendenti della corteccia motoria.

Le interazioni cortico-spinali durante la fase preparatoria al movimento, sia di tipo eccitatorio che inibitorio, si rivelano importanti per reclutare gli elementi discendenti per l'esecuzione delle azioni future, abbreviando i tempi di reazione.

Oltre al cervelletto e alla corteccia motoria e premotoria, i gangli della base rappresentano una tappa strategica per espletare un comportamento motorio adeguato. Si è dimostrato quanto sia ingannevole inferire il normale funzionamento dei gangli della base dalle difficoltà comportamentali che si associano ai disturbi clinici o dai dati sperimentali derivanti da studi di lesione dello striato e dei circuiti dopaminergici. Studi recenti, riguardanti i segnali in uscita dal sistema muscoloscheletrico a livello del globo pallido interno, hanno messo in crisi l'ipotesi classica che i gangli della base siano in grado di selezionare i movimenti, inibire le risposte indesiderate, correggere gli errori in tempo reale o ritenere e ricordare un'abilità motoria precedentemente appresa.

Sussiste invece una forte evidenza che i gangli della base modulino la forza del movimento in accordo con fattori di tipo motivazionale e, allo stesso tempo, contribuiscano al processo di apprendimento motorio.

I movimenti oculari riassumono le attuali conoscenze sull'importanza della via che dai gangli della base giunge al collicolo superiore, per dare inizio ai movimenti *saccadici* oculari. Esiste un importante ruolo dei gangli della base sul controllo cognitivo dei movimenti oculari. Tale ruolo diviene fondamentale quando le informazioni sensitive sono assenti o non forniscono alcun nuovo elemento per generare una saccade. Il ruolo dei gangli della base nei processi cognitivi che coinvolgono la memoria, la scelta e la valutazione dell'obiettivo da conseguire sta assumendo sempre maggiore importanza nel controllo della motricità oculare.

4.3 L'approccio dinamico allo sviluppo motorio

Nella scienza cognitiva le origini dell'approccio dinamico possono essere ricondotte ad almeno cinque diverse linee di ricerca che risalgono alla metà del secolo scorso, ma che cominciarono a trovare una parziale unificazione metodologica e concettuale soltanto all'inizio degli anni '90.

Le radici più remote dell'approccio dinamico possono essere rintracciate nella *cibernetica* della fine degli anni '40 e degli anni '50 del Novecento.

Una seconda fonte, che ha largamente contribuito alla diffusione di idee dinamiche nel campo della ricerca cognitiva, è la *teoria delle reti neurali.*

Una terza fonte è costituita da una linea di ricerca che ha applicato allo studio del comportamento di sistemi biologici, e in particolare della coordinazione motoria, concetti e principi dinamici originariamente sviluppati nell'ambito della fisica.

Tale tendenza, che possiamo denominare *descrizione dinamica di dati senza modelli*, è quella esemplificata da una serie di studi di Esther Thelen e Linda Smith (Smith e Thelen, 1993; Thelen e Smith, 1994) sullo sviluppo cognitivo e motorio. Spesso, nello studio di fenomeni cognitivi piuttosto complessi, i dati a disposizione non permettono la costruzione di modelli adeguati. Tuttavia, l'attento uso di concetti e metodi propri della teoria matematica dei sistemi dinamici permette di estrarre importanti aspetti qualitativi (ma a volte anche quantitativi) dai dati disponibili. Per esempio, in base agli studi condotti da Esther Thelen relativi allo sviluppo della capacità di raggiungere e afferrare oggetti, i movimenti adeguati sono concettualizzati come particolari attrattori che, a un certo stadio di sviluppo, caratterizzano lo spazio dei movimenti possibili. Questi attrattori emergono via via che la dinamica si modifica sotto l'influenza di parametri quali la pratica delle azioni stesse e la crescita corporea.

Una quarta fonte deriva direttamente da alcuni sviluppi della teoria matematica dei sistemi dinamici e, in particolare, dalle applicazioni della *teoria delle biforcazioni* o della *teoria delle catastrofi* di René Thom allo studio del linguaggio e, più in generale, delle strutture cognitive.

Infine, ricerche di tipo dinamico si sono sviluppate dall'*approccio ecologico* che James Gibson ha applicato alla psicologia della percezione. Secondo Gibson, il fattore chiave per un'adeguata spiegazione della percezione è la struttura dell'informazione già presente nello stimolo, e non tanto l'elaborazione di esso da parte di meccanismi interni.

Le teorie tradizionali sull'intelligenza e sul suo sviluppo si focalizzano sul ragionamento simbolico e prestano poca attenzione al corpo e al modo in cui l'intelligenza influenza ed è influenzata dal mondo fisico circostante. Esther Thelen ha proposto l'ipotesi che l'intelligenza sia composta da, e realizzata attraverso, azioni fisiche che agiscono sull'ambiente (ipotesi dell'*intelligenza incorporata*). Il modello di Thelen, strettamente correlato alla teoria dei sistemi dinamici, sostiene che la mutevolezza di un comportamento variabile (la variabilità del comportamento) è ciò che definisce le transizioni dello sviluppo. Un'azione, per trasformarsi in un'abilità, deve essere al contempo stabile e adattivamente flessibile.

Il concetto di *emergenza*, ovvero il temporaneo ma coerente fenomeno della nascita di nuove forme attraverso processi in continuo mutamento e intrinseci al sistema, prende origine dalla teoria dei sistemi dinamici. I sistemi complessi, composti da moltissimi elementi individuali fra loro strettamente correlati e aperti a un ambiente complesso, possono mostrare un comportamento coerente: le parti sono coordinate senza un agente esecutivo, un piano o un programma. La coerenza è generata unicamente dalla relazione tra le componenti organiche e le limitazioni e le opportunità offerte dall'ambiente.

Il termine *sviluppo* sottende l'idea di produrre qualcosa di più da qualcosa di meno. Le teorie attuali considerano lo sviluppo alla stregua di un processo di cambiamento all'interno di un sistema dinamico complesso. Lo sviluppo è il prodotto emergente di molte interazioni locali e decentralizzate che si verificano in tempo reale. Il concetto di emergenza definisce il venire alla luce di nuove forme attraverso processi in atto all'interno del sistema. Negli ultimi decenni tale concetto è stato applicato ai sistemi dinamici non-lineari.

Il primo assunto dell'approccio dinamico stabilisce che gli organismi in via di sviluppo sono sistemi complessi, composti da numerosi elementi singoli fra loro connessi e aperti a un ambiente anch'esso complesso. Come per molti altri sistemi complessi esistenti in natura, questi sistemi mostrano un comportamento coerente: le parti sono tra loro coordinate in assenza di un centro esecutore o di un programma che produca lo schema dell'organizzazione. La coerenza è invece generata meramente dalla relazione tra le componenti dell'organismo e le limitazioni e le opportunità fornite dall'ambiente. Questa auto-organizzazione significa che nessuno dei singoli elementi ha una precedenza di causa. Quando un sistema complesso si auto-organizza, si caratterizza per la relativa stabilità o instabilità dei propri stati. Lo sviluppo può quindi esser inteso come una serie di schemi che si evolvono e si involvono secondo un diverso grado di stabilità, piuttosto che come un semplice processo di maturazione. Ad esempio, il muoversi carponi è un comportamento coerente a cui il bambino ricorre per spostarsi quando ha forza e coordinazione sufficienti per assumere la posizione quadrupedale, ma non ha ancora forza ed equilibrio sufficienti per camminare eretto. Il gattonare è un comportamento che rimane stabile per alcuni mesi ma, quando il bambino impara a camminare, lo schema del gattonamento viene destabilizzato dallo schema della stazione eretta e del cammino. Non esiste alcun programma per il gattonamento dentro i geni o nelle reti del sistema nervoso. Tale comportamento si auto-organizza come soluzione a un problema (ad esempio attraversare la stanza) per essere poi rimpiazzato da una soluzione più efficiente.

Il secondo importante principio dei sistemi dinamici stabilisce che i cambiamenti del comportamento avvengono secondo scale temporali differenti. La stimolazione di un neurone avviene in pochi millisecondi, i tempi di reazione sono dell'ordine di centinaia di millisecondi, l'apprendimento di abilità avviene dopo ore, giorni o mesi di pratica, le modificazioni dello sviluppo si verificano in settimane, mesi o anni e quelli evolutivi in periodi ancora più lunghi. Per comodità di studio si possono considerare le azioni, gli apprendimenti, lo sviluppo e l'evoluzione come processi fra loro distinti anche se per l'organismo (e per i suoi discendenti) il tempo risulta unificato e coerente come lo sono gli elementi costituenti del sistema. Ciò significa che le dinamiche di una scala temporale debbono essere in continuità con le dinamiche di tutte le altre scale temporali.

La tradizionale visione cognitivista suddivide la vita mentale in tre parti che si escludono mutuamente: percezione-cognizione-azione. La cognizione si situa tra la percezione e l'azione e si differenzia nettamente dai processi che avvengono in tempo reale. Secondo Thelen la cognizione è invece considerata strettamente legata a, e al contempo largamente distribuita tra, i processi di percezione e azione (Thelen, 1994).

Si consideri ad esempio il concetto di permanenza dell'oggetto di Piaget, che lo stesso ha studiato nel bambino attraverso un semplice esperimento di occultamento dell'oggetto. L'esperimento consiste nel nascondere un giocattolo o un oggetto altrettanto interessante per il bimbo sotto un panno nel punto A. Dopo 3-5 secondi si permette al bambino di cercare l'oggetto che, la maggior parte delle volte, verrà cercato e trovato nel punto A. Questo esercizio viene ripetuto diverse volte. Dopo di che si attua un cambiamento cruciale: lo sperimentatore nasconde l'oggetto in un nuovo punto B. A questo punto, i bambini di 8-10 mesi d'età commettono un tipico errore (detto errore A-non-B) che consiste nel cercare l'oggetto non dove è stato visto scomparire ma ancora nel punto A. I bambini di età superiore ai 12 mesi invece, cercano correttamente l'oggetto nel punto B. Piaget sostenne che i bambini di una certa età, a differenza di quelli più piccini, sanno che gli oggetti possono esistere indipendentemente dalle loro azioni (Piaget, 1930; 1972).

Thelen ha proposto un approccio dinamico sistemico per spiegare l'errore A-non-B quale modello di un campo dinamico. L'approccio inizia attraverso l'analisi della prestazione, considerando gli eventi della visione, della prensione e della memoria essenziali al comportamento del bambino in tempo reale per l'esecuzione del compito. Il comportamento chiave è questo: il bambino osserva una serie di eventi quali il fatto che l'oggetto venga nascosto e coperto con un panno. Partendo da qui il bambino può formulare un piano motorio per afferrarlo e deve mantenere il piano per i secondi che intercorrono prima dell'azione. Il piano motorio equivale al *credere*, da parte del sistema, che l'oggetto persista nello spazio e nel tempo. In questo modo, l'idea dell'oggetto diviene parte del (e non è solo mediata dal) processo di percezione e azione. Svariati lavori (Thelen et al., 2001; Smith et al., 1999) hanno dimostrato che il processo in tempo reale che genera l'errore A-non-B, ovvero la decisione di dove cercare l'oggetto, sono strettamente legati al sistema sensori-motorio: guardare, afferrare e ricordare. La cognizione è situata nel medesimo processo temporale e non lineare in cui sono posti anche quelli che sottendono il movimento e tutti i processi che avvengono nel sistema nervoso.

4.3.1 Lo sviluppo della locomozione

Lo sviluppo della locomozione inizia in epoca prenatale attraverso i movimenti spontanei del feto (Milani Comparetti, 1982).

Non meno importante delle altre esperienze, il muoversi rappresenta per il bambino, nel periodo prenatale, un modo di essere psichicamente attivo nei confronti dell'ambiente circostante (Zoia et al., 2007). I movimenti embriofetali hanno sempre interessato la clinica e la medicina peri-natale quali indici fondamentali in grado di rilevare il livello di benessere del nascituro (Milani Comparetti, 1981).

Il movimento del feto è presente da subito (zig-zag, balzelli, disegni concentrici, ecc.), e già a 6 settimane è possibile notare le prime forme di attività motoria consistenti in movimenti di allungamento degli arti superiori e inferiori e di rotazione del capo; a 10 settimane le mani vengono portate al capo, al viso e alla bocca che presenta già movimenti di apertura, chiusura e deglutizione; a 15 settimane si evidenziano anche movimenti della mandibola e movimenti coordinati degli arti mediante i quali le mani sono portate a interagire con le altre parti del corpo e con il cordone ombelicale (De Vries et al., 1985).

A partire quindi dalle fasi più precoci di gestazione si registrano movimenti generalizzati e parziali, singhiozzi, moti di deglutizione e respirazione che diventano evidenti a partire dalla 12ª e 13ª settimana (Mancia, 2006).

La madre inizia a percepire il movimento tra il terzo e il quarto mese e, attraverso il movimento stesso, il nascituro può comunicare il proprio disagio, la propria disapprovazione, la propria partecipazione. L'attività motoria si manifesta inizialmente in forma spontanea come fenomeno endogeno, a carattere psichico, ma rappresenta anche l'espressione di caratteristiche soggettive del feto.

Dopo le 10-15 settimane, le variazioni dell'attività motoria fetale evidenziano una forma di reazione verso le stimolazioni provenienti dal mondo esterno o dal corpo materno e, solo successivamente, il bambino inizia a esplorare attivamente l'ambiente uterino (De Vries et al., 1985).

Con l'aumentare dell'età gestazionale, aumentano parallelamente, e si differenziano, i pattern motori. Da movimenti vermicolari detti *startle*, si passa a movimenti sempre più complessi, raffinati e maturi, da parte degli arti, fino ad arrivare a una coordinazione completa dei movimenti degli arti superiori e inferiori (Tajani e Ianniruberto, 1990). All'incirca verso la 20ª settimana il movimento del feto da involontario diventa volontario (Righetti e Sette, 2000).

Negli anni Settanta del secolo scorso iniziò ad emergere, in ambito pediatrico e neuropsichiatrico, la convinzione che il movimento potesse essere interpretato come competenza psicologica: mediante la creatività motoria il feto aggiunge il proprio contributo alla risposta motoria giungendo a determinare, successivamente, personalità e differenze individuali (Milani Comparetti, 1985).

Come già precedentemente affermato, dai movimenti iniziali, che assomigliano a semplici riflessi, si vengono a formare pattern organizzati di movimenti che assumono il significato della volontarietà: il feto produce un movimento in risposta a una stimolazione esterna. L'organizzazione e la completezza di cui godono i pattern motori permettono di ipotizzare che il feto reagisca, elaborando scrupolosamente le proprie risposte motorie; siamo quindi di fronte a un essere altamente organizzato e capace di elaborazioni raffinate (Righetti, 2003).

Nessun pattern motorio neonatale origina però al momento della nascita, ma si costituisce in precedenza, durante la gestazione: il feto è infatti già dotato del repertorio completo di movimenti osservabili nel neonato (Milani Comparetti, 1985).

Intorno alla 30ª settimana i movimenti diminuiscono, si registrano periodi di quiete e aumenta l'inibizione motoria esercitata dal tronco cerebrale. Anche i movimenti respiratori diminuiscono; alla diminuzione di questi movimenti corrisponde un aumento dei movimenti oculari (Mancia, 2006). L'attività motoria fetale e la sua alternanza con i periodi di riposo dipendono dalla relazione con la madre. Si può inoltre registrare la tendenza a muoversi con maggiore frequenza nel corso della notte piuttosto che durante il giorno per effetto della bassa quantità di cortisolo presente in circolo. Anche la personalità e il comportamento della madre esercitano la loro influenza: i figli di madri ansiose, per esempio, tendono solitamente a produrre pochi movimenti (Galardi e Aristarchi, 2001).

Dopo la nascita il bambino impara ad adattarsi alla forza di gravità, al flusso continuo degli stimoli derivanti dall'accrescimento corporeo e alle variazioni del terreno. L'equilibrio e la forza si rivelano i fattori indispensabili affinché possano emergere nuove forme di locomozione e possano migliorare le prestazioni. L'esperienza si rivela il fattore critico che promuove le risposte adattative rispetto ai mutamenti delle dimensioni del corpo e alle variazioni dell'ambiente, sebbene l'esperienza non sia in grado di produrre alcuna generalizzazione nel passaggio da un'acquisizione posturale a quella successiva. La capacità di muoversi in maniera autonoma richiede, e al contempo facilita, nuove tappe di sviluppo sia della sfera cognitiva che di quella sociale, offrendo nuove opportunità di apprendimento riguardo all'ambiente, all'organismo e alle relazioni che intercorrono fra essi.

Prima dell'acquisizione dell'autonomia motoria, il bambino, per poter accedere a luoghi nuovi e a nuovi punti di vista, è dipendente da chi si prende cura di lui. Il punto di vista del bambino è infatti circoscritto a ciò che è in grado di osservare girando il capo e gli occhi e l'esplorazione degli oggetti è limitata a ciò che può raggiungere allungando le proprie braccia (Prechtl, 2001). Dopo l'acquisizione della capacità di muoversi in modo autonomo, il bambino si dimostra meno dipendente da chi lo accudisce quando prende contatto con il proprio ambiente: è in grado di mutare il punto di osservazione, può raccogliere oggetti e trasportarli da un luogo all'altro, può scegliere se allontanarsi o seguire altre persone.

La locomozione richiede che il bambino sia in grado di governare e di controllare il proprio equilibrio dinamico. Già molto prima di iniziare a camminare i bambini sono in grado di utilizzare gli arti per strisciare, rotolare, e per effettuare altri tipi di locomozione (Adolph et al., 1998). La maggiore acquisizione motoria è però offerta dalla capacità di produrre movimenti coordinati degli arti mentre si è in equilibrio dinamico.

Per mantenere le posture stazionarie, che richiedono equilibrio statico, come lo stare seduto o lo stare in piedi, il corpo deve essere stabilizzato per consentire alla testa e alle braccia di muoversi. Al contrario, durante la locomozione, il corpo, per mantenersi in equilibrio dinamico, deve essere destabilizzato così come debbono esserlo i movimenti delle braccia e delle gambe. Per spingere il corpo in avanti, il bambino deve creare delle condizioni che si avvicinano alla caduta per poi ricatturare il proprio equilibrio passo dopo passo. L'acquisizione della locomozione fornisce quindi nuove possibilità di azione.

Le prime soluzioni locomotorie consistono nello strisciare, rotolare e gattonare, soluzioni che tendono poi a convergere in un unico schema di coordinazione degli arti dato dal cammino. Lo schema motorio non implica rigidità di fronte agli imprevisti. Ogni qual volta supera un ostacolo, il bambino apprende l'opportunità di impiegare un repertorio molto vasto di procedure esplorative per scoprire luoghi nuovi, per modificare il movimento mentre sta avvenendo e per costruire soluzioni alternative quando non sia possibile attuare il consueto schema motorio.

Lo sviluppo della locomozione riflette importanti cambiamenti in tutti i domini dello sviluppo, dall'accrescimento fisico e meccanico, all'apprendimento percettivo, allo sviluppo cognitivo: ad esempio, trasportare oggetti comporta cambiamenti nella biomeccanica dell'equilibrio e spostarsi in un ambiente sconosciuto coinvolge l'esplorazione percettiva al fine di poter mantenere un controllo prospettico.

Trovare una nuova posizione per poter scivolare lungo una pendenza (Adolph et al., 1995) o usare un corrimano come mezzo per aumentare l'equilibrio costituiscono esempi della capacità di risolvere problemi servendosi di un mezzo per conseguire un fine. Lo sviluppo della locomozione facilita inoltre molti cambiamenti anche in altri domini di sviluppo. La possibilità di andare in un luogo nuovo, di raccogliere oggetti e di allontanarsi dall'adulto, fornisce al bambino nuove sorgenti di informazione riguardo al proprio sé in relazione ai luoghi, alle superfici, agli oggetti e agli altri individui. Il muoversi autonomamente ha un grande effetto su tutto lo sviluppo cognitivo: viaggiare amplia la mente.

Anche se i primi studiosi del comportamento locomotorio la hanno ritenuta universale e decontestualizzata dall'ambiente, il punto di vista attuale considera l'azione motoria strettamente dipendente dal corpo, come ben espresso nel concetto di *affordance*, termine creato da Gibson per riferirsi alle proprietà fisiche dell'ambiente e alla capacità di un animale di eseguire una data azione (Adolph et al., 1993b).

Le *affordance* esistono indipendentemente dal fatto che possano essere osservate o utilizzate. Secondo la teoria dinamica dei sistemi nessuna componente del sistema, compreso il cervello, ha la priorità logica per guidare lo sviluppo locomotorio.

4.3.2 Il controllo posturale

Sia il punto di vista classico che quelli più moderni ritengono che il controllo posturale costituisca il prerequisito centrale della locomozione. È abbastanza intuitivo osservare che il cammino in posizione eretta richiede un controllo posturale. Le teorie classiche ritengono che ogni forma di locomozione richieda un controllo posturale, sia le forme che precedono il cammino sia quelle che lo seguono, come correre, saltare, arrampicarsi, camminare all'indietro eccetera. In tutte le posizioni, ad eccezione di quella supina sulla superficie d'appoggio, è indispensabile un controllo posturale per contrastare la forza di gravità (Hadders-Algra et al., 1997).

Termini quali *equilibrio statico* e *postura stazionaria* si riferiscono semplicemente al fatto che il corpo non cambia la sua posizione. Anche mentre siamo seduti o in piedi, il corpo compie piccoli movimenti, ondeggiando di pochi gradi in modo da formare una regione a forma di cono entro la quale occorre mantenere il proprio corpo per rimanere in posizione eretta.

In maniera caratteristica, i bambini raggiungono la posizione stazionaria prima di maturare un controllo sufficiente per destabilizzare, in modo deliberato, le forze che creano il disequilibrio necessario per cambiare posizione senza cadere. Dopo aver acquisito il cammino, le strategie messe in atto dal bambino per imporre deliberatamente un disequilibrio sono assai variabili: stare sulla punta dei piedi e permettere al proprio corpo di cadere in avanti o ruotare il tronco come una molla e utilizzare il momento angolare per dirigere le gambe in tutte le direzioni. Anche fermarsi alla fine del cammino può essere problematico. Compiendo i primi tentativi il bambino cade a terra dopo uno o due passi e la sequenza del cammino termina spesso fra le braccia di chi si prende cura di lui. Dopo parecchie settimane di esperienza, può mantenere un passo sicuro, modificarne la velocità a seconda della sua volontà e fermarsi volontariamente alla fine della sequenza.

La maggior parte dei bambini consegue il cammino indipendente all'età di circa un anno ma il periodo normale di acquisizione di questa capacità risulta estremamente ampio variando dai 9 ai 17 mesi di età nelle culture occidentali.

I primi passi sono tremanti e poco coerenti. Il bambino mette le punte extra-ruotate, compie piccoli passi e tiene la base d'appoggio così divaricata che l'ampiezza dei suoi passi può essere persino più larga della loro lunghezza. I movimenti dell'anca, del ginocchio e della caviglia sono instabili e molto variabili. Il contatto del piede può avvenire sulla punta o sulla pianta. Le braccia sono esterne ai gomiti nella tipica posizione di *guardia alta* (Adolph et al., 2003).

Nei primi 4-6 mesi di cammino indipendente si producono i miglioramenti più rapidi della capacità deambulatoria. I fattori in grado di determinarne il miglioramento costituiscono ancora oggetto di dibattito. Dal punto di vista fisiologico consistono nelle modificazioni delle strutture neuronali che faciliterebbero l'equilibrio dinamico, facendo aumentare la velocità e l'efficienza dell'informazione e permettendo al bambino di acquisire la capacità di ordinare i propri movimenti in sequenza. Dal punto di vista fisico, le minori proporzioni corporee e l'abbassamento del centro di gravità faciliterebbero l'equilibrio dinamico. Dal punto di vista dell'esperienza, l'esecuzione dei movimenti in posizione eretta facilita l'equilibrio dinamico dando al bambino l'opportunità di delimitare il perimetro della propria zona d'azione. Inoltre, il dover sollevare le proprie gambe contro la forza di gravità fornisce la possibilità di rinforzare e allenare i muscoli delle gambe (Adolph e Avolio, 2000).

A sostegno dell'ipotesi della maturazione neuronale, si adduce il riscontro che il cervello del bambino aumenta dal 30 al 70% del peso nei primi due anni di vita e che le fibre nervose diventano progressivamente mielinizzate nel tratto cortico-spinale. Mentre gli studi sulle modificazioni a livello cerebrale, per quanto riguarda lo sviluppo locomotorio, si rivelano abbastanza progrediti, quelli relativi alle modificazioni somatiche e a quelle esperienziali sono ancora agli albori tanto che si dimostrano necessari ulteriori studi di approfondimento. I ricercatori hanno scoperto recentemente che la crescita scheletrica del bambino è di tipo episodico: l'altezza rimane costante per parecchie settimane poi nel corso di un'unica giornata, il bambino può crescere anche di 1,65 cm. Alcune videoregistrazioni hanno dimostrato come un bambino di circa 14 mesi percorre la lunghezza equivalente a 39 campi di calcio ogni giorno cadendo mediamente 90 volte.

Anche se il cammino è ritenuto come la più importante acquisizione locomotoria del bambino, non è certo la sua tappa finale: non appena hanno imparato a camminare, i bambini possono trasportare oggetti con le mani e portare dei piccoli zaini sulla schiena, davanti o lateralmente al proprio corpo. Le strategie di trasporto sono decisamente differenti da quelle dell'adulto: i bambini si adattano alla rottura dell'equilibrio piegandosi con il carico e adattando l'appoggio dei piedi al meglio possibile. I bambini più grandi, come gli adulti, compensano il carico piegandosi nella direzione opposta a quella del peso portato, ad esempio piegandosi in avanti mentre trasportano uno zaino pesante sulla schiena, in modo che l'appoggio dei piedi sia meno discontinuo (Garciaguirre et al.). La capacità di camminare in cerchio e di camminare all'indietro compaiono solitamente dopo che è stato acquisito il cammino in avanti. Il saltare e il correre richiedono tempi ancora più lunghi perché, per compiere queste azioni, entrambi i piedi devono staccarsi dal terreno simultaneamente.

L'ipotesi che la locomozione del bambino inizi con lo spostamento quadrupedale e continui col cammino è una credenza della cultura occidentale del nostro secolo. Anche se tutti bambini sani camminano, lo spostamento quadrupedale non è universale. In particolari culture alcuni bambini camminano

prima di spostarsi in stazione quadrupedica o saltano del tutto la fase del gattonamento. In paesi come la Giamaica o il Mali, ad esempio, lo spostamento
quadrupedico è considerato pericoloso, primitivo e non necessario, per cui i
bambini non imparano a gattonare. I piccini del Mali e della Giamaica sono
abituati a mantenere la posizione prona e mediamente camminano alcuni mesi
prima dei bambini occidentali. Anche nelle nostre culture, fino ad alcuni
decenni fa, i pediatri raccomandavano ai genitori di mettere i bambini a dormire in posizione prona per prevenire l'aspirazione del latte rigurgitato. Nel
1994, a seguito della campagna *back to sleep*, promossa dall'American
Academy of Pediatrics, è entrata nell'uso la pratica di porre i neonati a dormire in posizione supina per ridurre l'incidenza della morte improvvisa del
neonato. I bambini abituati a dormire supini acquisiscono la capacità di stare
seduti, di gattonare e di mettersi in piedi più tardivamente, probabilmente perché la posizione prona facilita il rinforzo della muscolatura delle braccia e
delle spalle.

4.4 Sviluppo motorio e apprendimento cognitivo

Il cammino costituisce una delle tante conquiste motorie del bambino durante il suo sviluppo che vengono conseguite mano a mano che egli impara a
gestire la forza di gravità, le limitazioni imposte dalla crescita corporea e le
variazioni del terreno su cui appoggia. Le soluzioni di locomozione quadrupedica e le molte altre strategie che i bambini inventano per spostarsi da un
luogo a un altro, tendono a confluire in uno schema comune di coordinazione
degli arti che implica una totale assenza di rigidità di fronte ai cambiamenti.
Il bambino affronta gli ostacoli quotidiani come fossero un'opportunità per
sperimentare un infinito repertorio di procedure esplorative e di nuove modalità per utilizzare i propri movimenti nonché per escogitare soluzioni alternative quando non sia possibile servirsi di quelle usuali.

L'acquisizione del cammino riflette importanti cambiamenti in molti
domini dello sviluppo da quello fisico a quello meccanico, da quello percettivo a quello dell'apprendimento cognitivo (Berger, 2004). La capacità di diri-
gersi in un luogo preciso, di muoversi trasportando cose o di allontanarsi da
chi si prende cura di noi, ci fornisce nuove sorgenti di informazione circa noi
stessi in rapporto a luoghi, superfici, oggetti e persone: l'autonomia motoria
produce un sensibile effetto anche sullo sviluppo cognitivo.

Un dato saliente delle capacità motorie è offerto dalla considerazione che
il movimento è direttamente osservabile. Il contributo del pensiero di un bambino, le percezioni, le emozioni, le intenzioni, i concetti, i ricordi, e le rappresentazioni linguistiche debbono essere inferite dal comportamento motorio
che si esplica in forma di linguaggio, gesti, espressioni facciali, movimenti
degli occhi o, con un termine più sofisticato, dalle immagini dell'attività cerebrale (Lurija e Yudovich, 1972).

L'insegnamento più importante e più durevole impartito da Arnold Gesell consiste nel considerare la struttura evolutiva del movimento di un bambino quale modello sistemico per comprendere i principi generali dei cambiamenti nello sviluppo.

Per oltre un secolo, gli studi tradizionali dello sviluppo motorio hanno considerato fondamentale la sequenza attraverso la quale si manifestano le abilità motorie a ogni tappa di sviluppo e come il bambino riesca ad acquisire forza ed equilibrio sufficienti per muoversi (Ames, 1937; Burnside, 1927; Trettien, 1900), ovvero come sia per lui possibile vincere la forza gravità e sollevare il proprio corpo da terra per alzarsi e raggiungere i luoghi dove desidera recarsi.

La visione tradizionale non considera i fattori ambientali e le varie possibilità di soluzione di un compito motorio offerte al bambino dall'ambiente e fonda le sue osservazioni su studi sperimentali che incoraggiano i bambini a gattonare e a camminare ripetutamente e con continuità, su superfici piane, uniformi e stabili, mantenendo un passo regolare. Le osservazioni derivanti da questi studi hanno portato i ricercatori a concludere che lo sviluppo della locomozione avvenga secondo precise tappe sequenziali che vanno dalla posizione prona allo spostamento quadrupedale in appoggio su mani e piedi (Gesell, 1933; Gesell, 1946; Gesell e Thompson, 1938), fino alla locomozione in stazione eretta, che inizia con il cammino costiero, prosegue con l'andatura cautelata a base allargata e arti superiori flessi, fino a concludersi con il cammino autonomo (McGraw, 1932; McGraw, 1935; McGraw, 1945; Shirley, 1931).

Riguardo a come il bambino acquisisca forza ed equilibrio sufficiente per raggiungere il cammino autonomo, gli stessi autori hanno ipotizzato che lo sviluppo del bambino sia guidato dalla maturazione del suo sistema nervoso e che ogni tappa di questo sviluppo rifletta lo stato coevo di questa maturazione (Gesell e Ames, 1940; Gesell e Thompson, 1934; Halverson, 1931; Shirley, 1931; McGraw, 1945). In questo modo la maturazione delle strutture nervose e delle loro connessioni permette al bambino di mantenere il controllo intenzionale dei movimenti degli arti (Forssberg, 1985; McGraw, 1935; McGraw, 1945) e ne influenza la forza e l'equilibrio aumentando l'efficienza e la velocità con cui le informazioni percettive e i segnali motori vengono integrati ed elaborati (Zelazo, 1998; Zelazo et al., 1989).

Questa visione, ancorché corroborata da una notevole mole di dati sperimentali, non si rivela per nulla adeguata per descrivere l'esperienza quotidiana del bambino riguardo all'equilibrio e alla locomozione: al di fuori del laboratorio, il bambino si muove lungo distanze molto varie, su diverse e mutevoli superfici e a diversa velocità (Adolph, 2002; Garciaguirre e Adolph, 2006). Spesso l'attività motoria è intervallata da periodi di riposo, durante i quali il bambino sta fermo, gioca con gli oggetti o interagisce con l'adulto. A volte l'attività locomotoria è bruscamente interrotta da cadute o da nuovi accadimenti ambientali che attraggono l'attenzione del bimbo.

Un punto di vista più moderno dello sviluppo della locomozione si focalizza invece sull'abilità del bambino di adattare le proprie decisioni motorie alle variazioni dell'ambiente e ai cambiamenti delle proporzioni del proprio corpo, che si verificano con un andamento episodico di tipo discontinuo tanto da poter crescere in altezza, in una sola notte, in misura variabile da 0,5 a 1,65 cm (Lampl Veldhuis e Johnson, 1992). I ricercatori hanno elaborato nuovi paradigmi in grado di riprodurre le condizioni ambientali consuete che i bambini si trovano ad affrontare (Gibson et al., 1987; Gibson e Walk, 1960; Joh e Adolph, 2006; Schmuckler, 1996), variando la forma, la pendenza e la consistenza della superficie, creando delle interruzioni del percorso, frapponendo degli ostacoli con caratteristiche anch'esse variabili (Adolph, 1997; Adolph, 2002; Adolph, 2005; Adolph e Berger, 2005; Adolph e Berger, 2006; Adolph et al., 1993a) in modo da rappresentare al meglio l'ambiente reale in cui il bambino si trova ad agire.

Il saper cogliere le *affordance* dell'ambiente costituisce infatti l'evento cruciale della locomozione intesa come funzione adattativa: l'azione diventa possibile solo quando si stabilisce una stretta corrispondenza tra le capacità fisiche del bambino e le caratteristiche salienti dell'ambiente (Gibson, 1979; Warren, 1984). Il cammino è possibile solo quando il bambino possiede forza, controllo posturale e resistenza relativa sufficienti per coprire la distanza che deve percorrere, per affrontare la consistenza e la variabilità della superficie del terreno, per superare gli ostacoli che incontra lungo il cammino. Capacità fisiche e caratteristiche dell'ambiente sono tra loro a tal punto correlate che il mutamento anche di un singolo fattore, in uno dei due sistemi, modifica le probabilità di successo della prestazione: aumentando ad esempio il peso del carico trasportato, il cammino può divenire impossibile. Quando, nel corso della crescita, aumentano le capacità di equilibrio, il bambino diviene capace di affrontare situazioni più complesse e di portare a termine compiti più elaborati.

La capacità del bambino di cogliere le *affordance* dell'ambiente implica dunque la sua capacità di tenere in conto sia i limiti imposti dalle proprie capacità fisiche sia quelli dettati dalle caratteristiche dell'ambiente (Adolph et al., 1993b). Questa capacità dimostra l'impressionante e insolita proprietà di portare a un cambiamento del repertorio motorio di settimana in settimana, essendo le *affordance* legate anche alla durata dell'esperienza motoria quotidiana del soggetto. Un bambino, che possieda già un'esperienza relativa al cammino, può programmare dei cambiamenti prospettici del suo modo di agire già prima di incontrare un ostacolo, adattandoli in tempo reale in modo da affrontare correttamente eventuali richieste di variazioni di equilibrio ed evitare eventuali cadute (Adolph et al., 2000).

L'indagine delle capacità del bambino di cogliere le *affordance* ha richiesto la messa a punto di nuovi paradigmi di studio sperimentale. L'ambiente di vita del bambino è ricco di oggetti in movimento, di ostacoli e di sfide inaspettate. La locomozione quadrupedica e il cammino sono le forme di spostamento più studiate mentre la stazione seduta e quella eretta sono le forme di postura più utilizzate, pur non essendo le uniche a disposizione del bambino. In condizioni che offrono o richiedono forme alternative di spostamento, i bambini ricercano attivamente nuove soluzioni motorie (scivolare, accucciarsi, indietreggiare, ecc.) che consentono loro non solo di cogliere nuove *affordance* ma di consolidare nuove forme di comportamento.

Esistono vari modi in base ai quali i bambini riescono ad aggiungere nuove abilità alle loro strategie motorie. Una possibilità è data dalle istruzioni esplicite: gli adulti possono insegnare al bambino ad eseguire nuovi movimenti muovendo le parti del corpo del bambino nel modo appropriato e adeguato allo scopo dell'azione e servendosi di parole e di gesti per spiegare al piccolo come fare. In questo modo i bambini apprendono, ad esempio, come scendere le scale. Un secondo modo per aggiungere strategie motorie alternative al proprio repertorio è agire attraverso un processo di esplorazione e di costruzione. Nell'affrontare difficoltà impreviste, i bambini con una certa esperienza, difficilmente restano fermi. Al contrario cercano di trovare informazioni utili alla gestione del problema, provando nuove e diverse combinazioni posturali e strategie motorie fino a trovare una soluzione. I continui assestamenti posturali hanno il significato di mezzi finalizzati a uno scopo.

L'apprendimento di nuovi metodi non è però sempre intenzionale: una terza possibilità per arricchire il proprio repertorio motorio è infatti offerto dalla *serendipity*. A volte il bambino inizia ad affrontare una situazione servendosi di uno schema motorio consolidato e, inaspettatamente, si ritrova invece a implementare uno schema alternativo ovvero, in altre parole, le caratteristiche biomeccaniche del compito trasformano il movimento deciso dal bambino in una più utile alternativa. Un'ulteriore possibilità di acquisizione di strategie alternative è offerta dall'apprendere attraverso un processo esplorativo che i bambini preferiscono mettere in atto allorquando si trovano di fronte a situazioni in cui il rischio di fallimento è minimo e in cui l'apprendimento si compie osservando le conseguenze dell'azione (Siegler et al,. 1996). Un esempio di tale processo di apprendimento è fornito dalle situazioni che implicano l'arrampicamento. Quando il bambino sviluppa negli arti forza sufficiente per sostenere il suo intero peso e bilanciarsi su di una sola gamba, gli si dischiudono innumerevoli opportunità di esplorazione, arrampicandosi su ogni cosa su cui gli sia possibile appoggiare un piede, come steccati, alberi, mobili, cancellate e via dicendo. Lo spazio che offre maggiore opportunità per arrampicarsi è dato ancora una volta dalle scale (Berger et al., 2007).

La percezione gioca un ruolo fondamentale nel determinare un nuovo paradigma descrittivo dello sviluppo motorio. Se il muoversi lungo un percorso uniforme, mantenendo un'andatura regolare, incoraggia il bambino a ripetere in continuazione gli stessi movimenti, lo spostarsi attraverso un ambiente in costante cambiamento lo induce ad adattarsi a scopi mutevoli e il raggiungere destinazioni non prefissate gli richiede una scelta di movimenti che varia ad ogni passo. In ogni istante, durante il mantenimento di una postura o il compimento di un'azione, il bambino deve servirsi delle informazioni percettive per accorgersi dei limiti e delle *affordance* che ostacolano o favoriscono il suo agire e che gli giungono attraverso i movimenti di esplorazione spontanea. Percepire le varie possibilità di equilibrio e di locomozione permette al bambino di selezionare e di modificare in modo appropriato i propri movimenti. Esistono poi soluzioni alternative in base alle quali i bambini si adattano alle nuove sfide locomotorie nel momento in cui le nuove strategie entrano a far parte del repertorio del loro comportamento (Newell e Kennedy, 1978).

Oltre al coinvolgimento degli aspetti percettivi, l'adattamento motorio implica anche l'attivazione di processi di tipo cognitivo. Il paradigma sperimentale, che comporta l'utilizzo di ambienti il più possibile simili a quelli in cui si muove quotidianamente il bambino, richiede una capacità di *problem solving* che sottende processi cognitivi di livello elevato come quelli necessari per l'uso di un utensile (Berger e Adolph, 2003; Berger et al., 2005). L'impiego di un utensile richiede che il bambino segua una procedura articolata, nella sua corretta sequenza, in tre diverse fasi: in primo luogo deve essere in grado di riconoscere l'esistenza di una discrepanza tra le proprie abilità e le modalità da impiegare per raggiungere un obiettivo; in secondo luogo deve comprendere che esiste un oggetto disponibile, a livello ambientale, che può essere utilizzato come mezzo alternativo per raggiungere lo scopo; in terzo luogo deve essere in grado di implementare l'uso dell'oggetto servendosene in modo inusuale.

I cambiamenti nelle abilità motorie che avvengono nel corso dello sviluppo, possono a loro volta influenzare le capacità cognitive del bambino (Bruner, 1973). Le richieste cognitive e quelle motorie competono per le risorse attentive del bambino, che non sono infinite. Esiste infatti un limite quantitativo a ciò cui un bambino può contemporaneamente prestare attenzione: quando l'attenzione è rivolta a compiti motori particolarmente impegnativi, si viene a creare una sorta di equilibrio di spesa tra la prestazione cognitiva e quella motoria, sacrificando alcune parti di entrambe in modo da poter portare a termine il compito richiesto (Boudreau e Bushnell, 2000; Keen et al., 2003). Col miglioramento delle capacità motorie, il bambino può prestare meno attenzione al mantenimento dell'equilibrio e può dedicare maggiori risorse ai processi cognitivi superiori.

Bibliografia

Adolph KE (1995) A psychophysical assessment of toddlers' ability to cope with slopes. J Exp Psychol Hum Percept Perform 21:734–750

Adolph KE (1997) Learning in the development of infant locomotion. Monogr Soc Res Child Dev 62(3, Serial No. 251)

Adolph KE (2002) Learning to keep balance. In: Kail R (ed) Advances in Child Development and Behavior, Vol. 30. Elsevier Science, Amsterdam, pp 1–30

Adolph KE (2005) Learning to learn in the development of action. In: Lockman J, Reiser J (eds) Action as an organizer of learning and development: The 32nd Minnesota Symposium on Child Development. Lawrence Erlbaum Associates, Hillsdale pp 91–122

Adolph KE, Avolio AM (2000) Walking infants adapt locomotion to changing body dimensions. J Exp Psychol Hum Percept Perform 26:1148–1166

Adolph KE, Berger SE (2005) Physical and motor development. In: Bornstein MH, Lamb ME (eds)

Developmental science: An advanced textbook, 5th edn. Lawrence Erlbaum Associates, Mahwah pp 223–281

Adolph KE, Berger SE (2006) Motor development. In: Kuhn D, Siegler RS (eds) Handbook of child psychology, 6th edn., Vol. 2: Cognition, Perception, and Language. John Wiley and Sons, New York pp 161–213

Adolph KE, Eppler MA, Gibson EJ (1993a) Crawling versus walking infants' perception of affordances for locomotion over sloping surfaces. Child Dev 64:1158–1174

Adolph KE, Eppler MA, Gibson EJ (1993b) Development of perception of affordances. In: Rovee-Collier CK, Lipsitt LP (eds) Advances in infancy research, Vol. 8. Ablex, Norwood pp 51–98

Adolph KE, Eppler MA, Marin L et al (2000) Exploration in the service of prospective control. Infant Behav Dev 23:441–460

Adolph KE, Vereijken B, Denny MA (1998) Learning to crawl. Child Dev 69:1299–1312

Adolph KE, Vereijken B, Shrout PE (2003) What changes in infant walking and why. Child Dev 74:474–497

Ames LB (1937) The sequential patterning of prone progression in the human infant. Genet Psychol Monogr 19:409–460

Bernsteijn NA (1967) The co-ordination and regulation of movements. Pergamon Press, Oxford

Bruner JS (1973) Organisation of early skilled action. Child Dev 44:1–11

Berger SE (2004) Demands on finite cognitive capacity cause infants' perseverative errors. Infancy 5:217–238

Berger SE, Adolph KE (2003) Infants use handrails as tools in a locomotor task. Dev Psychol 39:594–605

Berger SE, Adolph KE, Lobo SA (2005) Out of the toolbox: Toddlers differentiate wobbly and wooden handrails. Child Dev 76:1294–1307

Berger SE, Theuring C,F, Adolph KE (2007) How and when infants learn to climb stairs. Infant Behav Dev 30:36–49

Boudreau JP, Bushnell EW (2000) Spilling thoughts: Configuring attentional resources in infants' goal directed actions. Infant Behav Dev 23:543–566

Buiatti M (2000) Lo Stato Vivente della Materia. Le frontiere della nuova biologia. UTET, Torino

Burnside LH (1927) Coordination in the locomotion of infants. Genet Psychol Monogr 2:279–372

Connolly K (1977) The nature of motor skill development. J Hum Movement Stud 3:128–143

De Vries JI, Visser GH, Prechtl HF (1985) The emergence of fetal behavior. Quantitative aspects. Early Hum Dev 12:99–120

Forssberg H (1985) Ontogeny of human locomotor control. I. Infant stepping, supported locomotion, and transition to independent locomotion. Exp Brain Res 57:480–493

Galardi A, Aristarchi AQ (2001) Lo sviluppo delle competenze: il ciclo di vita. Vita e Pensiero, Milano

Garciaguirre JS, Adolph KE (2006) Infants' everyday locomotor experience: A walking and falling marathon. Poster presented at the meeting of the International Conference on Infant Studies, Kyoto

Garciaguirre JS, Adolph KE, Shrout PE (in press) Baby carriage: Infants walking with loads. Child Dev

Gesell A (1933) Maturation and the patterning of behavior. In: Murchison C (ed) A handbook of child psychology, 2nd edn. Clark University Press, Worcester pp 209–235

Gesell A (1946) The ontogenesis of infant behavior. In: Carmichael L (ed) Manual of child psychology. John Wiley, New York pp 295–331

Gesell A, Ames LB (1940) The ontogenetic organization of prone behavior in human infancy. J Genet Psychol 56:247–263

Gesell A, Thompson H (1934) Infant behavior: Its genesis and growth. Greenwood Press, New York

Gesell A, Thompson H (1938) The psychology of early growth including norms of infant behavior and a method of genetic analysis. Macmillan, New York

Gesell A (1926) Maturation and infant behavior pattern. Psychol Rev 36:307–319

Gesell A (1954) The ontogeny of infant behavior. In: Carmichael L (ed) Manual of child psychology. Wiley, London

Gibson EJ, Riccio G, Schmuckler MA et al (1987) Detection of the traversability of surfaces by crawling and walking infants. J Exp Psychol Hum Percept Perform 13:533–544

Gibson EJ, Walk RD (1960) The visual cliff. Sci Am 202:64–71

Gibson JJ (1979) The ecological approach to visual perception. Houghton Mifflin Company, Boston

Gottlieb G (2007) Probabilistic epigenesist. Dev Science 10:1–11

Goodwin BC (1995) How the leopard changed its spots. C Scribner's Sons, New York

Gould SJ (2002) The structure of evolutionary theory. Harvard University Press, Cambridge

Hadders-Algra M, Brogren E, Forssberg H (1997) Nature and nurture in the development of postural control in human infants. Acta Paediatr Suppl 422:48–53

Hadders-Algra M (2000) The neuronal group selection theory; a framework to explain variation in normal motor development. Dev Med Child Neurol 42:566–572

Halverson HM (1931) An experimental study of prehension in infants by means of systematic cinema records. Genet Psychol Monogr 10:107–283

Joh AS, Adolph KE (2006) Learning from falling. Child Dev 77:89-102

Kelso JA, Tuller B (1984) A dynamical basis for action systems. In: Gazzaniga MS (ed) Handbook of cognitive neuroscience. Plenum, New York–London pp 321–356

Keen R, Carrico RL, Sylvia MR, Berthier NE (2003) How infants use perceptual information to guide action. Dev Sci 6:221–231

Kugler AN, Kelso JA, Turvey MT (1980) On the concept of co-ordinative structures as dissipative structures. 1: Theoretical lines of convergence. In: Stelmach GE, Requin J (eds) Tutorials in motor behaviour. Elsevier Science, Amsterdam

Illingworth RS (1970) Development of the infant and young child. Williams and Wilkins, Baltimore

Lampl M, Veldhuis JD, Johnson ML (1992) Saltation and stasis: a model of human growth. Science Oct 30, 258:801-3

Luria AR, Yudovich FY (1972) Speech and the development of mental processes in the child: An experimental investigation. Staples Press, London

Mancia M (2006) Funzioni integrative del cervello e origine dello psichismo fetale: riflessioni teoriche e cliniche. In: La Sala GB, Iori V, Monti F, Fagandini P (eds) La "normale" complessità del venire al mondo. Edizioni Guerini, Milano pp 207–220

Mayr E (1998) Il modello biologico. McGraw-Hill, Milano. (tit. orig. This is biology. The science of living world. The Belknap Press of Harvard University Press, 1987)

McGraw MB (1932) From reflex to muscular control in the assumption of an erect posture and ambulation in the human infant. Child Dev 3:291–297

McGraw MB (1935) Growth: A study of Johnny and Jimmy. Appleton-Century Co., New York

McGraw MB (1945) The neuromuscular maturation of the human infant. Columbia University Press, New York

Milani Comparetti A (1981) Interpretazioni funzionali dei movimenti fetali. Età evolutiva: 10:88–92

Milani Comparetti A (1985) Ontogenesi dell'identità personale e della appartenenza relazionale. Giornale di Neuropsichiatria dell'Età Evolutiva 5(1):47–52

Milani Comparetti A (1982) Semeiotica neuroevolutiva. Prospettive in pediatria 12:305–314

Newell KM, Kennedy JA (1978) Knowledge of results and children's motor learning. Dev Psychol 14:531–536

Peiper A (1963) Cerebral function in infancy and childhood. Consultants Bureau, New York

Piaget J (1930) The child's conception of physical causality. Harcourt Brace, New York

Piaget J (1972) Development and learning. In: Lavatelle CS, Stendler F (eds) Readings in child behavior and development. Harcourt Brace Jovanovich, New York

Prechtl HF (2001) General movement assessment as a method of developmental neurology: new paradigms and their consequences. Dev Med Child Neurol 43:836–842

Prigogine I (1980) From being to becoming: time and complexity in the physical sciences. Freeman, San Francisco

Righetti PL (2003) Elementi di psicologia prenatale. Magi Edizioni Scientifiche, Roma

Righetti PL, Sette L (2000) Non c'è due senza tre. Bollati Boringhieri, Torino

Schmuckler MA (1996) Development of visually guided locomotion: Barrier crossing by toddlers. Ecol Psychol 8:209–236

Shirley MM (1931) The first two years: A study of twenty-five babies. Greenwood Press, Westport

Siegler RS, Adolph KE, Lemaire P (1996) Strategy choice across the life span. In: Reder L (ed) Implicit memory and metacognition. Erlbaum, Mahwah pp 79–121

Smith LB, Thelen E (1993) A dynamic system approach to development: Applications. The MIT Press, Bradford Book, Cambridge, MA

Smith LB, Thelen E, Titzer R, McLin D (1999) Knowing in the context of acting: the task dynamics of the A-not-B error. Psychol Rev 106:235-60

Tajani E, Ianniruberto A (1990) The uncovering of fetal competence. In: Papini M, Pasquinelli A, Gidoni EA (eds) Developement handicap and rehabilitation: Practice and theory. Elsevier Science Publishers, Amsterdam pp 3–8

Thelen E, Schoner G, Scheier C, Smith LB (2001) The dynamics of embodiment: a field theory of infant perseverative reaching. Behav Brain Sci 24(1):1–34

Thelen E (1995) Motor development. A new synthesis. Am Psychol 50:79–95

Thelen E, Smith LB (1994) A dynamical systems approach to the development of cognition and action. MIT Press, Cambridge

Touwen BC (1993) How normal is variable, or how variable is normal? Early Hum Dev 34:1-12

Trettien AW (1900) Creeping and walking. Am J Psychol 12:1–57

Ulrich BD (1997) Dynamic systems theory and skill development in infants and children. In: Connolly KJ, Forssberg H (eds) Neurophysiology and neuropsychology of motor development. Mac Keith Press, London pp 319–345

Waddington CH (1942) Canalization of development and the inheritance of acquired characters. Nature 150:563–565

Waddington CH (1960) Experiments on canalizing selection. Genet Res 1:140–150

Warren WH (1984) Perceiving affordances: Visual guidance of stair climbing. J Exp Psychol Hum Percept Perform 10:683–703

Zelazo PR (1998) McGraw and the development of unaided walking. Dev Rev 18:449–471

Zelazo PR, Weiss MJ, Leonard E (1989) The development of unaided walking: The acquisition of higher order control. In: Zelazo PR, Barr RG (eds) Challenges to developmental paradigms. Lawrence Erlbaum Associates, Hillsdale pp 139–165

Zoia S, Blason L, D'Ottavio G et al (2007) Evidence of early development of action planning in the human foetus: a kinematic study. Exp Brain Res 176:217–226

Nuovi paradigmi patogenetici

Possiamo classificare le patologie neurologiche in vario modo: in base a un criterio eziologico (a seconda delle cause che hanno provocato la malattia), patogenetico (in base ai meccanismi attraverso cui si estrinseca la patologia) o funzionale (in base al tipo di disturbo risultante e alla sua ripercussione sulle capacità dell'individuo).

Non è ancora stata elaborata alcuna classificazione che tenga conto dell'interazione tra soggetto e ambiente. Per tentare di sistematizzare i disturbi neurologici in tal senso, occorre tenere in conto gli apparati che interfacciano il nostro sistema nervoso con l'ambiente e tra loro: sono indubbiamente di grande rilievo il sistema cardio-vascolare, il sistema endocrino-metabolico e il sistema immunitario.

Le variazioni nel funzionamento di questi apparati, a seguito di particolari interazioni con l'ambiente, provocano infatti importanti alterazioni a livello del sistema nervoso che a loro volta si ripercuotono sull'intero organismo.

Alcuni esempi eclatanti sono:

- le malattie cardiovascolari che provocano ictus (emorragico e/o ischemico) ma anche demenze;
- le malattie infettive che causano alterazioni immunitarie;
- le malattie endocrine che possono ripercuotersi in modo più o meno diretto sul sistema nervoso: basti pensare al diabete e alla neuropatia ad esso correlata, ma anche al danno vascolare o al danno retinico che può causare, con conseguente alterazione della percezione.

5.1 Il sistema immuno-ormonale

Il sistema immunitario è regolato dal sistema limbico, l'area del cervello che elabora le emozioni. Nel corso degli anni '80 del Novecento sono stati scoperti i siti recettoriali di alcuni neuropeptidi e neurotrasmettitori che agiscono a livello del sistema immunitario, in particolare i *monociti*, un tipo di cellule del sangue che giocano un ruolo chiave a questo livello migrando nelle aree interessate dai processi infettivi e distruggendo i microrganismi patogeni responsabili delle malattie; un danno o una lesione dell'ipotalamo, che è parte del sistema limbico, possono causare alterazioni dei monociti e di altre cellule bianche che agiscono a livello del sistema immunitario. Dato che il sistema nervoso e il sistema immunitario sono strettamente correlati dal punto di vista chimico, ne deriva che le nostre emozioni influenzano l'intero stato corporeo.

Il cuore, storicamente definito dagli antichi come la sede delle emozioni, è realmente connesso, mediante processi di natura chimica, al sistema cerebrale che le regola.

A livello dell'atrio cardiaco viene secreto un ormone noto come *fattore natriuretico atriale* che influenza in modo considerevole i più importanti organi del nostro corpo, comprese alcune strutture cerebrali quali l'amigdala, che regolano i nostri stati emotivi, influenzando di conseguenza la nostra memoria e le nostre capacità di apprendimento (Le Doux, 2000). Il fattore natriuretico agisce in risposta a stimolazioni ambientali e a forti emozioni elaborate a livello del sistema limbico, come la rabbia o la paura, in grado di influire sul talamo e sulle sue connessioni con la ghiandola pituitaria, la principale fra le ghiandole endocrine che regolano l'assetto ormonale. Il fattore natriuretico agisce anche sull'ipotalamo e sulla ghiandola pineale, regolando la produzione e l'azione della *melatonina* che influenza i ritmi circadiani e le variazioni di umore. In questo modo il cuore, attraverso il fattore natriuretico, riveste un ruolo chiave per il nostro assetto emozionale, per la funzione del sistema immunitario, per la memoria e per l'apprendimento.

L'espressione delle emozioni richiede dunque, al momento in cui vengono esperite, l'integrazione di tutte le parti del nostro corpo e del sistema mente-cervello (Damasio, 1994). Tale procedimento facilita la correlazione fra il pensiero e gli stati emotivi. L'apprendimento di questo processo inizia, con lo sviluppo del sistema limbico, attorno ai 15 mesi d'età. All'età di cinque anni il bambino è in grado di correlare il pensiero elaborato nella neocorteccia alle emozioni e all'età di otto anni può aggiungere la riflessione, elaborata a livello dei lobi frontali, per meglio definire gli stati emotivi; col passare del tempo l'espressione delle emozioni diviene uno strumento fondamentale per conservare lo stato di salute dell'individuo e della società (a cui non è possibile rinunciare).

Quando alcune forti emozioni, come la paura o la tristezza, non possono essere espresse, rimangono a livello del sistema nervoso simpatico dove, col passare del tempo, possono tramutarsi in un senso di paura che può anche esplodere in rabbia violenta. Quando invece siamo in grado di esprimere le nostre emozioni, otteniamo un rinforzo del nostro sistema immunitario che genera uno stato di rilassamento, di fiducia o di gioia, incrementando la secrezione di *interferoni* e di *interleuchine* a livello cellulare e la produzione di *dopamina* a livello cerebrale. Interferoni e interleuchine aumentano la polarizzazione della membrana, rendendo le cellule maggiormente resistenti agli organismi patogeni (Deak e Sternberg, 2005).

L'*adrenalina*, definita come l'ormone necessario per la sopravvivenza, gli interferoni e le interleuchine sono sostanze chimiche che esercitano un'azione protettiva a livello biologico. Ugualmente importanti si rivelano però altre sostanze, scoperte in epoche più recenti, quali l'ossitocina, la dopamina e l'acido gamma-amminobutirrico (GABA) (Le Doux, 1986).

L'*ossitocina*, nota da tempo come l'ormone che induce il parto, è in realtà prodotta in quantità similari sia nell'uomo che nella donna: la sua secrezione è stimolata dalle sensazioni tattili, da quelle olfattive e dalla vicinanza fisica di altri individui. Toccando ritmicamente il volto, le mani e le spalle di un'altra persona, i livelli di ossitocina aumentano e la persona diviene meno sensibile al dolore, meno timorosa, più curiosa, ottimista, creativa, disponibile a esplorare ambienti sconosciuti e a stabilire nuove relazioni sociali. Il rilascio di ossitocina attiva il sistema nervoso autonomo parasimpatico, migliorando la funzione digestiva e l'immagazzinamento di nutrienti, abbassando i valori della pressione sanguigna e della frequenza cardiaca per diminuita secrezione di cortisolo e facilitando la guarigione delle ferite mediante il potenziamento della divisione cellulare. La produzione di ossitocina è stimolata dalla dopamina, dalla serotonina, dal glutammato, dalla noradrenalina e dalla ossitocina stessa, mentre le endorfine, il cortisolo e il GABA ne diminuiscono la secrezione. L'aumento di ossitocina è caratterizzato da una sensazione di piacevolezza, di rilassamento e di maggiore disponibilità nei confronti degli altri individui. Nella società occidentale contemporanea l'estrema diffusione dei mezzi mediatici, quale la televisione, o di mezzi comunicativi quali il telefono o il computer, alterano i consueti rapporti di stretta vicinanza con altri individui sia dal punto di vista fisico sia da quello psicologico tanto che, rarefacendosi i contatti interpersonali, diminuiscono di conseguenza anche i livelli di produzione di ossitocina (Damasio, 1999).

Anche la *dopamina* produce considerevoli effetti sulla motivazione, sulla curiosità, sulla memoria e sull'apprendimento. La dopamina è prodotta da cellule connesse ai lobi frontali, all'area olfattiva, all'amigdala, all'ippocampo e alle aree deputate all'organizzazione del movimento, alla motivazione della ricerca di nuove sensazioni, al comportamento diretto a uno scopo e all'apprendimento integrato. La dopamina fornisce la motivazione per esplorare nuove situazioni e nuovi ambienti e si dimostra di fondamentale importanza sia al fine di consolidare la memoria che conferisce il carattere motivazionale agli stimoli ambientali altrimenti neutri, sia per attivare la sensazione di piacevolezza che sperimentiamo nei successi sportivi, in quelli accademici e nelle interrelazioni umane e che ci fornisce la motivazione per proseguire nell'azione intrapresa. La dopamina è legata al sistema stimolo-risposta associato a quello di punizione-ricompensa, essenziale per controllare i comportamenti appresi dalle esperienze pregresse. Se una persona registra costanti fallimenti e ritiene di non essere in grado di compiere una data azione, allora i livelli di dopamina si abbassano marcatamente facendo diminuire la motivazione volta a raggiungere gli obiettivi prefissati e rendendola suscettibile alla depressione e alla rinuncia (Damasio, 2003).

Il GABA è in grado di incrementare la polarità delle membrane neuronali al punto che esse possano rispondere solo a specifici stimoli selezionati. I neuroni che secernono GABA vengono attivati, ad esempio, quando leggiamo un libro interessante: in tale occasione manifestiamo indifferenza nei confronti dell'ambiente circostante e del passare del tempo, in modo che il nostro cervello non sia distratto dal compito e possa mantenere l'attenzione focalizzata su di esso. Il GABA viene secreto anche durante il sonno al fine di bloccare luci, suoni e sensazioni che, giungendo al nostro cervello, potrebbero impedire l'addormentamento (Steriade et al., 1993). Il GABA è il mediatore che ci permette di focalizzare la nostra attenzione, agendo in modo opposto a ciò che invece accade quando viene secreta l'adrenalina, che permette di reagire a qualsiasi stimolo ambientale. I nuclei in cui sono situati i neuroni che secernono il GABA sono deputati, in particolare, alla regolazione dei movimenti fini e coordinati, l'eseguire i quali fa aumentare, d'altro canto, la proliferazione dendritica dei neuroni che secernono GABA, permettendoci così di focalizzare maggiormente la nostra attenzione (Damasio, 2000).

5.1.1 Il concetto di stress

Da tempo è nota la stretta correlazione esistente tra sistema immunitario e sistema nervoso. L'antica medicina ippocratica, così come quella indiana e quella cinese, hanno sempre tenuto in conto la stretta connessione esistente tra corpo e cervello. La medicina occidentale ha iniziato, invece, a interessarsi a questa relazione soltanto a partire dagli anni '30 del Novecento con gli studi di Hans Selye riguardo lo stress (Selye, 1956).

Nel 1928 Cannon introdusse per primo il concetto di *reazione d'allarme*: l'organismo, in situazioni avvertite come minacciose, attiva un meccanismo di attacco-fuga. Egli descrisse anche il concetto di livello critico di stress per indicare il livello massimo di stimolazione sopportabile dai meccanismi di compenso dell'organismo.

Nel 1956 Selye definì lo stress come la risposta aspecifica dell'organismo ad ogni richiesta effettuata nei suoi confronti. Lo stress è considerato una reazione normale, con una funzione di tipo adattattivo rispetto alle sollecitazioni provenienti dall'ambiente. In alcuni casi, però, lo stress può divenire patologico, allorquando le richieste ambientali superano le capacità adattative dell'individuo. Selye notò che alcuni stimoli sono in grado di far aumentare la secrezione dell'*ormone adrenocorticotropo* (ACTH): denominò questa reazione *sindrome generale di adattamento* descrivendone una fase di allarme, una fase di resistenza e una fase di esaurimento. Queste reazioni sono mediate dal sistema nervoso vegetativo autonomo che agisce regolando il sistema endocrino e possono essere innescate non solo da stimoli di tipo fisico ma anche da situazioni di natura puramente emozionale, come dimostrato dagli studi di Henri Laborit in pazienti sottoposti a intervento chirurgico (Laborit, 1976). La percezione soggettiva dell'evento è in grado di attivare meccanismi di tipo cognitivo che portano all'impossibilità di esprimere direttamente la reazione attacco-fuga a livello somatico o comportamentale (*inibizione dell'azione*), la memoria della quale può condurre all'instaurarsi di patologie da stress cronico (Laborit, 1989).

5.1.2 Stress e malattia

Lo stress è un'esperienza comune della nostra vita quotidiana che si ritiene essere la causa dell'insorgenza o dell'esacerbazione di molte malattie quali disturbi cardiaci, asma, tumori, disturbi gastrointestinali e persino raffreddori comuni. Non è ancora del tutto noto come gli eventi stressanti possano condurre alla malattia (Tait et al., 2008). il nostro concetto di stress è infatti molto soggettivo e non tiene in conto le enormi differenze individuali che esistono quando ciascuno di noi si confronta con il proprio ambiente. Esistono poi molti aspetti della vita quotidiana che non possono essere definiti come stressanti ma, ciò nonostante, hanno effetti avversi a livello somatico (Laborit, 1973). Infine, non siamo in grado di apprezzare appieno le operazioni compiute dal nostro corpo per promuovere l'adattamento e l'omeostasi, dato che queste stesse operazioni possono, in altre circostanze, provocare un danno. Alcuni sistemi come il sistema nervoso autonomo e l'asse adreno-ipotalamo-ipofisario promuovono l'adattamento attraverso un processo definito di *allostasi* (Sterling e Eyer, 1988). I sistemi allostatici, se divengono iperattivi o ipoattivi, possono però causare anche dei problemi. L'allostasi, o adattamento, ha dunque un costo, definito come *carico allostatico*.

Esistono enormi differenze individuali nel modo in cui ciascuno di noi risponde alle situazioni stressanti. Tali differenze dipendono principalmente da due fattori il primo dei quali riguarda il modo in cui l'individuo percepisce e interpreta la situazione: se questa è vissuta come una minaccia, vengono allora innescati i meccanismi fisiologici di tipo attacco-fuga (in caso contrario si hanno risposte molto più blande o non si verifica alcuna risposta). Il secondo fattore concerne le condizioni somatiche presenti al momento in cui si verifica l'evento stressante: è stato dimostrato, ad esempio, che alcuni fattori stressanti possono far aumentare l'incidenza e la gravità del diabete di primo tipo nei bambini. Gli eventi stressanti ripetuti si ripercuotono inoltre a livello cerebrale, soprattutto sull'ippocampo, che possiede molti recettori per i corticosteroidi (Steinberg e Gold, 2002). L'ippocampo gioca un ruolo importante nella memoria episodica e dichiarativa ed è particolarmente coinvolto nella *memoria del contesto*, relativa al tempo e al luogo in cui si verifica un evento con un forte impatto emotivo. Una diminuzione della funzionalità dell'ippocampo comporta un decremento dell'affidabilità e dell'accuratezza di questo tipo di memoria, meccanismo che contribuisce a farci considerare stressante un evento anche in circostanze percepite come non minacciose (Mc Ewen e Stellar, 1993).

Lo stress acuto è in grado di aumentare i corticosteroidi e di sopprimere i meccanismi nervosi che sottendono la memoria a breve termine, agendo sull'ippocampo e sul lobo temporale. Questi effetti sono reversibili e di durata relativamente breve (Webster et al., 2002). Eventi stressanti acuti e ripetuti causano un'atrofia dei dendriti dei neuroni piramidali in alcune regioni dell'ippocampo, provocando un'aumentata secrezione di glucocorticoidi e di aminoacidi eccitatori. L'atrofia è potenzialmente reversibile ma, in corso di stress cronico, sembra essere in grado di uccidere i neuroni ippocampali, come si verifica nella depressione, nel disordine post-traumatico da stress e nella sindrome di Cushing, tutte forme che rivelano un'atrofia dell'ippocampo alla risonanza magnetica nucleare (Mc Ewen et al., 1997).

Esperienze stressanti in età precoce sono correlate a diminuite capacità cognitive (Mc Ewen e Sapolski, 1995). Queste esperienze sono in grado di aumentare o diminuire il tasso di progressione dell'invecchiamento cerebrale attraverso un meccanismo in cui è coinvolto l'asse adreno-ipotalamo-ipofisario.

Il mantenimento dell'allostasi è dovuto al lavoro coordinato dei sistemi cardiovascolare, metabolico, immunitario e nervoso che mostrano tutti un diverso grado di attività in funzione dei ritmi circadiani e in risposta alle domande esterne e interne dell'organismo. Tutti questi sistemi sono coinvolti nell'affrontare il processo di adattamento e sono molto più efficaci quando sono in grado di attivarsi rapidamente e di disattivarsi altrettanto rapidamente allorché la loro azione non è più necessaria. Un concetto molto importante nel meccanismo di allostasi è quello di *anticipazione*, che implica una certa prontezza cognitiva per affrontare un evento, ma anche l'attivazione di stati psicologici come la preoccupazione e l'ansia.

Vi sono tre tipi di fattori che possono far aumentare il carico allostatico:
*   episodi frequenti di stress: l'ampiezza e la frequenza della risposta sono cruciali per determinare le conseguenze dell'evento stressante. Un incremento della pressione arteriosa può, ad esempio, provocare un ictus in persone suscettibili, mentre il suo ripetersi è in grado di accelerare i processi aterosclerotici che portano all'evento ictale. Il disturbo post-traumatico da stress è un altro esempio di come un evento traumatico acuto possa portare a modificazioni dell'asse adreno-ipotalamo-ipofisario tali da renderlo non più in grado di affrontare eventi stressanti acuti;
*   mancata disattivazione: valori pressori cronicamente elevati e la secrezione di glicocorticoidi sono, ad esempio, in grado di accelerare l'insorgenza di obesità e di diabete di tipo due. Gli stessi eventi, a livello cerebrale, causano inoltre atrofia dei dendriti e morte neuronale nell'ippocampo;
*   risposta inadeguata: meccanismi autoimmuni e infiammatori associati a un'inadeguata risposta endogena di secrezione di glicocorticoidi possono dar luogo, ad esempio, alla *sindrome da fatica cronica* (Silverman et al., 2010) o alla *fibromialgia*.

Il carico allostatico è dunque dato da un disequilibrio dei sistemi che promuovono l'adattamento, che può semplicemente costituire il risultato di uno stress troppo elevato o ripetuto, ma può anche essere dovuto a un disequilibrio dei sistemi stessi o alla loro incapacità di attivarsi o di disattivarsi in maniera adeguata. Quando i sistemi non si disattivano a tempo debito, possono causare un danno organico o promuovere una patologia, mentre quando non rispondono in modo adeguato, fanno aumentare l'attività di altri sistemi che sono normalmente contro-regolati da essi, producendo, ad esempio, un aumento di citochine, sostanze che sono contro-regolate dai corticosteroidi.

Anche se l'importanza dello stress cronico nella patologia di alcune malattie definite psicosomatiche è stata riconosciuta fin dagli inizi del secolo scorso, solo recentemente sono stati spiegati gli aspetti fisiopatologici delle interazioni tra eventi stressanti e risposte bioumorali. Le possibilità di ridurre o di annullare le conseguenze negative di una reazione di allarme, che ogni individuo possiede, dipendono dalla capacità dell'individuo stesso di adattarsi ad esse.

Solitamente l'organismo risponde alle sollecitazioni ambientali attivando l'asse ipotalamo-ipofisi-surrenalico e modificando momentaneamente alcuni parametri fisiologici. Tramite il rilascio del *fattore corticotropo* (CRH), l'ipotalamo stimola l'ipofisi a produrre ACTH che a sua volta agisce sulla corteccia surrenale aumentando la produzione di cortisolo. L'ippocampo registra le variazioni fisiologiche del cortisolo e, mediante un meccanismo di invio di informazioni retroattive all'ipotalamo, ne regola la produzione. In presenza di una situazione di stress cronico l'ippocampo perde la capacità di regolare la produzione di cortisolo (Conti, 2001). I *neuropeptidi* sono in grado di modulare l'attività di altri neurotrasmettitori non peptidici espletando un'azione che, in modo simile a quella degli ormoni, è diretta sia sul sistema nervoso centrale sia sugli organi periferici: una stessa sostanza è quindi in grado di agire su parti diverse del corpo. Il neuropeptide TRF (*Thyrotropin Releasing Factor*) è in grado, ad esempio, di stimolare la secrezione di ormoni tiroidei e di indurre contemporaneamente un aumento della vigilanza, del tono dell'umore e dell'attività motoria dell'individuo. I neuropeptidi sono prodotti anche dalle cellule immunitarie, anch'esse molto sensibili allo stress e in grado di provocare un effetto depressivo sull'intero organismo. Anche l'attivazione dell'asse ipotalamo-ipofisi-surrene svolge un'azione immunosoppressiva, in quanto le sostanze prodotte dal surrene (adrenalina, noradrenalina e dopamina), consentono di aumentare la produzione di CRH da parte dell'ipotalamo, il cui bersaglio principale è costituito dalle cellule *natural killer* che costituiscono il 20-25% dei linfociti circolanti e che sono in grado di neutralizzare cellule infettate da virus o cellule tumorali (Bottaccioli, 2008).

Numerose ricerche cliniche hanno messo in evidenza una correlazione tra le disfunzioni dell'asse ipotalamo-ipofisi-surrene, le modificazioni immunitarie e l'insorgenza di disturbi della sfera affettiva quali la schizofrenia, l'ansia patologica e la depressione. I moderni contributi offerti dalla biologia molecolare e dalle tecniche di neuoimmagine hanno permesso di considerare il sistema immunitario quale parte integrante di un sistema di controllo e di difesa che consente all'organismo di percepire segnali altrimenti non riconoscibili da parte del sistema nervoso centrale. Questo nuovo modello teorico permette di definire le correlazioni tra le modificazioni neurobiologiche indotte dallo stress e l'insorgenza di patologie ad esso riconducibili quali le alterazioni del sistema nervoso vegetativo o disautonomie, comprendenti sia forme di tipo transitorio, quali la *sincope neuromediata*, sia forme neurodegenerative progressive come l'*atrofia multisistemica*.

5.1.3 La neuro-endocrino-immunologia

Negli ultimi anni è stato definito il concetto di "network neuro-immuno-endocrino", inteso come lo studio dei rapporti esistenti fra i tre sistemi di regolazione fisiologica dell'organismo: il sistema nervoso, quello immunitario e quello endocrino. La comunicazione avviene attraverso molecole prodotte indifferentemente da cellule nervose, immunitarie o endocrine dotate di recettori capaci di decodificare messaggi provenienti dal network nel suo complesso (Chrousos, 2006).

La *neuroimmunologia* (Ader et al., 1995) studia la comunicazione tra sistema nervoso e sistema immunitario, comunicazione che può avvenire sia attraverso una via nervosa che dal midollo spinale, tramite il sistema nervoso autonomo, innerva il timo, il midollo osseo, la milza, i linfonodi e il tessuto linfoide intestinale utilizzando una via ormonale, mediante la produzione da parte dell'ipotalamo di peptidi che agiscono sul sistema immunitario sia in senso eccitatorio sia inibitorio.

L'*immunoneurologia* indaga invece la comunicazione tra sistema immunitario e sistema nervoso che avviene attraverso la produzione di *citochine*. Queste ultime portano messaggi a tutto il cervello, soprattutto nelle zone ipotalamiche e ippocampali, influenzandone l'attività.

Lo stretto legame tra endocrinologia, immunologia e neuroscienze ha permesso di elaborare un unico modello coerente in grado di offrire una visione più organica e unitaria della salute. La nuova disciplina che si occupa delle relazioni esistenti tra la psiche e i grandi sistemi di regolazione fisiologica dell'organismo è detta psico-neuro-endocrino-immunologia (PNEI) (Bottaccioli, 2005).

La *neuro-endocrino-immunologia* si occupa della comunicazione tra sistema immunitario e cervello attraverso il sistema endocrino. Questa disciplina ha avuto origine negli anni '80 del Novecento, allorché vennero dimostrate le relazioni esistenti tra asse neuroendocrino e sistema immunitario. Così come il cervello è in grado di influenzare il sistema immunitario, anche quest'ultimo può far sentire i propri effetti sul primo attraverso la produzione e il rilascio di piccole molecole, i neuropeptidi, che mediano la comunicazione tra cellule nervose, immunitarie ed endocrine. È importante considerare la bidirezionalità, scientificamente dimostrata da numerosi studi, dei collegamenti fra questi sistemi.

Negli anni '70 del Novecento venne dimostrato che lo stress causa un'aumento della produzione di cortisolo e una diminuzione della risposta immunitaria. In seguito si dimostrò che anche i processi infiammatori potevano avere un'origine nervosa. Le citochine rilasciate dalle cellule immunitarie, trasportate attraverso il flusso sanguigno e lungo i grandi nervi cranici, stimolano l'attività del *locus coeruleus* e la secrezione ipotalamica di CRF e sono in grado di mediare fenomeni biologici quali la temperatura corporea, il comportamento alimentare, il ciclo sonno-veglia, il tono dell'umore, le prestazioni psicomotorie, ma anche attività psicologiche come l'ansia o la depressione. Studi recenti dimostrano che anche l'attività fisica è in grado di produrre sostanze attive sul cervello e sulla reazione di ansia generalizzata, come ad esempio l'*anandamide*, che viene prodotta durante la pratica sportiva e che è in grado di legarsi ai recettori dei cannabinoidi. L'attività fisica si rivela utile nella gestione dello stress poiché riduce i fenomeni di ansia e di depressione, abbassa i valori della pressione arteriosa, migliora il profilo immunitario e la qualità di vita dei soggetti sani o affetti da patologie di vario tipo (Bottaccioli, 2009).

5.1.4 Il secondo cervello

Alla fine del secolo scorso è stata riscontrata la presenza di una notevole quantità di cellule nervose a livello del tratto intestinale in grado di produrre le stesse molecole prodotte dal cervello, dotate di una propria attività intrinseca ma soggette all'attività cerebrale.

All'interno delle pareti dell'apparato gastro-intestinale è presente una rete nervosa, di oltre cento milioni di neuroni in grado di gestire le attività intestinali, collegata alle fibre del sistema nervoso autonomo simpatico e parasimpatico. Ricerche recenti hanno potuto affermare che questa rete svolge un ruolo in gran parte indipendente dal sistema nervoso centrale: interrompendo infatti le connessioni col sistema nervoso autonomo, questa rete continua a svolgere i propri compiti. La rete neurale enterica è stata ribattezzata *sistema nervoso metasimpatico* o *cervello enterico*. Questo *secondo cervello* è strettamente connesso con quello centrale e i due cervelli gestiscono una fitta rete di connessioni in entrambe le direzioni, dal primo al secondo e viceversa.

Il primo cervello (quello cranico) è capace di alterare il normale funzionamento del secondo (quello enterico), di interferire con i suoi ritmi e, attraverso queste influenze, di disturbare la peristalsi, la produzione di acidi, enzimi, ormoni, ecc. Ma anche il secondo cervello (quello enterico) possiede delle connessioni dirette verso quello centrale che sono persino più numerose delle prime.

Il cervello enterico è, inoltre, in stretto collegamento col sistema endocrino, molto diffuso all'interno della mucosa gastrointestinale (cellule APUD), e col sistema immunitario, che presenta in questa sede un'ampia rete linfatica. L'intestino è il luogo dove si trova infatti la massima concentrazione di cellule del sistema immunitario che, proprio a questo livello, si trovano in stretto collegamento con quelle del sistema nervoso (Koon e Pothoulakis, 2006). Questo collegamento è talmente stretto che la distanza tra un neurone e un linfocita è molto minore di quella che intercorre tra due neuroni.

Michael D. Gershon ha posto molta attenzione al ruolo della serotonina nella regolazione dell'attività intestinale. La serotonina è una sostanza dalle molte azioni, presente in entrambi i nostri cervelli: in quello superiore, è un messaggero chimico coinvolto nel controllo dell'umore, del sonno e della sensibilità al dolore; nell'intestino, invece, mette in moto la peristalsi. Il 95% di tutta la serotonina viene prodotto, a livello del tratto gastrointestinale, dalle cellule *enterocromaffini*, che rilasciano questa sostanza in seguito a stimoli diversi e, tipicamente, dopo l'assunzione di cibo (Gerson, 1998).

A seguito di una vagotomia, ovvero di una resezione del nervo vago, che mette in collegamento il sistema nervoso centrale con il sistema nervoso enterico, l'intestino non si paralizza, ma prosegue nelle sue funzioni, che appaiono quindi assicurate non da un impulso a provenienza cerebrale, ma da una rete nervosa intrinseca che lavora in autonomia. Il cosiddetto riflesso peristaltico, cioè l'onda nervosa che determina una successione regolare di contrazione e dilatazione delle tonache muscolari dell'esofago, dello stomaco e dell'intestino in modo da consentire la progressione del cibo, è generato e governato dal cervello enterico. Da una decina d'anni sappiamo inoltre che il nostro apparato gastro-intestinale ha un suo ritmo, governato dalle oscillazioni ritmiche delle cellule interstiziali di Cajal, che regolano i riflessi peristaltici.

Anche la secrezione dei succhi gastrici e pancreatici, necessari alla digestione, viene governata dalla rete nervosa enterica, così come gli ormoni, i neuropeptidi e le citochine prodotte dalle cellule immunitarie.

Viene così a configurarsi un potente e strutturato complesso neuroendocrino-immunitario che gestisce il normale funzionamento dell'apparato gastrointestinale, ne garantisce l'equilibrio e la difesa dai patogeni presenti nel cibo e nel torrente ematico, ma anche dal cervello centrale che agisce sul secondo cervello attraverso i meccanismi dello stress (Mayer e Saper, 2000).

5.2   La relazione cuore-cervello

Secondo le ricerche più recenti nel campo delle neuroscienze esiste una stretta relazione fra cuore e cervello.

Il cuore sembra possedere un vero e proprio *piccolo cervello*, fornito di un proprio intrinseco sistema nervoso piuttosto complesso che genera ed elabora informazioni indipendentemente dal cervello e dal sistema nervoso autonomo (Armour, 1991). Il cuore sintetizza e rilascia dei neurotrasmettitori (norepinefrina e dopamina) un tempo ritenuti essere prodotti solo dai neuroni cerebrali. Attraverso il sistema nervoso, il sistema ormonale e altri percorsi, il cuore influenza profondamente il funzionamento del cervello che obbedisce ai segnali inviati dal cuore stesso (Folkour, 1960).

Il cuore batte e si forma completamente già a livello embrionale, a differenza del cervello che continua a formarsi anche successivamente alla nascita, fino all'età adulta e forse anche oltre. È probabilmente per questa sua preesistenza che l'organo cuore, costituito da 40.000 cellule nervose, influisce primariamente sul cervello piuttosto che assecondarne l'influenza.

I ricercatori si servono del termine *coerenza* per definire uno stato fisiologico altamente efficiente nel quale i sistemi nervoso, cardiovascolare, ormonale e immunitario lavorano efficientemente e armonicamente (Filosa e Blanco, 2007). La coerenza è uno stato molto simile a quello provato dagli atleti quando si trovano nella cosiddetta *zona*, uno stato di attenzione e di focalizzazione in cui il campo percettivo sensoriale esclude gli elementi circostanti o comunque dà la precedenza a un oggetto (la palla) o a una sensazione corporea in un'area delimitata (il braccio). In questo stato i rumori (pubblico) sono esclusi così come altre componenti dell'esperienza (altri giocatori, campo da gioco). Si ha la sensazione che il tempo sia rallentato e che non esista né passato né futuro, né successo né fallimento, per una totale assenza di giudizio. I lobi frontali escludono gli stimoli sensoriali provenienti dall'ambiente. L'intenzione rimane l'unica guida del sistema. In questo stato la mente si trova nella condizione ottimale per apprendere. Si realizza uno stato di assoluta coerenza.

Il ritmo cardiaco influenza il ritmo delle onde cerebrali al punto che gli schemi ritmici incoerenti del cuore possono alterare anche gli schemi delle onde cerebrali (Giller et al., 1999). Il cuore è in grado di inviare al cervello informazioni sullo stato emozionale in forma di schemi di frequenza cardiaca, attraverso il midollo spinale, il tronco encefalico, il talamo e l'amigdala.

Cuore e cervello comunicano costantemente attraverso ritmi di varia frequenza: quando il ritmo cardiaco è coerente il cervello reagisce con un miglior funzionamento dell'area corticale creando stati di chiarezza mentale, di maggiore concentrazione e di ragionamento, sia di tipo logico sia creativo. A sua volta il cervello, producendo schemi ritmici coerenti, stimola stati emozionali positivi quali fiducia, entusiasmo, ecc.

Secondo i dati delle ultime ricerche, i segnali neurologici provenienti dal cuore influenzano direttamente l'attività dell'amigdala e dei nuclei della base, delineando una rapida risposta comportamentale ai pericoli percepiti nell'ambiente e influenzando il processo di memorizzazione degli schemi comportamentali (Hamel, 2006). Segnali incoerenti provenienti dal cuore arrivano all'amigdala che valuta lo stato di pericolo secondo l'informazione sensoriale. Se lo stato di pericolo è elevato, l'amigdala invia direttamente i segnali al talamo e al sistema nervoso autonomo piuttosto che ad altri sistemi di elaborazione. Scatta allora il comportamento di reazione all'emergenza (Golanou et al., 1994).

Un'ulteriore funzione dell'amigdala è quella della memorizzazione degli schemi. Quando un bambino cresce in uno stato di incoerenza delle frequenze, si abitua a considerare familiare questo stato e quindi, paradossalmente, a ricercarlo. L'abitudine a vivere virtualmente forti emozioni, ad esempio attraverso lo schermo, crea una sorta di dipendenza e di ricerca della ripetizione, anche se le emozioni al riguardo sono negative: il terrore, la violenza, il sangue, ecc. Alcuni bambini dicono di amare scene di violenza cruenta e di sangue. Lo stress che deriva da queste attitudini è deleterio e agisce a discapito dei processi di apprendimento.

Le emozioni negative inducono un disordine dei ritmi cardiaci e del sistema nervoso autonomo, influenzando quindi negativamente tutto il corpo. Al contrario, le emozioni positive portano maggior armonia e coerenza nei ritmi cardiaci e migliorano l'equilibrio del sistema nervoso (Tscharnuter, 2002).

5.2.1 Coerenza e sincronizzazione sistemica

La sincronizzazione e la coerenza dei sistemi organici costituiscono i principi organizzatori del loro funzionamento ottimale e del loro coordinamento secondo una prospettiva transdisciplinare.

Nel 1882 Hughlings Jackson descrisse la corteccia motoria come una struttura corticale integrativa in cui erano rappresentati i movimenti e non i singoli muscoli. Nel 1906 Sherrington sottolineò come le funzioni essenziali del sistema nervoso fossero la coordinazione e l'integrazione delle attività delle varie parti dell'organismo. Nel 1935 Paul Weiss avanzò l'ipotesi che il sistema nervoso centrale producesse comandi motori ritmici in assenza di feedback sensoriali. Nel 1949 Donald Hebb propose la teoria secondo cui le rappresentazioni corticali fossero date da reti neurali stabili e ricorrenti in un modello coerente di attività della durata di pochi secondi. Nella seconda metà del Novecento venne proposta la teoria dei sistemi dinamici, basata sull'unità funzionale dei processi di regolazione, coordinazione e ritmicità, che vengono ottimizzati dall'adattamento filogenetico ai ritmi ambientali dominanti. Ilya Prigogine (Prigogine, 1980) fornì infine un contributo decisivo per la comprensione della coerenza dei sistemi viventi basandosi sul modello delle reazioni chimiche oscillanti delle cosiddette *strutture dissipative* che manifestano un comportamento cooperativo, una sensibilità alle piccole perturbazioni e una memoria. Secondo tale prospettiva i sistemi biologici sono sistemi aperti lontani dall'equilibrio termodinamico. Prigogine si servì del concetto di coerenza per indicare l'allineamento spaziale reciproco e il comportamento collettivo di un gran numero di particelle.

Sincronizzazione e coerenza costituiscono i principi organizzativi fondamentali in campo biologico. La *coerenza* è definita come l'interazione sincrona tra le espressioni di differenti sistemi ritmicamente oscillanti, quali ad esempio l'elettroencefalogramma, l'elettromiogramma o l'elettrocardiogramma (Tononi et al., 1996). Viene definita *auto-coerenza* la sincronizzazione tra neuroni in differenti aree cerebrali, mentre con *cross-coerenza* si indica la sincronizzazione tra sistemi diversi come nel caso della sincronizzazione cortico-muscolare, cardio-respiratoria, visuo-motoria o la sincronizzazione cuore-cervello.

La coerenza del ritmo cardiaco è stata oggetto di studio per quel che concerne la sua correlazione con l'attività cerebrale, in particolare con i ritmi alfa, beta e altri ritmi di frequenza inferiore a quella del ciclo cardiaco. La variabilità della frequenza cardiaca (HRV) è la sua capacità di modificarsi e di adattarsi in relazione all'attività del sistema nervoso autonomo. Ogni organismo sano si dimostra infatti in grado di adattare la frequenza cardiaca alle richieste del momento. Una situazione di stress cronico può provocare una diminuzione dell'adattabilità. Stimoli ambientali, processi mentali e attività meccaniche interferiscono in modo complesso, attraverso la secrezione ormonale, sulla frequenza cardiaca. Allo stato di riposo è presente una sincronia tra respirazione e frequenza cardiaca (coerenza). La variabilità della frequenza cardiaca è dovuta all'attività del sistema nervoso autonomo. Per questo motivo la HRV è in grado di rilevare tutte le patologie che abbiano una sintomatologia con effetto sulla frequenza cardiaca e, tra queste, le malattie che danneggiano direttamente il sistema nervoso autonomo, quali la neuropatia diabetica o la cardiopatia coronarica.

La sincronizzazione e la coerenza svolgono un ruolo importante all'interno dei sistemi dell'organismo. La sincronia interazionale, quella dei movimenti del corpo, la postura, l'espressione facciale e gli schemi dell'espressione linguistica sono stati oggetto di studio fin dagli anni '60 del secolo scorso, ma è stata la scoperta dei neuroni specchio a fornire una base neurofisiologica all'ipotesi formulata già da Pribram negli anni '70 del Novecento, relativamente alla teoria che i campi olografici coerenti mediassero tra coscienza e processi biologici, ovvero che i processi cerebrali dovessero essere compresi alla luce della teoria del campo quantistico e si basassero sui campi quantistici potenziali.

Già Lurija (Lurija, 1980) aveva formulato l'ipotesi che la coscienza non fosse una facoltà di una parte dell'encefalo ma un fenomeno cooperativo dell'intero cervello. Secondo Jacobsson (1967) l'attività mentale è sempre accompagnata da corrispondenti contrazioni muscolari. Il sistema nervoso centrale e il sistema neuromuscolare operano contemporaneamente attraverso un meccanismo di attivazione reciproca, definito come lo stato di funzionamento ottimale di integrazione e di coerenza. I disturbi del ritmo e la disorganizzazione temporale sono caratteristici di molte condizioni patologiche. Lo stato vegetativo post-traumatico, ad esempio, viene ora considerato come una perdita di coerenza fisiologica tra un certo numero di sistemi cerebrali (Dolce e Sazbon, 2002).

5.2.2 La connettività corticale

Il concetto di connettività corticale riveste un ruolo fondamentale nell'ambito delle neuroscienze per la comprensione del funzionamento coordinato di intere regioni cerebrali.

La *connettività funzionale* è definita come la correlazione temporale fra eventi spazialmente remoti. Per valutare la connettività funzionale si possono impiegare varie metodiche quale ad esempio l'elettroencefalogramma ad alta risoluzione. Il metodo viene solitamente validato attraverso simulazioni, utilizzando modelli matematici oppure colture cellulari di popolazioni neuronali.

La connettività di popolazioni neuronali, o *dinamica neuronale collettiva*, possiede una complessità strutturale secondo cui i compiti dell'apprendimento motorio sono dovuti a pattern di connettività corticale che sostengono l'attività delle aree motorie primarie e supplementari. I metodi di simulazione

richiedono un'adeguata descrizione delle dinamiche delle popolazioni neuronali su scala microscopica e una successiva loro integrazione su scala macroscopica con conseguente generazione di macro-attività riconoscibili tramite
l'esplorazione elettroencefalografica (Golanov e Reis, 2001).

L'attività cerebrale si fonda sull'elaborazione delle informazioni in modo
modulare e distribuito. Il cervello è considerato come una sinergia di molti
sottosistemi interagenti, ognuno dedito a una particolare funzione. Regioni
corticali attivate in modo simile possono produrre differenti risposte comportamentali e cognitive in base alla variazione dei loro legami funzionali. Studi
di elettroencefalografia ad alta risoluzione e di magnetoelettroencefalografia
hanno evidenziato che le aree cerebrali attivate durante compiti motori o
cognitivi comunicano l'una con l'altra tramite connettività neuroanatomica,
funzionale e collettiva (Friston, 2002). La connettività neuroanatomica
riguarda la riorganizzazione plastica delle reti neuronali che permettono al
cervello di modificare il suo comportamento in base all'esposizione ripetuta
allo stesso compito. Si tratta di un meccanismo molto lento che non tiene
conto della flessibilità caratteristica del cervello.

Le prime applicazioni della dinamica non lineare ai sistemi fisiologici
avevano lasciato spazio all'ipotesi che il caos sarebbe stato maggiormente
osservabile negli stati patologici rispetto alle situazioni fisiologiche. I primi
studi relativi all'analisi della frequenza cardiaca hanno ribaltato però queste
aspettative. Registrando le fluttuazioni della frequenza cardiaca in individui
sani nell'arco di una giornata, si ottenevano sequenze temporali fortemente
irregolari e apparentemente casuali. I tracciati relativi a situazioni patologiche mostravano invece un tracciato assai meno variabile con attrattori del tipo
ciclo-limite o con un'oscillazione regolare e con attrattori puntiformi. La
patologia sembrava strettamente legata all'aumento di ordine e di prevedibilità e alla diminuzione di complessità e dimensionalità del sistema. I tracciati relativi alle situazioni fisiologiche mostravano invece una dinamica caotica
con attrattori strani. Risultati analoghi sono stati ottenuti indagando i tracciati elettroencefalografici di soggetti sani o affetti da diverse patologie neurologiche: il tracciato di individui sani mostrava caratteristiche caotiche mentre in
situazioni patologiche, come ad esempio l'epilessia, si osservava una brusca
diminuzione di dimensionalità della dinamica con conseguente aumento di
ordine.

5.2.3 Il ruolo del cuore nell'apprendimento

Il cuore è in grado di inviare un segnale forte e ritmico riguardo al quale il
cervello è programmato per rispondere (McCraty et al., 2009). Gli impulsi
nervosi originati nel cuore influiscono prepotentemente sul nostro modo di
pensare, di percepire e di agire. Si può affermare che cuore e cervello dialo-
gano fra loro e, congiuntamente, organizzano il ritmo per l'intero sistema nervoso e per il corpo. Il cuore invia infatti segnali al cervello più frequentemen-

te di quanto il cervello ne invii a sua volta al cuore. Il segnale inviato, caotico o armonico che sia, definisce la differenza nel nostro comportamento e nelle nostre attività.

Un segnale caotico determina nel sistema la cosiddetta *inibizione corticale*. Le nostre reazioni diventano lente e non riusciamo più a pensare chiaramente. In questo stato i processi mentali più complessi richiesti per l'apprendimento, come ad esempio il ragionamento astratto o la comprensione di un testo letto, risultano compromessi. Studenti agitati, ansiosi, irrequieti o depressi possono avere difficoltà nelle prove scolastiche e comunque non ottenere risultati adeguati al proprio potenziale. Al contrario, studenti calmi, focalizzati e di buon umore hanno tendenza a ottenere risultati migliori.

Quando il nostro stato emozionale è calmo, il nostro cervello, il nostro sistema nervoso e gli altri sistemi corporei funzionano in sincronia tanto che ci sentiamo in armonia fisicamente, mentalmente ed emotivamente. Tale stato facilita il processo cognitivo da cui dipendono le capacità di attenzione, di ragionamento e di creatività, elementi essenziali per conseguire un apprendimento efficace e duraturo, il successo accademico e quello sociale. I movimenti creativi e le attività artistiche sono particolarmente utili per il riequilibrio dello stato emozionale e della coerenza.

Bibliografia

Ader R, Cohen N, Felten D (1995) Psychoneuroimmunology: interactions between the nervous systems and the immune system. Lancet 345:99–103

Armour JA (1991) Intrinsic Cardiac Neurons. J Cardiovasc Electrophys 2 :331-341

Bottaccioli F (2008) Il sistema immunitario, la bilancia della vita. Tecniche Nuove, Milano

Bottaccioli F (2005) Psiconeuroendocrinoimmunologia. Tecniche Nuove, Milano

Bottaccioli F (2009) Geni e comportamenti. Scienza e arte della vita. Red, Milano pp 11–35

Cannon W (1928) The mechanism of emotional disturbance of bodily functions. N Engl J Med 198:877–84

Conti A (2001) Neuroimmunomodulation. Ann NY Acad Sci, New York

Chrousos G (2006) Neuroendocrine and immune crosstalk. Ann NY Acad Sci, New York

Damasio AR (1994) Descartes' error: Emotion, reason, and the human brain. GP Putnam's Sons, New York (trad. it. L'errore di Cartesio, ragione e cervello umano. Adelphi, Milano, 1995)

Damasio AR (1999) The feeling of what happens: body and emotion in the making of consciousness. Harcourt Brace, New York

Damasio AR (2000) Emozione e coscienza. Adelphi, Milano

Damasio AR (2003) Alla ricerca di Spinoza. Adelphi, Milano

Deak A, Cizza G, Sternberg E (2005) Brain-immune interactions and disease susceptibility. Mol Psychiatry 10:239-50

Dolce G, Sazbon L (2002) The post-traumatic vegetative state. Thieme, New York

Gershon MD (1998) The second brain. Harper Collins, New York

Giller CA, Hatab MR, Giller AM (1999) Oscillations in cerebral blood flow detected with a transcranial doppler index. J Cerebr Blood F Met 19:452–459

Filosa JA, Blanco VM (2007) Neurovascular coupling in the mammalian brain. Exp Physiol 92:642–646

Folkow B (1960) Role of the nervous system in the control of vascular tone. Circulation 21:760–768

Friston K (2002) Beyond phrenology: what can neuroimaging tell us about distributed circuitry. Annu Rev Neurosci 25:221–250

Golanov EV, Yamamoto S, Reis DJ (1994) Spontaneous waves of cerebral blood flow associated with a pattern of electrocortical activity. Am J Physiol 266(1 Pt 2):R204–R214

Golanov EV, Reis DJ (2001) Neurons of nucleus of the solitary tract synchronize the EEG and elevate cerebral blood flow via a novel medullary area. Brain Res 892(1)1–12

Hamel E (2006) Regulation of the cerebral circulation perivascular nerves and the regulation of cerebrovascular tone. J Appl Physiol 100:1059–1064

Hebb DO (1949) The organization of behavior. John Wiley, New York (trad. it. L'organizzazione del comportamento. Franco Angeli, Milano, 1975)

Koon HW, Pothoulakis C (2006) Immunomodulatory properties of substance P: the gastrointestinal system as a model. Ann N Y Acad Sci 1088:23-40

Jackson JH (1873) On the anatomical and physiological localization of movements in the brain. Lancet. Ristampato in: Taylor J (ed) Selected writings of John Hughlings Jackson. Staple Press, London, 1958

Jakobsson E (1967) Tension in Medicine. Charles C. Thomas Publisher, Springfield

Laborit H (1973) L'homme et la ville. Odille Jacob, Paris (trad. it. L'uomo e la città. Mondadori, Milano, 1973)

Laborit H (1976) Eloge de la fuite. Odille Jacob, Paris (trad. it. Elogio della fuga. Mondadori, Milano, 1982)

Laborit H (1989) Le vie antérieure. Odille Jacob, Paris (trad. it. La vita anteriore. Mondadori, Milano, 1989)

LeDoux JE (1996) The emotional brain: The mysterious underpinnings of emotional life. Simon and Schuster, New York

LeDoux JE (2000) Emotion circuits in the brain. Annu Rev Neurosci 23:155–184

Lurija AR (1980) Higher cortical functions in man. Basic Books Inc, New York (trad. it. Le funzioni corticali superiori nell'uomo. ed. orig. 1962)

Mayer EA, Saper CB (2000) The biological basis for mind-body interaction. Elsevier, Amsterdam

McCraty R, Atkinson M, Tomasino D, Bradley RT (2009) The coherent heart. Heart-brain interactions, psychophysiological coherence, and the emergence of system-wide order. Integ Rev 5(2):10–115

McEwen BS, Biron CA, Brunson KW et al (1997) The role of adrenocorticoids as modulators of immune function in health and disease: neural, endocrine and immune interactions. Brain Res Rev 23:79–133

McEwen BS, Sapolsky RM (1995) Stress and cognitive function. Curr Opin Neurobiol 5:205–216

McEwen BS, Stellar E (1993) Stress and the individual: mechanisms leading to disease. Arch Intern Med 153:2093–2101

Prigogine I (1980) From being to becoming: Time and complexity in the physical sciences. WH Freeman, San Francisco

Selye H (1956) The stress of life. McGraw-Hill (Paperback), New York

Silverman MN, Heim CM, Nater UM, Marques AH, Sternberg EM (2010) Neuroendocrine and immune contributors to fatigue. Phys Med and Rehab 2:338-46

Sherrington CS (1906) The integrative action of the nervous system. Cambridge University Press, Cambridge

Steriade M, Contreras D, Curro Dossi R, Nunez A (1993) The slow (< 1 hz) oscillation in reticular thalamic and thalamocortical neurons: scenario of sleep rhythm generation in interacting thalamic and neocortical networks. J Neurosci 13:3284–3299

Sterling P, Eyer J (1988) Allostasis: a new paradigm to explain arousal pathology. In: Fisher S, Reason J (eds) Handbook of life stress, cognition and health. John Wiley, New York pp 629–649

Sternberg Em, Gold PW (2002) The mind-body interaction in disease. Scientific American, special edition: The hidden mind 12:82-129

Tait AS, Butts CL, Sternberg EM (2008) The role of glucocorticoids and progestins in inflammatory, autoimmune, and infectious disease. J Leukoc Biol 84:924-31

Tononi G, Sporns O, Edelman GM (1996) A complexity measure for selective matching of signals by the brain. Proc Natl Acad Sci 93:3422–3427

Tscharnuter I (2002) Clinical application of dynamic theory concepts according to Tscharnuter Akademie for Movement Organization (TAMO) therapy. Pediatr Phys Ther 14(1):29–37
Webster JI, Tonelli L, Sternberg EM (2002) Neuroendocrine regulation of immunity. Annu Rev Immunol 20:125-163
Weiss RA (1994) Darwin and disease. Nature 372:7-8

La regolazione del movimento

6

6.1 Movimento volontario e involontario

Il sistema di moto è costituito da un insieme di strutture nervose e muscolari che permettono ad ogni essere vivente di muoversi, e quindi di poter vivere respirando, procurandosi cibo e acqua e perpetuando la propria specie. Qualsiasi movimento volontario implica l'esistenza di meccanismi neurali che permettono all'individuo di scegliere i muscoli adatti per ogni specifica funzione.

Il movimento volontario prevede l'esistenza di un piano che conduca all'azione e alla scelta dei muscoli idonei ad espletarla: il piano motorio. L'atto motorio volontario si articola in una serie di fasi che possono essere così descritte:

- progettazione: consiste nella presa di decisione di compiere un movimento. Nel processo decisionale entrano in gioco aspetti motivazionali di natura psicologica che conducono all'iniziativa motoria e aspetti ideativi, di tipo cognitivo, per la formulazione dello schema del movimento a livello delle aree corticali dei lobi frontali in connessione con le aree sottocorticali e le aree associative della corteccia. Il deficit dell'iniziativa motoria, presente in alcune patologie quali la malattia di Parkinson causa il sintomo definito *acinesia*, mentre il deficit dell'ideazione è alla base dell'*aprassia*;
- programmazione: comprende i meccanismi di coordinazione dei parametri spazio-temporali dell'atto motorio volontario, dati dalla sua ampiezza, velocità, intensità, durata e traiettoria. La coordinazione è garantita dai nuclei della base per quanto concerne i movimenti lenti, di tipo tonico, e dal talamo e dal cervelletto per ciò che riguarda i movimenti più rapidi, di tipo balistico;
- esecuzione: rappresentata dal trasferimento dell'impulso dal motoneurone superiore, sito nell'area 4 di Brodmann, al motoneurone α, o motoneurone inferiore, localizzato a livello della lamina IX delle corna anteriori della sostanza grigia midollare.

I disturbi del movimento volontario si manifestano in primo luogo come debolezza, diminuzione o assenza di forza (*astenia*). Occorre innanzitutto stabilire se il deficit sia causato da una lesione centrale, ossia da un danno del motoneurone superiore o da una patologia periferica che coinvolge il motoneurone inferiore. I motoneuroni superiori comprendono le vie motorie centrali a partire dalla corteccia ma non includono le cellule delle corna anteriori del midollo spinale. I motoneuroni inferiori includono le cellule delle corna anteriori, i nervi motori, le placche terminali e, ai fini della diagnosi di sede, anche i muscoli.

I movimenti involontari sono attività motorie non finalizzate che si manifestano in condizioni di riposo e/o durante il movimento volontario, sono talora associati ad alterazioni del tono muscolare e generalmente scompaiono durante il sonno. Vengono classificati in base a vari parametri:

- topografia, ovvero la sede dei muscoli interessati;
- caratteristiche spazio-temporali: ampiezza, durata, frequenza, rapidità;
- condizioni di comparsa e di modulazione: a riposo, in una data situazione posturale, durante l'attività motoria volontaria, in presenza di stati di particolare emotività, conseguenti a stimoli sensoriali, dipendenti dallo stato di vigilanza o da agenti farmacologici.

I movimenti involontari comprendono il *tremore*, la *corea*, la *distonia*, il *ballismo*, l'*atetosi*, i *tic*, il *mioclono*, le *discinesie* (movimenti involontari dovuti ad assunzione di farmaci) e altri movimenti anomali.

6.2   I disturbi del movimento

Le alterazioni delle funzioni motorie sono inquadrabili in differenti disturbi, ciascuno con caratteristiche specifiche:

- alterazioni dell'attività gestuale, quando è presente una motilità segmentaria che non è finalisticamente valida per le azioni intenzionali;
- alterazioni dell'attività motoria volontaria quando è deficitaria la realizzazione dell'atto motorio che è invece ben programmato e può contare su di una buona funzionalità muscolare;
- alterazione dell'attività motoria automatica quando l'atto motorio è correttamente espresso in relazione alla volontà e ai fini da raggiungere, ma è caratterizzato dall'abolizione degli automatismi involontari o dalla mancata coordinazione e dalla comparsa di movimenti patologici;
- alterazioni dell'attività motoria riflessa quando è abolita l'attività muscolare rimanendo valide la programmazione del movimento e la sua realizzazione tramite atti volontari compensativi.

A queste alterazioni funzionali sono riferite, nella pratica clinica, le diverse sindromi neurologiche attribuibili a sistemi semeiologicamente ben identificabili:

- sindromi aprassiche;
- sindrome piramidale;

- sindromi extrapiramidali e cerebellari;
- sindrome dell'unità motoria periferica.

Questa classificazione semeiologica mal si adatta però alla visione nosologica clinica anche per la mancata corrispondenza tra i sistemi descritti e il carattere di volontarietà o meno del movimento.

6.3   Clinica dei sistemi di moto

È stato di recente messo a punto un modello che può essere impiegato per organizzare i concetti riguardanti la neuroanatomia, la neurofisiologia e la patologia del controllo motorio, ridefinendoli all'interno del loro contesto clinico più rilevante (Ferrari e Cioni, 2005); questo modello può essere impiegato per ipotizzare la natura della relazione causale esistente tra patologia, danno e disabilità.

La conoscenza della natura del danno fornisce spesso importanti informazioni riguardanti la stabilizzazione della disabilità, la progressione della malattia e le possibilità di guarigione. Le conoscenze neuropatologiche dovrebbero guidare il clinico nell'analisi della tipologia del danno che potrebbe attendersi. In questo modo, conoscendo il tipo della lesione e la sua localizzazione, il clinico acquisisce una visione prospettica in riferimento alla quale è in grado di procedere alla prescrizione di esami diagnostici e di valutare quali modalità terapeutiche possano risultare maggiormente efficaci. In assenza di un meccanismo patogenetico noto, la conoscenza delle teorie del controllo motorio, della neuroanatomia, e della neuropatologia può aiutare il clinico a formulare ipotesi diagnostiche riguardanti le possibili comorbilità a carico del paziente.

In base a questo modello sono stati separati i danni che derivano direttamente dai meccanismi neuro-patogenetici da quelli che invece emergono in modo indiretto, al fine di aiutare il clinico a considerare il paziente nella sua globalità nel contesto prospettico dell'intervento programmato. Le teorie del controllo motorio aiutano a identificare le relazioni esistenti fra un danno diretto e le sue possibili conseguenze, non rivolgendosi all'oggetto concreto del danno, che emerge invece in modo indiretto all'interno del sistema, come ad esempio l'apparato muscolo-scheletrico o cardiopolmonare. Il danno che si verifica è di tipo composto, deriva da cause multiple e viene identificato in una categoria separata. Alcune delle cause di questo tipo di danno possono divenire oggetto di interventi riabilitativi, mentre altri non possono esserlo.

Anche se le attuali conoscenze attribuiscono i disturbi del movimento a una disfunzione dei gangli della base e delle loro connessioni con la corteccia motoria, le anomalie degli stimoli periferici in entrata o della loro elaborazione centrale possono interferire con l'esecuzione del programma motorio. Considerando le anomalie dell'integrazione sensori-motoria descritte nei vari tipi di disordine del movimento, è stato possibile condurre parecchie osservazioni, comprese quelle su pazienti parkinsoniani, circa l'eccessiva affidabilità che essi attribuiscono alle informazioni visive durante i compiti motori, verosimilmente a causa di una carente regolazione del sistema propriocettivo, correlata al verificarsi di anomalie dei riflessi di stiramento muscolare.

Numerosi dati derivanti da studi neurofisiologici confermano queste ipotesi: nella corea di Huntington, ad esempio, le alterazioni dei potenziali evocati sensitivi, e la lunga latenza dei riflessi di stiramento, suggeriscono l'esistenza di un difetto di filtrazione, a livello centrale, degli stimoli periferici afferenti, che impedisce l'integrazione sensori-motoria a livello delle aree corticali motorie, interferendo nella genesi dei programmi motori.

Varie osservazioni supportano l'ipotesi che l'integrazione sensori-motoria sia diminuita anche nelle *distonie focali*. Nonostante le sensibilità elementari siano normali nei pazienti che presentano questo disturbo, i movimenti distonici involontari possono essere associati a disturbi di tipo sensitivo quali una diminuzione della sensibilità cinestesica o della discriminazione spazio-temporale. Le afferenze sensoriali anomale potrebbero costituire la causa della distonia così come un filtro difettoso può causare un cortocircuito tra stimoli in entrata e in uscita durante l'esecuzione di specifici programmi motori. Occorre dunque tenere sempre in considerazione la possibilità di un'alterata integrazione sensori-motoria nella patofisiologia dei disordini del movimento.

6.3.1 Sindromi agnoso-aprassiche

Le funzioni del circuito percettivo-motorio spiegano con sufficiente precisione la dicotomia percezione-riconoscimento, permettendo di differenziare, per ogni ambito sensoriale, i *disturbi della percezione dello stimolo* dai *disturbi del riconoscimento dello stimolo* (Sims, 1997). I disturbi della percezione dello stimolo concernono le mappe spazio-temporali e originano da lesioni della corteccia parietale dando luogo a forme di *agnosia percettiva*; i disturbi di riconoscimento dello stimolo riguardano invece le mappe modali e si verificano in seguito a lesioni della corteccia temporale (visione e udito), causando i disturbi propri dell'*agnosia associativa* (Damasio, 1985).

Un disturbo, come ad esempio la *prosopoagnosia*, ossia il deficit nel riconoscimento delle facce, può riguardare sia i volti noti (anche il proprio) sia quelli sconosciuti. I pazienti prosopoagnosici nei riguardi delle facce note presentano lesioni della corteccia temporale (*agnosia associativa*), mentre quelli che non riconoscono le facce sconosciute presentano lesioni del lobo parietale (*agnosia percettiva*) (Van Lancker e Carter, 1982). La percezione di una faccia nota attiva automaticamente le mappe modali e gli oggetti associati, consentendone il riconoscimento immediato. Se vediamo un volto, e non lo riconosciamo istantaneamente grazie alle mappe modali, eseguiamo allora una serie di movimenti oculari che posizionano le componenti del viso (occhi, naso, fronte, ecc.) e ci consentono il suo riconoscimento grazie alle mappe spazio-temporali. Nel caso in cui riconosciamo invece il volto da un dettaglio, sono le mappe modali ad aiutarci.

L'architettura dei circuiti adibiti alla percezione (movimento di focalizzazione) è analoga a quella dei circuiti funzionali del movimento. Per questo motivo le patologie della percezione e del movimento sono analoghe. Consideriamo, a tale proposito, l'aprassia *ideativa* e l'aprassia *ideomotoria* (Heilman et al., 1982). La prima forma, descritta originariamente da Pick nel 1902, si verifica quando i pazienti commettono errori nell'uso di oggetti quotidiani che pur sono in grado di riconoscere. I soggetti affetti dalla seconda forma mostrano invece un deficit nell'eseguire uno o più gesti richiesti dall'esaminatore. L'aprassico ideomotorio sa quello che deve fare per realizzare il compito che gli è stato assegnato, ma non sa come agire, ovvero fallisce quando deve trasformare il progetto ideativo in una serie di movimenti appropriati; al contrario l'aprassico ideativo non sa cosa fare, non riesce a rievocare il gesto da compiere, omette o inverte l'ordine delle azioni, compie con un oggetto movimenti che sono propri di un altro oggetto (De Renzi e Lucchelli, 1988). In analogia con quanto detto riguardo alla prosopoagnosia, possiamo affermare che nell'aprassia ideativa sono danneggiate le mappe modali utilizzate nell'anticipazione (cosa fare), che ci consentono di riconoscere un gesto o una serie di gesti, mentre nell'aprassia ideomotoria ad essere danneggiate sono le mappe spazio-temporali, utilizzate nella programmazione (come fare), che ci consentono di riconoscere gli spazi e i tempi dei gesti (De Renzi e Faglioni, 1996).

6.3.2 Sindromi corticali

L'*empatia* è un comportamento sociale complesso, mediato da una rete di strutture cerebrali, tanto che recentemente molte ricerche hanno tentato di chiarirne le basi neurali nonostante esistano pochi studi lesionali a livello umano. Una grave perdita di empatia costituisce un fattore comune nella degenerazione fronto-temporale e viene osservata anche in altre malattie neurodegenerative, quali la malattia di Alzheimer, la degenerazione cortico-basale e la paralisi sopra nucleare progressiva (Geschwind e Kaplan, 1962).

Gli studi finora condotti supportano l'ipotesi che una rete neurale, sita nel lobo fronto-temporale destro, sia coinvolta nell'elaborazione delle emozioni e sottolineano il ruolo del polo temporale destro e della regione fronto-striata nella regolazione delle complesse interazioni di tipo sociale. I risultati suggeriscono che la porzione anteriore del lobo temporale destro e le regioni fronto-mediali possono rivelarsi essenziali per la genesi e il mantenimento di comportamenti empatici.

Studi recenti relativi alla malattia di Alzheimer hanno dimostrato che il duplice declino delle funzioni cognitive e della memoria è accompagnato da modificazioni delle reti neurali che coordinano varie funzioni a livello corticale. Nei pazienti affetti da malattia di Alzheimer si evidenzia un diminuito spessore del manto corticale nelle regioni parietali bilaterali e un aumento delle connessioni nervose in alcune regioni cerebrali come quelle che collegano il lobo temporale laterale e quello parietale con il giro cingolato e il lobo frontale mediano. I pazienti dimostrano anche una diminuita presenza di cellule neuronali parietali, deputate alle associazioni deuteromodiali, nei lobi temporali e un aumento di connessioni a livello della corteccia di entrambi i lobi occipitali. I dati confermano l'ipotesi di un'alterazione morfologica degli schemi di coordinazione corticale, a dimostrazione dell'esistenza di una alterata integrità delle reti che sottendono i processi cognitivi alle scale strutturali superiori. La malattia di Alzheimer è associata anche a fenomeni neurodegenerativi a livello del sistema limbico e delle regioni deuteromodali della corteccia cerebrale, rilevabili in vivo utilizzando immagini di risonanza magnetica. L'assottigliamento delle regioni corticali si correla con la gravità dei sintomi sin dagli stadi precoci della malattia. Un certo grado di assottigliamento corticale, in corrispondenza di accumuli di amiloide, è però presente anche in anziani asintomatici.

6.3.3   Le funzioni cerebellari

Il problema riguardante gli apprendimenti motori complessi si articola in due parti distinte: la prima riguarda l'apprendimento dell'organizzazione del movimento mentre la seconda è relativa all'aggiustamento del piano motorio per le differenti velocità di movimento. La prima parte è verosimilmente correlata al miglioramento sia nella velocità sia nell'accuratezza dell'esecuzione e rappresenta quindi l'apprendimento delle abilità; la seconda parte può essere invece considerata come coinvolgente l'interrelazione tra velocità e accuratezza e rappresenta quindi l'apprendimento all'adattamento.

Le due forme d'apprendimento possono verificarsi, e presumibilmente si verificano, contestualmente. Il cervelletto acquisisce un'importanza particolare nell'apprendimento all'adattamento piuttosto che in quello dell'abilità.

In accordo con quest'ipotesi, le modificazioni dei programmi motori, in risposta a stimoli che richiedono un apprendimento, coinvolge due distinti livelli. Il primo livello concerne il *cosa fare* e riguarda lo sviluppo di un piano motorio globale che assume la forma del movimento desiderato. Il secondo livello, imparare *come fare*, richiede il coinvolgimento di piani motori più raffinati di tipo cinematico e la loro traduzione in un profilo di forza muscolare che produca un'esecuzione progressivamente sempre più accurata. Le due componenti possono anche sovrapporsi a livello temporale ma sono sostanzialmente sequenziali fra loro; secondo tale prospettiva, l'apprendere un compito motorio richiede sia un piano di apprendimento cinematico sia l'apprendimento di un piano esecutivo motorio. Per quanto riguarda le attività di tipo squisitamente pratico, le componenti delle abilità e l'apprendimento del piano cinematico non sembrano essere sostanzialmente compromessi dalle disfunzioni cerebellari.

Il ruolo di particolare rilevanza svolto dal cervelletto riguarda invece l'apprendimento all'adattamento. Il cervelletto possiede un'architettura corticale particolarmente omogenea e per tale motivo le funzioni cerebellari sono state a lungo considerate uno dei problemi più semplici delle neuroscienze. Ciò nonostante, dopo decenni di ricerche, non s'è ancora formato un consenso unanime su come operi il cervelletto, su quali informazioni sia in grado di elaborare e di immagazzinare e su come ciò avvenga. Studi recenti considerano le funzioni cerebellari come funzioni in grado di predire gli avvenimenti a livello sensori-motorio.

Un danno cerebellare non causa perdita di movimento ma conduce a tipiche e persistenti anomalie del movimento medesimo che possono comportare mancanza di coordinazione, accresciuta variabilità, tremore e scarsa precisione del movimento. Queste anomalie si possono manifestare sia a livello dei movimenti oculari sia a livello dei movimenti degli arti, del cammino o dell'equilibrio.

Sono state formulate innumerevoli teorie circa il normale funzionamento del cervelletto e circa il ruolo che riveste nei deficit di alcuni tipi di movimento. Le teorie del controllo proattivo (Flanagan et al., 2003) possono spiegare gli effetti di un danno cerebellare per svariati tipi di movimento. Il termine *proattivo* si riferisce a quelle parti di movimento che vengono pianificate in anticipo e non vengono modificate in tempo reale dai meccanismi retroattivi. Il controllo proattivo viene di norma stabilizzato nei primi stadi del movimento quando le correzioni basate su meccanismi di tipo retroattivo non sono ancora possibili.

Il termine *retroattivo* si riferisce invece alle correzioni del movimento dovute a meccanismi di regolazione retrograda. Questo tipo di correzione viene utilizzata per le correzioni in tempo reale che possono essere necessarie quando il movimento è in fase di attuazione. In molti casi il controllo proattivo viene impedito ma il controllo retroattivo risulta relativamente normale nei pazienti affetti da danno cerebellare. Il cervelletto gioca quindi un ruolo assai più importante nel controllo anterogrado che non nel controllo retrogrado del movimento.

Durante i compiti di afferramento, i pazienti che presentano un danno cerebellare non possono aggiustare le componenti proattive del loro movimento rispetto a nuove eventuali necessità dinamiche e sembrano incapaci di servirsi delle informazioni derivanti dai meccanismi di errore per correggere il movimento che stanno compiendo. Al contrario le correzioni in tempo reale risultano relativamente normali.

Il controllo cerebellare è di tipo laterale. Dopo aver, ad esempio, lanciato loro una palla, i pazienti con un danno cerebellare mostrano difficoltà nell'attivare i muscoli necessari a compensare il peso della palla quando questa colpisce la mano, ma evidenziano una normale reattività nell'afferrare l'oggetto: non sono in grado di imprimere forza sufficiente alle dita al fine di resistere a una perturbazione autogenerata ma producono la forza reattiva necessaria a contrastare una perturbazione di tipo esterno.

Gli studi che riguardano il controllo posturale in stazione monopodalica dimostrano che i soggetti affetti da danno cerebellare manifestano difficoltà ad adattare, in modo automatico, la postura alle modificazioni della superficie d'appoggio rispetto a quanto sarebbe previsto dalla loro ampiezza effettiva. Essi sono tuttavia in grado di conservare le informazioni riguardanti la diversa velocità del movimento come se il controllo retroattivo si conservasse in modo del tutto intatto.

I soggetti che presentano una lesione cerebellare sono in grado di conservare i movimenti saccadici tra la prima comparsa di uno stimolo bersaglio e gli intervalli regolari delle successive apparizioni. Essi sono altresì in grado di eseguire aggiustamenti posturali del braccio durante un compito bimanuale ben appreso; non sono però capaci di mostrare adattamenti a breve termine conseguenti a compiti di afferramento in cui il carico dell'oggetto è del tutto inaspettato e deve essere mantenuto. Al contrario dei soggetti sani, riducono i loro aggiustamenti posturali reattivi nelle prove successive. Infine, i soggetti con una lesione cerebellare non sono in grado di acquisire nuovi aggiustamenti anticipatori come quelli coinvolti nel compito di premere un bottone con una mano mentre la mano controlaterale viene sollevata. Per questo motivo i pazienti con una lesione cerebellare tendono a eseguire un movimento di raggiungimento di un bersaglio attraverso una serie di movimenti correttivi. In accordo con questa strategia ci si aspetterebbe che i pazienti cerebellari compiano movimenti più lenti, dato che i movimenti correttivi si formano sulla base di informazioni retroattive in tempo reale. È stato in effetti dimostrato che questi pazienti sono in grado di eseguire movimenti di inseguimento più armonici e accurati se sono lasciati liberi di muoversi a un proprio ritmo.

Il tremore derivante da lesioni cerebellari risulta un ulteriore fenomeno correlabile alle correzioni di tipo retroattivo. I movimenti sono normalmente prodotti da una contrazione dei muscoli agonisti che accelerano l'arto verso il bersaglio e dalla concomitante decelerazione prodotta dei muscoli antagonisti che consentono all'arto di fermarsi sul bersaglio. Se i muscoli antagonisti non sono sufficientemente attivati o sono attivati troppo tardi rispetto agli agonisti, l'arto può andare oltre il bersaglio dando luogo a un *tremore di oscillazione*.

Il cervelletto provvede normalmente a inviare alla corteccia motoria un segnale proattivo che essa utilizza per regolare i muscoli antagonisti eliminandone le oscillazioni durante l'esecuzione del compito motorio. Alcuni modelli suggeriscono l'ipotesi che il cervelletto sia in grado di dirimere le potenziali ambiguità associate ai segnali provenienti dal vestibolo e riguardanti gli spostamenti orizzontali del capo rispetto alle rotazioni della testa. Questo modello di strategia di controllo è ritenuto plausibile, se non addirittura necessario, dall'analisi computazionale. In questo caso la funzione del cervelletto è quella di generare comandi motori piuttosto che di predire i futuri stati posturali del corpo.

Si ritiene che l'apprendimento cerebellare sia in gran parte dipendente da meccanismi di tipo prova ed errore. L'attivazione del cervelletto aumenta nell'esecuzione dei movimenti più difficili, che prevedono maggiori possibilità di errore, affinché l'errore stesso possa essere utilizzato nella fase di controllo per evitare il suo ripetersi.

Il cervello, tuttavia, non elabora tutti gli errori nella stessa misura: solo gli errori che vengono attribuiti al movimento conducono alla correzione proattiva del movimento successivo.

Il controllo proattivo del movimento può essere appreso anche attraverso una correzione retroattiva. I soggetti con una lesione cerebellare mostrano una minore capacità di adattamento e la presenza di artefatti in entrambe le modalità di apprendimento.

Il cervelletto esercita dunque un importante meccanismo di controllo di tipo proattivo sul comportamento motorio e sembra essere una struttura cruciale per l'adattamento del movimento a nuove situazioni che comportano un apprendimento, secondo un meccanismo che prevede un'attivazione motoria in sequenza, come ad esempio nel camminare, nell'afferrare o nel sollevare e mantenere in equilibrio un oggetto.

Differenti regioni cerebellari sembrerebbero coinvolte in diverse modalità di controllo di questi movimenti. Le strutture cerebellari mediali risultano con ogni probabilità più importanti per il cammino e per l'equilibrio, mentre le regioni laterali ed interne si rivelano maggiormente coinvolte nella prensione e nell'afferramento.

Nel controllo proattivo il ruolo del cervelletto può spiegare anche le caratteristiche dei movimenti dei soggetti con danno cerebellare, obbligati ad affidarsi a meccanismi di controllo retroattivo in assenza di un accurato controllo proattivo. Studi recenti e nuovi modelli teorici ritengono che la capacità proattiva elaborata dal cervelletto si fondi su combinazioni di afferenze sensoriali e di copie efferenti di comandi motori.

In alternativa o in aggiunta, il cervelletto può generare comandi motori che conducono a un assetto corporeo definito *modello inverso*. Il tipo di perturbazione utilizzata per guidare l'adattamento può alterare le caratteristiche dell'apprendimento. Ad esempio, una perturbazione graduale rispetto ad una improvvisa dà luogo a un adattamento che può risultare più valido e persistente.

Lo studio delle sindromi cerebellari sembra essere in grado di fornire importanti suggerimenti sui meccanismi neurali che controllano la coordinazione senso-motoria. L'*atassia* è il sintomo principale di disfunzione cerebellare. Secondo la classica definizione di Holmes del 1939, il termine indica una serie di problemi nella pianificazione e nell'esecuzione dei movimenti, comprendenti il ritardo nell'inizio del movimento, l'inaccuratezza nel raggiungimento di un target (*dismetria*), l'incapacità di compiere movimenti a forza e a ritmo costante (*disdiadococinesìa*), e l'incapacità a coordinare i movimenti con più gradi di libertà (*asinergia*). Altri sintomi cerebellari sono la diminuita resistenza agli spostamenti passivi dei segmenti corporei (*ipotonìa*) e il *tremore cinetico,* un tipo di tremore presente soltanto durante l'esecuzione del movimento e che tende ad aumentare in ampiezza man mano che ci si avvicina al bersaglio. Altre patologie hanno sintomi interpretabili come disturbi della coordinazione; per esempio, l'assenza di propriocezione (Gordon et al., 1995), la *distonia* (Inzelberg et al., 1995) e la corea di Huntington (Smith et al., 2000).

L'analisi dei movimenti mono-articolari nei pazienti con atassia cerebellare (Brown et al., 1990) rivela profili di velocità asimmetrici, con un aumento della durata della fase di decelerazione. Lo stesso fenomeno è stato osservato nei movimenti a più gradi di libertà (Becker et al., 1990; Sanguineti et al., 2003), dove sono molto più evidenti sintomi quali l'incoordinazione di spalla e gomito, la curvatura delle traiettorie della mano e la dismetria (Bastian et al., 1996). Questi autori hanno suggerito che l'asimmetria del profilo di velocità sia principalmente dovuta a una scorretta temporizzazione fra le rotazioni delle diverse articolazioni, perché le singole articolazioni esibiscono profili di velocità pressoché normali.

Una situazione opposta è stata riscontrata in altre patologie che comportano un pesante coinvolgimento della coordinazione motoria, quali la corea di Huntington, la distonia e l'assenza di propriocezione. In particolare, è stato dimostrato (Smith et al., 2000) che i sintomi iniziali della corea di Huntington sono interpretabili come una anormalità nei meccanismi correttivi del controllo, il cui ruolo è prevalente durante la fase finale del movimento. Per quanto riguarda la distonia, sono stati rilevati un aumento di durata della fase di decelerazione del movimento (Inzelberg et al., 1995), unita a un generale peggioramento della prestazione in assenza di visione, che ha suggerito problemi di integrazione sensori-motoria.

Siccome la corea di Huntington produce una degenerazione del nucleo caudato, che fa parte dei nuclei della base, si potrebbe ipotizzare che le reti deputate al controllo anticipatorio siano probabilmente localizzata nel cervelletto, mentre quelle relative al controllo retroattivo coinvolgano i nuclei della base e il circuito cortico-talamico.

6.3.4 Il ruolo dei gangli della base

Il controllo motorio dipende da un complesso sistema gerarchico di strutture corticali e sottocorticali fra le quali rivestono fondamentale importanza i gangli della base (soprattutto il nucleo *striato* e il nucleo *accumbens*) (Damasio, 1989). Questi nuclei regolano alcune attività cognitive relative alla memoria spaziale (De Leonibus et al., 2005), nonché l'esecuzione motoria in un preciso contesto e le componenti motivazionali del movimento. Per regolare tali funzioni, che consentono la preparazione dell'azione, la sua contestualizzazione e il suo stato di progressione nell'esecuzione, i gangli della base sono strettamente interconnessi alla corteccia cerebrale. Anche il cervelletto prende parte a questo compito di modulazione dell'azione. I gangli della base e il cervelletto rivestono altresì un ruolo determinante in vari aspetti delle funzioni linguistiche, a sostegno dell'ipotesi dell'esistenza di una stretta correlazione tra motricità e sviluppo linguistico (Piattelli-Palmarini, 1980). La parte ventrale dello striato viene raggiunta da informazioni provenienti dal sistema limbico, che controlla le funzioni emotive, e in particolare dall'amigdala, dall'ippocampo, dalla corteccia prefrontale e da quella entorinale: essa rappresenta un crocevia tra corteccia frontale e sistema limbico svolgendo un ruolo fondamentale nell'attenzione, nella motivazione, nel rinforzo e nell'espressione del comportamento.

Molte patologie dei gangli della base, soprattutto quelle a carico del sistema talamo-striato, risulterebbero associabili ad alterazioni vascolari del poligono di Willis, soprattutto a carico delle arterie striatali, rami perforanti che si originano dalle carotidi interne e dalle cerebrali posteriori (Poulin et al., 1996).

Nei soggetti in età avanzata è stata osservata una notevole involuzione del *putamen* e del nucleo *caudato*. Ricerche sul cervello di scimmia, condotte con tomografia ad emissione di positroni, dimostrano che i soggetti adulti – comparati con quelli giovani – presentano una minore portata del flusso cerebrale a livello del cervelletto, dell'ippocampo (e della corteccia cerebrale attigua), dello striato, della corteccia occipitale, temporale, frontale e del cingolo. I risultati nella scimmia sarebbero rapportabili a quelli riscontrabili nella specie umana dove si possono osservare analoghi decrementi con l'avanzare dell'età. Alcuni studi sperimentali mettono in rilievo come un infarto nei territori di pertinenza delle arterie tubero-talamiche e delle paramediane, oppure un'emorragia nel *putamen*, comportino particolari tipi di afasia. Le afasie sub-corticali si configurano come patologie del linguaggio, relazionate a difetti della circolazione sanguigna cerebrale con disconnessioni funzionali tra aree corticali e nuclei del talamo, dello striato e della capsula interna.

Studi su pazienti affetti da schizofrenia mostrano l'esistenza di ampie oscillazioni emodinamiche che, riguardo alla velocità nelle arterie cerebrali medie, presentano variazioni tra il 15 e il 35% rispetto alla media. Negli stessi vasi, si riscontrano anche anomali indici di pulsazione e un incremento delle resistenze periferiche nei territori di pertinenza (Greicius, 2008).

Di recente è stata dimostrata l'esistenza di una intensa ipoperfusione a livello dei gangli basali, del talamo, della corteccia prefrontale, fronto-laterale e parieto-occipitale in pazienti affetti da malattia di Parkinson. Questi dati sono stati confutati da altri studi.

Secondo Pibram (Pibram, 1971), i disordini dei circuiti motori situati a livello dei gangli della base e delle connessioni talamo-corticali che coinvolgono il *putamen*, sarebbero la causa della balbuzie. Sarebbero infatti presenti aspetti similari tra la balbuzie e la distonia, per un possibile coinvolgimento del sistema dopaminergico.

L'attività di molti neuroni dei gangli della base è strettamente dipendente dal contesto comportamentale. Tale osservazione suggerisce l'ipotesi che i gangli della base diano inizio al movimento secondo modalità contesto-dipendenti. È stato dimostrato che l'attività contesto-dipendente a livello dei gangli della base viene acquisita attraverso processi di apprendimento. I neuroni dopaminergici, ad esempio, rispondono a stimoli sensoriali esterni di tipo punizione-ricompensa solo durante i primi stadi di apprendimento di un compito motorio. I neuroni dello striato apprendono un'attività correlata al compito che scompare dopo lesioni selettive dei neuroni nigrostriatali dopaminergici: afferenze di tipo limbico convogliano informazioni correlate al sistema punizione-ricompensa sia direttamente allo striato sia indirettamente attraverso il sistema dopaminergico nigrostriatale (de la Fuente Fernandez et al., 2000).

I gangli della base contribuiscono a dare l'avvio ai movimenti. Le loro lesioni possono causare gravi disordini del movimento quali discinesie, rigidità, tremore ed *emiballismo*. I gangli della base sono stati per lungo tempo considerati come strutture critiche realmente coinvolte nei meccanismi motori, soprattutto nell'inizio del movimento. Tuttavia non è ancora chiaro come queste strutture vengano coinvolte. È dimostrato che i gangli della base partecipano al controllo del movimento.

Tuttavia, si è potuto notare che l'attività neuronale correlata al movimento, conservata a livello dei gangli della base, avviene di frequente in ritardo rispetto ai primi movimenti muscolari coinvolti nel compito motorio. La discrepanza temporale ha sollevato seri dubbi circa il ruolo dei gangli della base all'inizio del movimento.

È stata invece sollevata l'ipotesi di ulteriori possibili ruoli dei gangli della base nelle funzioni di movimento quali la regolazione dell'ampiezza dell'attività muscolare o la definizione di parametri visuo-spaziali del movimento. Il movimento sequenziale in se stesso si rivela importante per la codificazione dell'inizio del movimento a livello dei gangli della base. I neuroni dell'area motoria supplementare vengono attivati in modo specifico prima dell'inizio di una particolare sequenza di movimento.

Studi di lesione dei gangli della base hanno inoltre dimostrato che non sono presenti anomalie quando si eseguono movimenti singoli, ma che esse divengono evidenti quando si attuano comportamenti motori sequenziali come accade durante l'esame dei tempi di reazione o dei riflessi anticipatori.

Le due stazioni in uscita a livello dei gangli della base, il segmento interno del globo pallido e il sistema nigrostriatale, esercitano importanti effetti inibitori sul talamo e sul mesencefalo, mediati dall'acido gamma-amminobutirrico. I gangli della base possono contribuire all'inizio del movimento in modo contesto-dipendente sia direttamente, promuovendo il verificarsi di un particolare comportamento come sequenza di movimenti multipli, sia indirettamente, inibendo movimenti o posture fra loro in conflitto (Kimura, 1993).

Il sistema dopaminergico nigrostriatale e lo striato sono decisivi per il comportamento appreso. I neuroni mesencefalici contenenti dopamina rispondono a stimoli nuovi e accattivanti per l'individuo, soprattutto a quelli legati al sistema di punizione-ricompensa, durante il condizionamento operante o i compiti di risposta dilazionata spaziale. Le risposte di ricompensa-punizione scompaiono gradualmente con l'abituazione, così che la risposta diviene automatica e i tempi di reazione più brevi e costanti: tali evidenze suggeriscono l'ipotesi che i neuroni dopaminenergici segnalino il valore di appetibilità degli stimoli ambientali e che la loro attività contribuisca all'apprendimento dei comportamenti, attraverso segnali di tipo motivazionale o di rinforzo. L'attività correlata alla motivazione non è dunque confinata al cervello limbico ma è altresì una proprietà dei neuroni nigrostriatali connessi con il caudato e con il *putamen*.

I neuroni dello striato mostrano anche modificazioni della loro attività durante il condizionamento sensori-motorio (Grillner et al., 2005): questi neuroni possono essere considerati come degli interneuroni colinergici, ampiamente distribuiti all'interno del nucleo caudato che sono particolarmente attivi durante il condizionamento classico. Il sistema nigrostriatale dopaminergico può modulare l'attività dei neuroni dello striato non solo in modo fasico, durante l'apprendimento sensori-motorio, ma può anche agire in periodi di tempo più lunghi quando si rende necessario il riutilizzo delle attività neurali già apprese.

I gangli della base fungono da connessione tra il sistema limbico e le afferenze motorie in uscita. Lo striato, che comprende il nucleo caudato, il *putamen* e il nucleo *accumbens*, può essere suddiviso in un distretto funzionale guidato dai segnali provenienti dalla corteccia sensori-motoria, e in un distretto associativo correlato al sistema punizione-ricompensa della corteccia cingolata anteriore e di quella orbitale. Questi distretti striatali e la corrispondente zona di corteccia a cui proiettano sono considerati parte di diverse reti funzionali presenti a livello dei gangli della base.

Il primo distretto regola diversi aspetti del controllo motorio mentre quello associativo modula le funzioni cognitive e quelle motivazionali. È quindi verosimile che i sistemi cognitivo, motorio e motivazionale siano favoriti nella loro interazione dal nucleo caudato e dal *putamen*.

Confrontando il primo distretto con altri sistemi motori come quello cerebellare o quello corticale cerebrale, si può notare come i gangli della base ricevano maggiori afferenze dal sistema limbico, e per questo si ritiene che questo distretto costituisca un sistema di valutazione.

Il secondo distretto è costituito dai neuroni dopaminergici della sostanza nera e della *pars compacta*. Le risposte di questi neuroni sono correlate ai meccanismi del sistema punizione-ricompensa, che costituiscono uno degli stimoli più importanti nei contesti comportamentali, e che possono inviare informazioni di rinforzo dallo striato alla corteccia prefrontale. La risposta dei neuroni dopaminergici è strettamente mediata dal sistema limbico quando occorra valutare stimoli ambientali esterni e interni importanti dal punto di vista biologico: è possibile, ad esempio, valutare se sia presente o meno del cibo, se sia appetibile o meno o, allorché sia presente uno stimolo neutro, se sia relativo al meccanismo di punizione-ricompensa.

Le reazioni comportamentali dell'animale si traducono, nella specie umana, nelle emozioni di gioia, rabbia, piacere o dispiacere in risposta a particolari stimoli e possono divenire comportamenti di tipo ripetitivo o perseverativo, come avviene in alcune patologie che coinvolgono il nucleo caudato e la corteccia frontale.

I due principali meccanismi correlati all'apprendimento comportamentale si trovano dunque a livello dei gangli basali. Il primo è costituito dall'attività comportamentale contesto-dipendente acquisita attraverso l'apprendimento in cui il sistema dopaminergico nigrostriatale gioca un ruolo cruciale. Una supplementazione fasica di dopamina sembra poter attivare i neuroni striatali per l'apprendimento di nuovi comportamenti mentre una supplementazione tonica è utile per il mantenimento del comportamento appreso. Il secondo meccanismo è invece costituito dalle afferenze striatali provenienti dal sistema limbico e dal sistema dopaminergico ed è correlato al rinforzo o all'incentivazione di un'azione.

L'apprendimento basato sul meccanismo punizione-ricompensa è uno dei meccanismi fondamentali alla base del comportamento animale, che è stato studiato in maniera approfondita in ambito psicologico, etologico e neurobiologico. Un dato importante derivato da questi studi riguarda la predicibilità della risposta nell'apprendimento basato sul meccanismo punizione-ricompensa. Se esiste una relazione prevedibile tra uno stimolo sensoriale, come ad esempio un suono o una luce, e la ricompensa, la ricompensa stessa perde il ruolo di rinforzo comportamentale che viene invece assunto dallo stimolo sensoriale. Il mediatore coinvolto nel meccanismo di rinforzo comportamentale è la dopamina: la stimolazione elettrica delle vie dopaminergiche o l'assunzione di farmaci dopamino-agonisti agiscono come stimoli in grado di rinforzare un comportamento (Schultz et al., 1997).

I gangli della base ricevono numerose afferenze dopaminergiche: essi sono ritenuti avere un ruolo importante nel controllo motorio, in seguito all'osservazione dell'insorgenza di una grave sintomatologia motoria in patologie comportanti una loro alterazione, come la malattia di Parkinson o la corea di Huntington.

Anche se il loro meccanismo d'azione fisiologico rimane ancora non del tutto conosciuto, sono stati proposti, nell'ultimo decennio del secolo scorso, nuovi modelli del funzionamento dei gangli della base (Houk et al., 1995; Montague et al., 1996). È noto che i neuroni del nucleo caudato sono coinvolti nei movimenti saccadici oculari e che la loro attività è fortemente dipendente dall'aspettativa di una ricompensa (Kawagoe et al., 1998): sembrerebbe infatti che questi neuroni non codifichino solo i comandi motori ma anche il valore della ricompensa associata al movimento. Questi studi suggerirebbero inoltre l'esistenza di un modello stocastico dell'azione basato sulla predicibilità della ricompensa, consolidando l'ipotesi di una selezione del comportamento motorio in base al valore attribuito all'azione stessa.

6.3.5 Connessioni tra cervelletto e gangli della base

Nonostante l'algoritmo privo di modello dell'apprendimento per rinforzo sia applicabile a un vasto numero di evenienze, il suo impiego non è ancora entrato nell'uso comune (Doya, 2000).

Il cervelletto costituisce il luogo più plausibile dove immagazzinare le rappresentazioni interne del nostro corpo e dell'ambiente che ci circonda, mentre i gangli della base sono le strutture in grado di definire il valore di una funzione. Queste due caratteristiche possono essere impiegate congiuntamente per implementare lo schema di apprendimento basato sul rinforzo derivato dal sistema punizione-ricompensa: nonostante non esista infatti alcuna connessione anatomica che colleghi il cervelletto con i gangli della base, le due strutture sono in grado di comunicare tra loro in modo interdipendente, attraverso i circuiti che ciascuna di esse invia alla, e riceve dalla corteccia cerebrale (Doya, 1999).

Un'azione immaginata da un modello proattivo interno alle strutture cerebellari, può essere rappresentata a livello della corteccia cerebrale, da dove viene poi trasmessa ai gangli della base che ne codificano il valore stabilendo se l'azione può essere eseguita o meno. Studi sperimentali eseguiti con neuroimmagini (Goldman-Rakic, 2000) hanno dimostrato che, durante i compiti di apprendimento motorio, le zone laterali del cervelletto e l'area premotoria frontale vengono massivamente attivate, suggerendo l'ipotesi che durante l'apprendimento di nuove abilità, vengano messe in atto delle strategie di tipo seriale. La teoria dell'apprendimento per rinforzo pare dunque ben applicabile ai meccanismi di apprendimento di comportamenti diretti ad uno scopo e può risultare utile per comprendere il ruolo delle reti neurali interne ai nuclei della base e di quelle che mettono in connessione i gangli basali con la corteccia cerebrale e il cervelletto.

Bibliografia

Bastian AJ, Martin TA, Keating JG, Thach WT (1996) Cerebellar ataxia: abnormal control of interaction torques across multiple joints. J Neurophysiol 76:492–509

Becker WJ, Kunesch E, Freund HJ (1990) Co-ordination of a multi-joint movement in normal humans and in patients with cerebellar dysfunction. Can J Neurol Sci 17:264–274

Brown SH, Hefter H, Mertens M, Freund HJ (1990) Disturbances in human arm trajectory due to mild cerebellar dysfunction. J Neurol Neurosur Ps 53:306–313

Case TN (2004) Striatal plasticity and extrapyramidal motor dysfunction. Parkinsonism Relat D 10:305–313

Damasio AR (1985) Disorders of complex visual processing agnosias, achromatopsia, Balint's syndrome, and related difficulties of orientation andconstruction. In: Mesulam MM (ed) Principles of behavioural neurology, Vol. 1. Davis, Philadelphia pp 259–288

Damasio AR (1989) Time-locked multiregional retroactivation: A systems-level proposal for the neural substrates of recall and recognition. Cognition 33:25–62

de la Fuente-Fernandez R, Kishore A, Calme DB et al (2000) Nigrostrial dopamine system and motor lateralization. Behav Brain Res 112(1-2):63–68

De Leonibus E, Oliverio A, Mele A (2005) A study on the role of the dorsal striatum and the nucleus accumbens in allocentric and egocentric spatial memory consolidation. Learn Mem 12:491-503

De Renzi E, Lucchelli F (1988) Ideational apraxia. Brain 111:1173–1185

De Renzi E, Faglioni P (1996) L'aprassia. In: Denes G, Pizzamiglio L (a cura di) Manuale di neuropsicologia. Zanichelli, Bologna

Doya K (1999) What are the computations of the cerebellum, the basal ganglia, and the cerebral cortex. Neural Netw 12(7–8):961–974

Doya K (2000) Reinforcement learning in continuous time and space. Neural Comp 12(1):243–269

Ferrari A, Cioni G (2005) Le forme spastiche della paralisi cerebrale infantile. Springer, Milano

Flanagan JR, Vetter P, Johansson RS, Wolpert DM (2003) Prediction precedes control in motor learning. Curr Biol 13:146-50

Geschwind N, Kaplan EA (1962) Human cerebral disconnection syndromes. Neurology 12:675–685

Goldman-Rakic P (2000) Localization of function all over again. Neuroimage 11:451–457

Gordon J, Ghilardi MF, Ghez C (1995) Impairments of reaching movements in patients without proprioception, I. Spatial errors. J Neurophysiol 73:347–360

Greicius M (2008) Resting-state functional connectivity in neuropsychiatric disorders. Curr Opin Neurol 21:424–430

Grillner S, Hellgren J, Ménard A et al (2005) Mechanisms for selection of basic motor programs – roles for the striatum and pallidum. Trends Neurosci 28(7):364–370

Heilman KM, Rothi LJ, Valenstein E (1982) Two forms of ideomotor apraxia. Neurology 32:342–346

Holmes G (1939) The cerebellum of man. The Hughlings Jackson Memorial Lecture. Brain 62:1–30

Houk JC, Adams JL, Barto AG (1995) A model of how the basal ganglia generate and use neural signals that predict reinforcement. In: Houk JC, Davis JL, Beiser DG (eds) Models of information processing in the basal ganglia. MIT Press, Cambridge pp 249–270

Inzelberg R, Flash T, Schechtman E, Korczyn AD (1995) Kinematic properties of upper limb trajectories in idiopathic torsion dystonia. J Neurol Neurosur Ps 58:312–319

Kawagoe R, Takikiwa Y, Hikosaka O (1998) Expectation of reward modulates cognitive signals in the basal ganglia. Nature Neurosci 1(5):411–416

Kimura D (1993) Neuromotor mechanisms in human communication. Oxford University Press, Oxford

Montague PR, Dayan P, Sejnowski TJ (1996) A framework for mesencephalic dopamine systems based on predictive Hebbian learning. J Neurosci 16:1936–1947

Piattelli-Palmarini M (1980) Preface and introduction to language and learning: the debate between Jean Piaget and Noam Chomsky (the Royaumont debate). Harvard University Press

Pick A (1902) Zur Psychologie der motorischen Apraxie. Neurologische Zentralblatt 21:994–1000

Poulin MJ, Robbins PA (1996) Indexes of flow and cross-sectional area of the middle cerebral artery using doppler ultrasound during hypoxia and hypercapnia in humans. Stroke 27:2244-50

Pribram KH (1971) Languages of the brain; experimental paradoxes and principles in neuropsychology. Prentice-Hall, Englewood Cliffs

Sanguineti V, Morasso P, Baratto L et al (2003) Cerebellar ataxia: Quantitative assessment and cybernetic interpretation. Hum Movement Sci 22:189–205

Schultz W, Dayan P, Montague PR (1997) A neural substrate of prediction and reward. Science 275:1593–1599

Sims A (1997) Introduzione alla psicopatologia descrittiva. Cortina, Milano

Smith MA, Brandt J, Shadmehr R (2000) Motor disorder in Huntington's disease begins as a dysfunction in error feedback control. Nature 403:544–549

Van Lancker DR, Carter GJ (1982) Impairment of voice and face recognition in patients with hemispheric damage. Brain Cognition 1:185–195

Movimento, apprendimento, comunicazione

7

7.1 Apprendimento e memoria

La conoscenza sempre più approfondita delle funzioni cerebrali ha evidenziato il ruolo fondamentale che i processi senso-motori svolgono in varie operazioni cognitive. L'apprendimento motorio può essere considerato come lo stabilirsi di un modello interno che rappresenta la combinazione tra le informazioni sensoriali e quelle motorie (Wolpert et al., 1995). Durante le prime fasi di apprendimento, i movimenti sono piuttosto goffi, altamente dipendenti dai meccanismi di informazione retroattiva e richiedono grande attenzione (Atkeson, 1989). In seguito, l'accuratezza e la velocità dell'azione aumentano con l'esercizio e i processi retroattivi divengono sempre meno importanti (Preilowski, 1977).

Nel corso del suo sviluppo, il cervello si affida all'esperienza tattile e a quella motoria per implementare le aree sensitive e motorie che rappresentano il punto di partenza per la successiva maturazione delle aree corticali, soprattutto di quelle deputate alla funzione linguistica e alle facoltà superiori. Numerosi studi hanno dimostrato che l'attività motoria influisce anche sulla socializzazione e sull'intelligenza emotiva, ovvero sulla capacità di riconoscere le emozioni altrui e di rispondere ad esse empaticamente (Ekman e Friesen, 1989).

I segnali di natura somatica rivestono un ruolo importante nel processo di costruzione della mente (Feldekrais, 1949). Gli stati di tensione muscolare, il ritmo cardiaco e i cambiamenti relativi all'attivazione del sistema vegetativo costituiscono le afferenze percettive che contribuiscono alla rappresentazione del mondo circostante. Nel neonato, la cosiddetta *sincronia interattiva* si rivela il primo segno di coinvolgimento somatico: i bambini di poche settimane di vita rispondono infatti al linguaggio umano attivando una sequenza di micromovimenti. Il ruolo della motricità nella costruzione della mente (Oliverio, 2001) risulta evidente fin dai primi stadi dello sviluppo: il neonato, attraverso movimenti sempre più selettivi e precisi, acquisisce la capacità

di compiere azioni idonee a modificare l'ambiente che lo circonda. Con il tra-
scorrere del tempo, queste azioni divengono sempre più coordinate e fondate
su sequenze dipendenti dalla memoria. La memoria procedurale, sino a che
non compare un significato dovuto alla memoria semantica, rappresenta il
punto di partenza delle competenze linguistiche che si acquisiranno successivamente e si basa su sequenze motorie, molto simili ai movimenti delle mani,
finalizzate ad emettere serie di suoni significativi (Freeman, 2001).

In tale circostanza il pensiero viene formulato per decidere quale debba
essere il movimento successivo. Esiste una stretta connessione tra pensiero e
azione: il pensiero cosciente è strettamente correlato alle stesse aree della
corteccia responsabili del movimento eseguito o immaginato e pertanto atti-
viamo le stesse aree cerebrali sia quando immaginiamo un movimento sia
quando lo pianifichiamo (Jeannerod, 1995). I complessi schemi motori, che
guidano le sequenze temporali di attivazione dei muscoli degli arti, altro non
sono che schemi di memoria procedurale. Il movimento viene appreso per
prove ed errori, quindi corretto e memorizzato in uno schema procedurale
(Mulder et al., 2004).

Le aree corticali che elaborano le informazioni sensitive e controllano il
movimento risultano coinvolte anche in vari aspetti della memoria linguistica
(Lurija e Hutton, 1977): le parole che indicano un colore, ad esempio, attivano le stesse zone della corteccia temporale inferiore deputata alla percezione
del colore stesso; i verbi di movimento attivano aree localizzate anteriormen-
te a quelle coinvolte nella percezione del movimento e a quelle motorie corrispondenti della corteccia frontale (Mckay, 1987)).

Possiamo solitamente distinguere due modalità di apprendimento motorio:
una esplicita e una implicita (Pascual-Leone et al., 1994). L'apprendimento
esplicito richiede una rielaborazione cosciente delle precedenti esperienze
mentre quello implicito viene definito come una forma non cosciente e non
intenzionale di apprendimento, caratterizzato da miglioramenti comportamentali. Le abilità motorie, controllate in modo esplicito nei primi stadi di
apprendimento, vengono guidate in modo implicito e automatico quando l'a-
zione è stata ben appresa. Numerosi dati sperimentali suggeriscono l'ipotesi
che il controllo motorio sia distinto in tre diverse fasi (Halsband, 2006):
• uno stadio iniziale in cui vengono eseguite azioni lente sotto stretto controllo sensoriale, con andamento irregolare dei movimenti e tempo di esecuzione variabile;
• uno stadio intermedio che prevede una graduale acquisizione delle mappe
  senso-motorie e un'aumentata velocità di esecuzione;
• uno stadio avanzato, caratterizzato da prestazioni rapide e automatizzate,
  con movimenti sincronizzati e controllo sensoriale esteso a tutto campo.

Durante le fasi iniziali di apprendimento, i soggetti devono trovare autonomamente i movimenti corretti, come sempre avviene durante l'apprendimento per prove ed errori, prestando attenzione alle afferenze sensoriali, stabilendo nuove associazioni senso-motorie in modo arbitrario e strettamente
dipendente dalle capacità attentive (Petersen et al., 1994), decisionali e di

selezione dei movimenti sulla base delle riafferenze sensoriali e della memoria di lavoro. Una volta trovati i movimenti corretti e codificata la mappa senso-motoria, le afferenze sensoriali devono essere consolidate all'interno della memoria di lavoro per essere tradotte in una efferenza di tipo motorio (Deiber et al., 1997): l'esecuzione dell'azione è ancora lenta e poco raffinata e le informazioni retroattive e i processi attentivi giocano ancora un ruolo cruciale (Atkeson, 1989; Shadmehr e Mussa-Ivaldi, 1994). Con l'esperienza, le mappe senso-motorie divengono maggiormente consistenti e vengono immagazzinate nella memoria a lungo termine. Le informazioni visive vengono trasformate, in modo rapido e accurato, in precise risposte motorie (Hilner e Goodale, 1995). A questo punto l'azione può essere eseguita a velocità più elevata e con scarsa richiesta di controllo retroattivo fino a divenire, dopo lunga pratica, del tutto automatica quando, finalmente, può essere eseguita con estrema velocità e precisione anche se il soggetto non presta più attenzione al suo svolgimento.

7.2   La plasticità neurale

L'ipotesi proposta da Donald Hebb (Hebb, 1949) concernente l'esistenza di una plasticità del sistema nervoso strettamente correlata al suo utilizzo, ha influenzato numerosi studi successivi sull'argomento. Le ricerche focalizzate sulla possibilità di indurre fenomeni di plasticità cerebrale sono state applicate per promuovere lo sviluppo infantile, per prevenire i fenomeni di invecchiamento e per il recupero delle funzioni lese dopo danno cerebrale.

L'essere umano è un organismo altamente adattativo e flessibile. Come specie ha cercato di adattarsi, riuscendovi, a un'estrema varietà di ambienti. La plasticità neuronale è una caratteristica intrinseca del sistema nervoso che gli conferisce sia la capacità di apprendere sia la capacità di adattarsi in risposta a un danno, ovvero di riapprendere (Purves, 1988).

La plasticità rappresenta un'invenzione dell'evoluzione per consentire al sistema nervoso di superare le restrizioni imposte dal proprio genoma e quindi di adattarsi alle pressioni ambientali, ai cambiamenti fisiologici e all'esperienza. È la capacità dei circuiti nervosi di poter variare struttura e funzione in risposta agli stimoli sia durante lo sviluppo sia nel corso della vita adulta (Ramachandran, 1993).

Durante il primo periodo di sviluppo del cervello, la plasticità è molto alta: si verifica allora una selezione di alcuni circuiti neuronali con l'eliminazione di altri. Nel corso della vita adulta molti circuiti rimangono sostanzialmente stabili, ma le popolazioni di neuroni continuano a mantenere una loro dinamicità, riorganizzandosi sotto l'influenza del mondo esterno per rispondere a particolari esigenze motorie, sensoriali, cognitive o affettive.

La plasticità neuronale cambia nel corso della vita, in maniera diversa a seconda del tipo di compito e della specie (Hlustik et al., 2004).

Nell'individuo adulto in condizioni fisiologiche, la plasticità neuronale riguarda soprattutto le sinapsi. La plasticità nell'adulto è di fondamentale importanza nei fenomeni di recupero che si hanno dopo lesione del sistema nervoso. Questa plasticità, che un tempo veniva attribuita esclusivamente al sistema nervoso periferico, è invece molto attiva anche nel sistema nervoso centrale.

Fino a pochi decenni fa si riteneva che la *neurogenesi*, ovvero la produzione di nuove cellule neuronali nel cervello, fosse esclusivamente un fenomeno appartenente alla vita fetale. Il rimaneggiamento del sistema nervoso era unicamente devoluto allo stabilirsi di nuove connessioni sinaptiche. Le ricerche svolte negli ultimi anni hanno fatto cadere questo dogma.

Il sistema nervoso è un sistema dinamico autopoietico in grado di autoorganizzarsi. Esistono due aree cerebrali, l'*insula*, struttura cruciale per il funzionamento della memoria, e il *bulbo olfattivo*, che riceve afferenze sensitive dalle cellule olfattive del naso, che è anch'esso associato alla memoria e che è composto da cellule in grado di riprodursi anche durante l'età adulta.

Durante tutto l'arco della vita, la neurogenesi viene iniziata e mantenuta dal movimento, dall'esplorazione, dall'interazione e dall'esperienza fisica del piacere e dalla sua ricerca (Doyon e Benali, 2005).

I processi di riparazione del sistema nervoso sono alla base delle nostre capacità di apprendimento che si realizza ogni qualvolta noi interagiamo con l'ambiente. La capacità di comunicazione tra le cellule, o fra gruppi di cellule, si dimostra cruciale per la sopravvivenza di ogni organismo multicellulare.

7.3   L'esperienza sensoriale

È di Albert Einstein l'affermazione che "l'apprendimento è esperienza, ogni altra cosa è solo informazione". Una delle maggiori componenti della nostra esperienza deriva dalle afferenze sensitive che ci giungono attraverso vista, udito, gusto, olfatto e tatto. Oltre i normali cinque sensi, ne sono stati scoperti altri 14 di cui conosciamo i siti recettoriali, come il senso dell'orientamento magnetico, della pressione atmosferica, dell'umidità e della secchezza e così via (Lurija e Simernitskaya, 1977).

I nostri apparati sensitivi iniziano a svilupparsi già prima della nascita allorché l'embrione ha la capacità di rispondere ai suoni che, a sole tre settimane dal concepimento, è in grado di percepire. Dopo la nascita, la prima occupazione del neonato è quella di soddisfare le proprie necessità di nutrimento e di accudimento. La percezione gioca un ruolo significativo circa la consapevolezza del mondo ma anche riguardo la capacità di comprenderlo e di imparare da esso.

Il primo sistema sensoriale che si sviluppa, intorno ai cinque mesi di età gestazionale, è il sistema vestibolare (*vestibolo* è parola greca che significa *entrata*) che controlla il senso del movimento e dell'equilibrio e attraverso il quale apprendiamo l'esistenza della forza di gravità. Durante lo sviluppo il sistema percettivo è strettamente legato al sistema vestibolare che fornisce l'equilibrio necessario per muoversi partendo da una posizione statica: i neonati iniziano a muoversi attivando prima la muscolatura assiale, la muscolatura mediana del tronco, per poi acquisire progressivamente i movimenti distali fino a padroneggiare le possibilità motorie raffinate e complesse delle mani e dei piedi. Il sistema vestibolare è fondamentale sia per il nostro sviluppo sia per la nostra vita, in quanto è in grado di integrare le afferenze sensoriali che forniscono informazioni riguardo la forza di gravità e il movimento, nonché riguardo alle azioni dei muscoli del corpo e alla nostra posizione nello spazio. A ventiquattro settimane di età gestazionale il feto mostra la presenza di movimenti rapidi degli occhi durante il sonno e risponde agli stimoli sonori chiudendo le palpebre e muovendosi nel liquido amniotico.

L'udito è la prima linea di difesa del bambino che tende istintivamente l'orecchio dominante quando dorme per poter cogliere i suoni provenienti dall'ambiente. Se il suono non è familiare, è alto o improvviso, il piccolo mette allora in atto una reazione spontanea, iniziando a piangere nel tentativo di allontanare il pericolo e cercando aiuto.

Anche l'olfatto si rivela abbastanza sviluppato nel neonato, in quanto è strettamente legato alla memoria e gioca un ruolo importante negli apprendimenti che il bambino manifesta dopo la nascita.

Il tatto fa aumentare la produzione di un ormone specifico, prodotto all'interno del nostro cervello, il *fattore di crescita nervosa*, che stimola la crescita degli assoni e lo sviluppo della rete neurale. L'esperienza tattile incrementa l'attività dell'ippocampo, un centro importante per l'apprendimento spaziale e per la memoria. È curioso notare come, anche in età adulta, alcuni studenti riferiscono di conseguire una miglior capacità di concentrazione e di apprendimento se possono svolgere una qualche attività di manipolazione tattile durante le lezioni.

La visione è un fenomeno molto complesso e solo una piccola percentuale di essa, meno del 5%, avviene all'interno dell'occhio. Il restante 95% avviene a livello cerebrale, spesso in associazione con gli stimoli tattili (Lurija e Homskaja, 1962): manipolando gli oggetti il bambino impara a conoscerne le dimensioni, la consistenza, la forma e persino il colore. Solo dopo l'anno di età, con l'acquisizione della piena acuità visiva e della visione binoculare, il piccolo diviene in grado di distinguere visivamente i colori, mentre la percezione tattile gli fornisce ben prima gli strumenti necessari a discriminare le differenti lunghezze d'onda che caratterizzano le diverse qualità visive di ogni colore. Questa capacità rimane inalterata nei soggetti non vedenti dalla nascita, mentre viene soppressa dal prevalere della funzione visiva nei normovedenti.

Il bambino impara, mediante l'uso di libri, di film e di altre forme d'arte, a vedere in due dimensioni lo spazio che nella realtà è in tre dimensioni. I nostri occhi si sono evoluti per muoversi e adattarsi alle condizioni di luce dell'ambiente, in modo da fornire maggiori dettagli circa il mondo che ci circonda. In un ambiente tridimensionale, gli occhi sono in movimento costante per raccogliere informazioni sensoriali e per costruire le immagini complesse necessarie all'apprendimento. L'ambiente tridimensionale, all'interno del quale gli occhi sono in costante movimento, fornisce al cervello immagini integrate con altre informazioni sensoriali che permettono a loro volta di integrare il nostro corpo rispetto alle forme e ai movimenti di oggetti e persone presenti nell'ambiente, di sviluppare la coscienza spaziale (Jeannerod e Jacob, 2005) necessaria per una corretta percezione e di implementare le capacità visive essenziali per la conoscenza. La visione tridimensionale si dimostra indispensabile per l'apprendimento, anche se nel momento storico attuale viene privilegiata la focalizzazione bidimensionale, come quella che si produce guardando libri, fogli, computer e videogiochi: una considerazione di tipo evolutivo dimostra invece come i coni e i bastoncelli, i recettori della visione situati a livello della retina, non siano strutturati per un tipo di apprendimento che avviene stando seduti per lungo tempo svolgendo unicamente attività quali la lettura o la visione di uno schermo televisivo o di un computer. Gli occhi hanno necessità di esperire attivamente il mondo come un tutt'uno in modo che la visione si possa sviluppare in modo completo. Il modificarsi delle abitudini dei bambini rispetto alle prime esperienze visive è verosimilmente alla base dei sempre più frequenti disturbi della lettura e dell'apprendimento che si riscontrano in età evolutiva.

La *propriocezione* è il senso della localizzazione del proprio corpo nello spazio ed è uno dei più importanti mezzi per giungere alla conoscenza. Charles Sharrington (1906) ha descritto questo senso come il nostro *senso segreto*, ovvero il nostro *sesto senso*. Alain Berthoz (1997), nei suoi studi relativi al *senso del movimento*, ha esplicitato chiaramente l'idea che il movimento sia strettamente connesso all'input sensoriale. Molti altri studiosi prima di lui avevano adottato questa nozione quale paradigma del concetto motorio. Abbandonando l'ipotesi che il movimento avesse origine in alcune zone del cervello per dar luogo all'azione seguendo le vie efferenti, si è andata progressivamente affermando l'idea che il movimento trovi la propria origine nella sensazione e nella percezione.

Negli anni '40 del Novecento, Alexander Lurija (1980), studiando un particolare tipo di aprassia, osservò, utilizzando un tracciato elettromiografico, che la lesione responsabile dei sintomi manifestati dal paziente da lui osservato era localizzata nelle aree sensitive primarie della corteccia cerebrale, in sede post-rolandica e non, come ci si sarebbe invece aspettati, nelle zone motorie primarie situate in sede pre-rolandica. A seguito dell'asportazione chirurgica della lesione neoplastica che causava il disturbo aprassico, si poté verificare non solo il miglioramento clinico del paziente, ma anche la ripresa corretta del pattern del tracciato elettromiografico. Questo consolidò l'idea che anche un disturbo squisitamente di tipo motorio potesse essere dovuto a una lesione delle zone sensitive. Negli stessi anni, Nikolaij Bernsteijn (1967), uno degli anticipatori di alcune teorie che oggi costituiscono il fondamento delle scienze del movimento, aveva ribadito il concetto che, per una corretta esecuzione del movimento, sono necessari input sensitivi appropriati e che, in mancanza di afferenze sensitive non è possibile alcuna esecuzione motoria. Secondo l'idea di Bernsteijn, il movimento dovrebbe essere dunque l'effettore finale del complesso processo cerebrale definito come azione.

Quando, nel 1998, Mesulam pubblicò sull'autorevole rivista Brain l'articolo "From sensation to cognition", si consolidò l'idea che il cervello fosse composto da reti neuronali in stretta connessione fra loro e che il loro funzionamento fosse strettamente interdipendente. Nell'articolo non viene esplicitamente considerata la funzione motoria, ma si ribadisce il concetto che le informazioni sensitive sono soggette a un'elaborazione associativa estensiva e a una modulazione attentiva, prima di essere incorporate nella struttura cognitiva (Mesulam, 1998). Secondo questa ipotesi il cervello umano contiene perlomeno cinque reti neurali anatomicamente distinte: una rete per la cognizione spaziale che si basa su un centro transmodale sito nella corteccia parietale posteriore e nel campo visivo frontale, una rete per il linguaggio che è situata nelle aree di Broca e di Wernicke, una rete per la memoria esplicita e per le emozioni, sita nell'ippocampo e nel complesso interneuronale dell'amigdala, una rete per il riconoscimento dei volti e degli oggetti, nella corteccia temporo-mediale e una rete per la memoria di lavoro e le funzioni esecutive, nella corteccia prefrontale laterale e, probabilmente, nella corteccia parietale posteriore. Le modalità sensoriali individuali che danno luogo a un flusso di processi diretti alle zone transmodali di ciascuna di queste reti, dove subiscono modulazioni percettive, motivazionali ed emozionali, comprese quelle correlate alla memoria di lavoro, alla ricerca del nuovo e dell'immaginazione, diventano sempre più accentuate man mano che le componenti in uscita dalle aree unimodali contribuiscono a creare una visione soggettiva del mondo percepito.

Se consideriamo la scala evolutiva filogenetica, non possiamo fare a meno di notare che le zone sensitive e quelle motorie sono unificate ai livelli più bassi di essa, costituendo di fatto un tutto unico. Dai primati in avanti, le due zone risultano nettamente distinte dalla scissura rolandica, anche se alcuni studi di carattere anatomo-fisiologico hanno sollevato l'ipotesi che le due zone non siano nettamente distinte sia anatomicamente che funzionalmente: la sensazione giunge alle zone primarie, per poi essere elaborata e integrata nelle zone retrorolandiche in varie forme di percezione, mentre gli impulsi motori si formano direttamente a livello centrale, in particolare nelle zone frontali, per poi seguire una via di uscita attraverso la zona motoria primaria fino agli effettori periferici costituiti dai muscoli e dalle articolazioni dall'apparato locomotore.

Un ambiente sensorialmente arricchito è indubbiamente importante per l'apprendimento (Kelso et al., 1990), anche se è stato dimostrato che la competenza dell'adulto nell'apprendere deriva da due altri fattori che devono necessariamente coesistere durante i primi stadi di sviluppo: la libertà di esplorare l'ambiente senza essere sottoposti a molte restrizioni e la disponibilità dei genitori ad agire e interagire col bambino quando questi pone delle domande. Attualmente, però, il nostro sistema formativo-educativo si affida forse eccessivamente al linguaggio e all'istruzione mediatica per veicolare gli apprendimenti.

L'esperienza invece, mettendo alla prova tutti i sensi, le emozioni e le capacità motorie ci coinvolge completamente rispetto agli eventi reali che si verificano nel momento in cui li esperiamo. Esplorando l'ambiente ritorniamo a esperienze passate attivando processi di memoria che consolidano gli apprendimenti. In tale contesto le parole si dimostrano di fondamentale aiuto per organizzare i nostri pensieri rispetto alle nostre sensazioni ma non possono sostituire la forza e la vita dell'esperienza reale (Kugler et al., 1989-1990).

7.4   Il ruolo delle emozioni

Siamo soliti operare una distinzione tra pensiero ed emozione nello stesso modo e nella stessa misura in cui operiamo una distinzione fra mente e corpo. Questo tipo di distinzione, in realtà, non esiste: il corpo e le emozioni sono intimamente legati attraverso complesse reti neurali e funzionano come un tutt'uno per poter arricchire le nostre conoscenze. Lo sviluppo emozionale è essenziale per comprendere le relazioni, il pensiero razionale, l'immaginazione e la creatività ed è importante anche per la salute del nostro corpo: le emozioni producono effetti a livello della memoria e controllano chimicamente la capacità di migrazione dei monociti che sono fondamentali nel nostro sistema di difesa dalle aggressioni da parte dei microrganismi.

Il limite principale mostrato dagli studi sull'*intelligenza artificiale* consiste proprio nella loro mancata considerazione del ruolo delle emozioni. Queste non sono infatti una forma di pensiero, e neppure un modo addizionale di pensare, anche se sono da considerarsi fondamentali per esso. Le emozioni non sono separabili dal pensiero e sono quindi inestricabilmente connesse con gli stati corporei che le mantengono e aiutano a definirle.

Non pensiamo soltanto col cervello, ma con cervello e corpo insieme. Antonio Damasio (2000) ha dimostrato che, quando le emozioni sono dissociate dalla cognizione, non si verificano comportamenti razionali né apprendimenti. Esse sono fondamentali per prendere decisioni razionali utili per la nostra sopravvivenza, ovvero per attuare il processo di *decision making*. Senza un corretto sviluppo emozionale, l'individuo non è in grado di socializzare in maniera adeguata e di riconoscere i valori della società civile. I soggetti con lesioni del lobo frontale, e in particolare delle vie che connettono direttamente il sistema limbico alle zone frontali, non mostrano difetti di intelligenza o di memoria ma evidenziano dei cambiamenti in due aspetti fondamentali del loro modo di pensare: non sono in grado di prendere decisioni ragionevoli rispetto a problemi di tipo personale o sociale, decisioni che ovviamente erano in grado di prendere prima del verificarsi del danno frontale, e dimostrano una reattività emozionale drasticamente ridotta (Jeannerod, 1990).

Le emozioni vengono elaborate a livello del sistema limbico, determinando il rilascio di un neurotrasmettitore che è in grado di potenziare o deprimere il sistema immunitario. Il sistema limbico consiste di cinque strutture principali: il talamo, l'ipotalamo, i gangli della base, l'amigdala e l'ippocampo.

Il talamo agisce come una stazione di connessione di tutti gli stimoli sensoriali in entrata, tranne quelli olfattivi, e invia gli impulsi motori provenienti dalla corteccia cerebrale, attraverso il tronco dell'encefalo, fino al sistema muscolare. Il talamo, inoltre, elabora gli stimoli dolorifici, la temperatura, le sensazioni di tatto e pressione ed entra in gioco nei processi legati all'emozione e alla memoria.

L'ipotalamo controlla, attraverso la ghiandola pituitaria, la temperatura del corpo, l'ingestione di cibo, la sensazione di sete e il ritmo sonno-veglia. Costituisce anche il centro di tutti quei fenomeni che ci permettono di sostenere in modo durevole le situazioni di emergenza. L'ipotalamo è coinvolto nelle espressioni di rabbia, aggressività, dolore e piacere.

I gangli della base ricevono due tipi prevalenti di afferenze: le informazioni sensitive dalla neocorteccia e le informazioni relative al sistema ricompensa-punizione derivanti da stimoli esterni. Essi sono responsabili del nostro modo di apprendere per prove ed errori come, ad esempio, la capacità di imparare ad andare in bicicletta e coordinano il pensiero che sta alla base della pianificazione dell'ordine e del tempo delle reazioni. I circuiti della neocorteccia sono invece in grado di sostenere un altro tipo di apprendimento, ovvero la capacità di imparare rapidamente nuovi fatti e di organizzarli in vaste strutture gerarchiche che codificano relazioni complesse, come le categorie e le sottocategorie, gli eventi e le relazioni. I nostri antenati nella scala filogenetica (rettili e mammiferi inferiori) venivano principalmente guidati dai gangli della base, mentre l'evoluzione dei mammiferi superiori ha portato all'espansione delle dimensioni relative della neocorteccia. Anche se le conoscenze sui circuiti cortico-striatali sono ancora *in fieri*, sono stati tuttavia compiuti sensibili progressi in relazione alla conoscenza dei meccanismi di trasduzione e percezione sensoriale, come è dimostrato dagli studi concernenti la messa a punto di protesi cocleari e retiniche.

L'ippocampo, unica zona finora nota del cervello dove nuove cellule nervose sono in grado di crescere e riprodursi durante tutto l'arco di vita, utilizza le afferenze sensoriali provenienti dal talamo, la coordinazione motoria propria dei gangli della base e le emozioni mediate dall'amigdala dando luogo ai processi della memoria a breve termine (Tracy et al., 2001).

L'amigdala è strettamente connessa sia alle zone cerebrali deputate ai processi cognitivi sia a quelle coinvolte nell'elaborazione delle emozioni. Tutti i processi di tipo emotivo e cognitivo sono sostenuti da reazioni biochimiche. Circa l'80% di ciò che percepiamo durante la nostra vita dipende da come e da dove noi focalizziamo la nostra attenzione. Se percepiamo un accadimento come pericoloso, viene rilasciata l'*adrenalina*, un neurotrasmettitore responsabile di una serie di comportamenti legati alla sopravvivenza. Aumentando l'adrenalina, aumentiamo anche la produzione del *cortisolo* che fa diminuire la nostra capacità di apprendere e di ricordare. Se invece percepiamo l'accadimento come un'esperienza di apprendimento, o un'accattivante avventura, vengono rilasciati altri neurotrasmettitori come la *dopamina*, l'*acetilcolina*, il *fattore di crescita nervosa*, l'*interferone* e le *interleuchine* facendo aumentare la nostra capacità di stabilizzare e di riorganizzare le reti neurali in modo da poter pensare e ricordare in maniera efficace.

Le emozioni sono dunque di fondamentale importanza anche per le nostre capacità di apprendimento. Le prime emozioni provate dai bambini, sono quelle legate al senso di sicurezza nel sentirsi amati e accuditi, che li mettono in grado di esplorare il mondo circostante senza il bisogno di preoccuparsi costantemente della sopravvivenza. Dall'età di circa 15 mesi, il sistema limbico inizia a elaborare emozioni sempre più complesse, che derivano dalle afferenze sensoriali e dalle capacità motorie acquisite. La musica, soprattutto i suoni armonici, sono considerati, ad esempio, un importante strumento per lo sviluppo emotivo anche prima della nascita e subito dopo di essa, mentre l'esplorazione dell'ambiente assume, nei primi anni di vita, una notevole importanza a tutti i livelli dell'apprendimento, così come l'esprimersi attraverso il movimento è molto importante per lo sviluppo e la gestione delle emozioni.

7.5   Il punto di vista computazionale

Le neuroscienze computazionali si pongono come obiettivo quello di comprendere i meccanismi sottostanti alle funzioni cerebrali in modo da poter riprodurre artificialmente le funzioni osservate. Il termine *computazionale* non ha alcun riferimento ai computer, quanto piuttosto ai principi sottostanti ai metodi che li mettono in grado di funzionare. Le scienze computazionali sono quelle discipline che studiano le regole non evidenti che sottendono i fenomeni complessi che vanno dalla fisica alla psicologia. Esse hanno la finalità di comprendere il cervello in modo sufficiente, tanto da essere in grado di simularne le funzioni. Comprendere un fenomeno in maniera sufficiente da poterlo simulare in modo completo, significa capirlo dal punto di vista computazionale: come era solito ripetere Richard Feynman (2002), "ciò che non può essere costruito non può essere capito".

Il cervello, da un punto di vista analitico di tipo riduzionista, è formato da canali ionici, pompe chimiche, proteine specializzate. A un livello superiore, esso è costituito da svariati tipi di neuroni, connessi attraverso le giunzioni sinaptiche e a loro volta riuniti in reti composte da moduli che si ripetono in circuiti formati con precisione. Le reti formano le strutture e i sistemi cerebrali, ciascuno dei quali è deputato a espletare diverse funzioni. Come in tutti i sistemi complessi, il livello superiore deriva da quello sottostante ma non è facilmente riducibile ai suoi costituenti. La possibilità di conoscere un organismo dipende dalla comprensione dei suoi organi ma anche della natura delle interrelazioni che intercorrono tra le sue parti componenti (questo differenzia un organismo vivente da uno morto).

Da un punto di vista funzionale, il cervello è in grado di produrre pensieri, apprendimenti e riconoscimenti. Non esistono attualmente simulatori in grado di competere con la capacità umana di riconoscere i volti, di comprendere il linguaggio parlato e di apprendere dall'esperienza.

In assenza di una completa comprensione computazionale del cervello (Kelso, 1979), per comprendere come l'attività della mente umana possa emergere da reti neurali e circuiti cerebrali, è possibile descrivere il sistema delineandone i limiti, essenzialmente costituiti da:

- *allometria dei componenti cerebrali*: il cervello umano è composto dagli stessi componenti che costituiscono il cervello degli altri mammiferi, con la stessa disposizione di circuiti, anche se con una dimensione prevedibilmente maggiore. Sembra che una variazione quantitativa della dimensione cerebrale dia luogo a un mutamento qualitativo della capacità computazionale, esclusiva del cervello umano;

- *uniformità del telencefalo*: i circuiti del telencefalo hanno un disegno ripetitivo con sole poche eccezioni e anche le aree deputate al linguaggio differiscono solo lievemente dalle altre strutture;

- *imprecisione anatomica e fisiologica*: le componenti neurali operano sorprendentemente in modo probabilistico, sono connesse in modo sparso, sono poco precise e straordinariamente lente;

- *specificità del compito*: nei compiti di riconoscimento vocale o visivo, ad esempio, nessuna macchina è in grado di ottenere migliori risultati rispetto a un cervello umano;

- *elaborazione in parallelo*: alcuni compiti di riconoscimento hanno una durata di non più di poche centinaia di millisecondi, corrispondenti a non più di un centinaio di connessioni neurali. Ciò indica l'esistenza di miriadi di neuroni che agiscono in parallelo.

La differenza sostanziale tra il cervello umano e quello degli altri animali pare non risiedere nei meccanismi sensoriali o motori, che sono largamente condivisi da molte specie, quanto piuttosto nelle capacità cognitive.

Le funzioni dei circuiti periferici (retina, coclea, regioni talamo-corticali) sono quasi del tutto complete alla nascita, determinate da programmi genetici e modellate nella prima infanzia durante i periodi critici dello sviluppo (Montessori, 1932). La neocorteccia impiega questi sistemi pre-costruiti per acquisire grandi quantità di informazioni specifiche riguardo all'ambiente e fondamentali per la vita dell'individuo: le sue conoscenze vengono dunque costruite attraverso l'esperienza senso-motoria. Le aree corticali sono in grado di percepire non solo gli oggetti, ma anche le loro possibilità di utilizzo (*affordances*) e di conservarne memoria. Le nuove frontiere della ricerca riguardano i processi di come le informazioni cross-modali vengano apprese ed integrate e in quale forma di conoscenza vengano immagazzinate, ovvero come i *percetti* possano diventare *concetti*.

7.6   L'apprendimento motorio

L'apprendimento motorio è un modello di apprendimento procedurale che viene spesso portato ad esempio per illustrare i meccanismi di plasticità corticale (Hikosaka et al., 2002). Le abilità motorie vengono apprese lentamen-

te, nel corso di ripetute sedute di esercizi e, una volta che l'abilità sia stata
appresa, viene codificata nella memoria per lungo tempo subendo solo un
minimo decadimento. Al contrario, le conoscenze di tipo dichiarativo, che
consentono di riconoscere e di identificare gli oggetti, possono venire apprese dopo una singola seduta ma vengono conservate in memoria per un periodo molto breve. La memorizzazione a lungo termine delle abilità motorie è
verosimilmente dovuta a un meccanismo di immagazzinamento assai efficiente (Llinas, 1987).

Già in epoca neonatale, il movimento fornisce le prime percezioni del
mondo e consente di sperimentare la forza di gravità. Ogni movimento è un
evento senso-motorio, legato alla comprensione del nostro mondo fisico, il
mondo da cui derivano tutti i nuovi apprendimenti. Il movimento della testa
permette ai nostri organi sensoriali di percepire gli impulsi derivanti dall'ambiente. I fini movimenti degli occhi consentono di vedere a distanza, di sperimentare le tre dimensioni, vedere attorno a noi e focalizzare al contempo
l'attenzione sulle piccole lettere scritte su di una pagina.

I raffinati movimenti delle mani permettono di toccare, di giocare con gli
oggetti che ci circondano e di comunicare le emozioni all'ambiente circostante. Il movimento determina il contatto con gli odori e i profumi che sono la
chiave della nostra memoria, offre la possibilità di udire i suoni che formano
le immagini interne che costituiscono il nostro apprendimento.

Fissare le sensazioni nella struttura della memoria propriocettiva del
nostro corpo non significa solo sapere come sedersi, alzarsi, camminare e correre ma anche dove ci si trova rispetto allo spazio circostante e come muoversi in modo armonico, economico e razionale. Il movimento fornisce al nostro
volto la capacità di esprimere gioia, tristezza, rabbia, paura o amore in modo
che anche gli altri esseri della nostra specie possano comprenderlo (Brashers-
Krug et al., 1996).

L'apprendimento comporta la costruzione di abilità e le abilità, di qualsiasi tipo siano, vengono solitamente costruite attraverso il movimento dei
muscoli: non si tratta solo delle capacità fisiche, atletiche o musicali dei dan-
zatori e degli sportivi, ma anche delle capacità intellettive acquisite durante
l'apprendimento scolastico e sui luoghi di lavoro (Sanes, 2003). È attraverso
il movimento che i narratori intrattengono, gli insegnanti educano, gli scienziati ricercano, i medici e le infermiere praticano, i politici guidano, attraverso le complesse espressioni e i significati del discorso e del gesto.

Le prerogative umane che noi solitamente associamo alla mente, non possono esistere separate dal corpo: le sensazioni, i movimenti, le emozioni e
tutte le funzioni del pensiero hanno la loro base nel corpo, anche se tendiamo
a considerarle come processi nettamente separati da esso. Il pensiero e l'apprendimento non sono funzioni localizzate nella nostra mente. Al contrario, il
corpo assolve un ruolo importante nell'integrare tutti i nostri processi intel-
lettivi da prima della nascita fino all'età avanzata (Clark, 1996).

Il movimento è uno dei mezzi che abbiamo a disposizione per poter interagire con i nostri conspecifici e con l'ambiente che ci circonda. Questa inte-

razione può essere trasmessa o appresa tramite la nostra esperienza dell'ambiente (Hurley, 1998a). L'apprendimento ci permette di adattarci a un ambiente fisico in continuo mutamento così come alle sempre nuove convenzioni sviluppate dalla società. Tutta la comunicazione, ivi compreso il linguaggio verbale, i gesti e la scrittura, è mediata del sistema motorio.

L'obiettivo dell'apprendimento è solitamente quello di migliorare la prestazione. La necessità di un apprendimento motorio si manifesta in tutte le specie in cui si registrano mutamenti dell'ambiente, dell'organismo o delle sue finalità: soprattutto quando i mutamenti sono imprevedibili, non possono essere predeterminati da un sistema di controllo e si richiede flessibilità nel processo di controllo stesso. Quando, ad esempio, le dimensioni e le proporzioni del corpo cambiano con il progredire dello sviluppo, vengono richiesti mutamenti significativi del meccanismo di controllo. L'apprendimento motorio si rivela inoltre l'unico meccanismo sufficientemente rapido da permetterci di padroneggiare nuovi compiti che vengono stabiliti dalle convenzioni sociali come, ad esempio, lo scrivere o il danzare.

Anche se la maggior parte del nostro repertorio motorio viene acquisito nel corso della nostra esistenza, quando nasciamo non siamo una *tabula rasa*. Molte capacità umane che riteniamo venire apprese, come le espressioni facciali, possono essere osservate anche in bimbi nati sordi e ciechi (Eibl-Eibesfeldt, 1973): questi schemi di comportamento innato sono guidati dalle pressioni evolutive atte a veicolare abilità motorie dentro il nostro cervello anche prima della nascita. Queste costituiscono un considerevole punto di partenza per gli apprendimenti motori futuri.

Il comportamento innato richiede connessioni neurali preformate che lo rendono resistente a fattori perturbanti ma lasciano scarsa flessibilità per nuove acquisizioni. L'apprendimento motorio richiede l'interruzione delle relativamente rigide sinergie innate che sono presenti nei riflessi e nei generatori di schemi centrali.

7.6.1 Aspetti computazionali dell'apprendimento motorio

Al fine di comprendere appieno l'apprendimento motorio, è necessario considerarlo nel suo duplice aspetto di processo che si verifica sia durante la vita di un individuo sia attraverso diverse generazioni (Jeannerod, 1997).

Da un punto di vista computazionale il cervello è un sistema di elaborazione che trasforma dati in entrata (sensazioni) in dati in uscita (movimenti). L'apprendimento motorio è ciò che guida e adatta questa trasformazione che richiede che i dati in entrata e in uscita siano ridotti in trasformazioni cinematiche e dinamiche. Ogni trasformazione è bidirezionale: è diretta quando indica la direzione causale (ad esempio codificare il comando motorio nelle sue conseguenze percettive), è inversa quando indica la direzione opposta (trasformare una conseguenza percettiva desiderata in un comando motorio che possa ottenerla). L'acquisizione di entrambi i modelli di trasformazione, diretta e inversa, costituisce un requisito essenziale per apprendere compiti motori che comprendono sequenze di azioni atte a raggiungere obiettivi di alto livello.

La *vita artificiale* è un tentativo di sondare, mediante le simulazioni, i vari aspetti della vita biologica: il sistema nervoso, il corpo, l'ambiente fisico, l'ambiente sociale, l'evoluzione. Si indagano organismi dotati di reti neurali e di un corpo, che vivono in determinati ambienti unitamente a popolazioni di altri individui. A questo proposito sono stati studiati il sistema sensitivo e quello motorio, e in particolare la propriocezione. In base alle ricerche effettuate si rivela assai importante il ruolo dell'azione: non si tratta più di una relazione lineare stimolo, elaborazione, risposta, ma di uno schema ciclico composto da risposta, modificazioni ambientali, elaborazione, nuova risposta.

Occorre distinguere il connessionismo classico dalla vita artificiale: secondo il connessionismo classico le reti neurali sono studiate indipendentemente dal corpo in cui sono situate. I dati in entrata e in uscita dipendono solo dall'esperienza corrente e non da quella precedente e l'apprendimento avviene in situazioni non ecologiche, indipendentemente dall'aspetto genetico e dall'ambiente sociale.

Si possono individuare tre modi principali attraverso i quali il sistema che apprende può interagire con l'ambiente. Essi corrispondono ai tre paradigmi computazionali dell'apprendimento:

- apprendimento supervisionato;
- apprendimento rinforzato;
- apprendimento non supervisionato.

L'apprendimento *supervisionato* necessita di informazioni esterne tali che ogni unità in uscita conosca la risposta desiderata (target) a un particolare segnale in entrata. Nell'apprendimento supervisionato l'obiettivo da raggiungere può essere fornito da un insegnante come avviene ad esempio durante l'apprendimento per imitazione. L'obiettivo può però anche essere specificato internamente, sulla base di dati sensoriali e di obiettivi di livello superiore. Questo tipo di apprendimento si rivela essenziale per l'acquisizione di un modello diretto che cerchi di prevedere le conseguenze sensitive di un comando motorio in atto. Il dato in uscita desiderato è facilmente acquisibile e coincide con la conseguenza sensitiva.

Nell'apprendimento *tramite rinforzo*, la bontà della risposta in uscita viene valutata da un critico, non da un supervisore. Un esempio di tale forma di apprendimento è offerto dall'algoritmo genetico. Nell'apprendimento per rinforzo, per ogni dato in entrata e in uscita, l'ambiente fornisce una risposta di ritorno in termini di ricompensa o di punizione. La misura della prestazione globale che il sistema cerca di ottimizzare è la somma di tutte le future ricompense che possono essere pesate per favorire un guadagno immediato rispetto a un guadagno a lungo termine. Si differenzia dall'apprendimento supervisionato in cui l'ambiente non deve fornire un comportamento obiettivo a ogni momento ma specifica semplicemente se il comportamento globale è valido o meno.

L'apprendimento *non supervisionato* avviene invece per auto-organizzazione, come, ad esempio, nel caso della categorizzazione di oggetti in base alla loro somiglianza. Non prevede la presenza di un'insegnante e alla rete non viene fornita alcuna informazione sulla correttezza della risposta in uscita. Nel comportamento non supervisionato l'ambiente fornisce i dati in entrata ma non specifica né l'obiettivo desiderato né alcuna misura di ricompensa o punizione. La rete si auto-organizza in base all'informazione che riceve in entrata e l'apprendimento è dato dall'estrazione dell'informazione che meglio descrive i dati in ingresso. Un esempio di apprendimento non supervisionato è costituito dalla regola di Hebb secondo cui l'eccitazione simultanea di due neuroni fra loro collegati rinforza le loro connessioni. Si tratta di una regola più realistica dal punto di vista biologico rispetto a quella dell'apprendimento supervisionato. L'apprendimento hebbiano è rappresentato da reti lineari semplici che implementano un algoritmo di apprendimento non supervisionato noto come *analisi dei componenti principali* (ACP). Il limite principale dell'apprendimento non supervisionato puro è che non fornisce alcuna garanzia che le rappresentazioni apprese siano utili per i processi decisionali e di controllo.

Benché esistano modi differenti per implementare questi tre paradigmi computazionali di apprendimento, è possibile rintracciare un'efficace teoria unificante per la loro comprensione nell'apprendimento *bayesiano*.

7.6.2 Aspetti comunicativi dell'apprendimento motorio

Il sistema muscolo-scheletrico è altamente non lineare: sommando due sequenze di comandi motori non si ottiene la somma dei movimenti corrispondenti. Inoltre, la relazione tra comandi motori e movimenti (la dinamica) cambia ogni volta che interagiamo con un nuovo oggetto o con un ambiente diverso. Questa proprietà di essere sempre mutevole è definita come non-stazionarietà. Un'ipotesi è che questo tipo di comportamento complesso non-lineare e non stazionario possa essere ottenuto attraverso l'apprendimento di molteplici e semplici modelli interni (Gazzaniga, 1995).

Recentemente l'attenzione dei ricercatori si è spostata dal ritenere l'apprendimento come un unico modello interiore al considerare come sia possibile apprendere un'estrema varietà di compiti. Modulando i contributi al comando motorio finale per la generazione di un insieme di modelli interni, si può produrre un enorme repertorio di comportamenti.

La modalità senso-motoria può costituire un fattore importante che influenza l'organizzazione della memoria di lavoro. La trasmissione di informazioni dirette tra persone diverse, quali il linguaggio verbale, i gesti o le espressioni facciali, sono mediate attraverso il sistema motorio, che ci fornisce un codice comune per la comunicazione.

Un'idea fondamentale stabilisce che la percezione dell'azione altrui, linguaggio compreso, coinvolga i sistemi di azione. Le azioni altrui vegono decodificate attivando il proprio sistema d'azione a un livello sottosoglia e si suppone esistano dei meccanismi neurali specifici per decodificare tali informazioni. Recentemente, l'ipotesi si è giovata di un supporto sperimentale dato dalle neuroscienze con la scoperta dei *neuroni specchio,* in grado di rispondere sia alle azioni prodotte da ciascun individuo sia alle azioni altrui (Rizzolatti e Craighero, 2004).

L'architettura cerebrale è caratterizzata da un'organizzazione modulare che si ripete su di una scala spaziale organizzata gerarchicamente: neuroni, colonne, regioni funzionali, e così via. È importante tenere in conto che il processo che governa le dinamiche neurali a un dato livello della scala non è determinato solo dal comportamento delle altre strutture neurali a quel livello ma anche dal comportamento emergente dai livelli inferiori e dai vincoli che influenzano l'attività ai livelli più alti. In sintesi, le dinamiche che avvengono a ogni livello della scala sono determinate da un insieme accoppiato di oscillatori non lineari.

Le dinamiche che avvengono ai livelli più alti della scala sono sottomesse ai comportamenti emergenti di ciò che avviene ai livelli più bassi attraverso funzioni accoppiate, che dipendono dalla scomposizione degli altri livelli. La sincronizzazione nelle strutture più basse della scala influenza le dinamiche delle strutture poste più in alto secondo una modalità di tipo intuitivo, che non può essere dimostrata dagli approcci metodologici attualmente esistenti.

Lo sviluppo dell'essere umano si verifica in un ambiente sociale in cui l'apprendimento è strettamente connesso al comportamento dei suoi simili. Un aspetto di questo accoppiamento può essere dimostrato attraverso il processo di *contagio motorio* secondo cui, osservando l'azione di altre persone, avviene l'attivazione delle rappresentazioni motorie ad essa correlate.

Al fine di indagare, durante la prima infanzia, la sovrapposizione esistente fra l'osservazione dell'azione e l'esecuzione della medesima, sono stati istruiti dei bambini di quattro anni a far scorrere una penna su una tavoletta grafica in concomitanza di un video di sfondo che mostrava un modello che muoveva le proprie braccia e le proprie mani in una direzione che poteva essere congruente o meno con quella proposta al bambino. La presenza di uno sfondo incongruente era associata a un'interferenza significativa sul movimento della mano del bambino; l'effetto di interferenza era più forte quando il movimento di sfondo veniva eseguito da un bimbo della stessa età dell'esecutore piuttosto che da un adulto. La dinamica dell'esperimento suggerisce che i bambini piccoli siano particolarmente interessati dal fenomeno del contagio motorio dato che la transizione dalla prima alla seconda infanzia comporta cambiamenti nel controllo cognitivo e nella capacità di rendere flessibile la percezione dell'azione. Il fenomeno del contagio motorio fornisce importanti considerazioni relativamente alle influenze sociali del controllo cognitivo nella prima infanzia, influenze che sono state spesso poco tenute in considerazione nel descrivere lo sviluppo delle funzioni esecutive.

L'imitazione, ovvero la capacità di chi agisce per riprodurre con i propri movimenti i movimenti altrui, riveste un ruolo importante nell'acquisizione di nuove abilità e non solamente perché si evita un apprendimento per prove ed errori che comporta una perdita di tempo.

Chi agisce, deve tradurre complesse dinamiche visive in schemi motori in modo tale che il movimento che ne risulta sia fisicamente sovrapponibile al movimento del modello anche quando il risultato motorio è solo parzialmente o per nulla visibile a chi agisce. Per questo motivo, l'imitazione si rivela una delle istanze più interessanti della coordinazione percettivo-motoria. Benché gli esseri umani siano molto abili nell'imitare azioni complesse, il meccanismo sottostante alla capacità di imitare è poco compreso. Il problema si dimostra particolarmente interessante nei bambini, perché essi evidenziano di essere in grado di operare la traduzione nonostante le ovvie marcate differenze di orientamento, di dimensioni corporee, di lunghezza degli arti e di capacità motorie a loro disposizione. Ciò nonostante, i bambini cercano spontaneamente e in modo continuo di imitare il modo di agire e le capacità che vengono mostrate dagli adulti, tanto che è in discussione il carattere innato della capacità di imitare.

Si ritiene che esista, nel processo di imitazione, un sistema in grado di riprodurre le informazioni visive attraverso le informazioni propriocettive: la percezione e l'azione sono accoppiate tramite una mappa percettivo-motoria: si tratta, finora, dell'unica teoria che prenda in considerazione i processi che permettono di trasferire le azioni percepite in programmi motori.

L'esistenza di una mappa percettivo-motoria è anche supportata da alcuni dati neurofisiologici. I cosiddetti *neuroni specchio* presenti nell'area premotoria delle scimmie sono potenziali candidati per giustificare questa ipotesi, in quanto si è rilevato che sono in grado di attivarsi sia durante l'osservazione sia durante l'esecuzione di una particolare azione. La presenza di un sistema analogo anche negli esseri umani è supportato dall'esistenza di una facilitazione motoria durante l'osservazione di azioni e dall'incremento dell'attività cerebrale nell'area di Broca durante l'imitazione. Quest'area è ritenuta essere omologa all'area premotoria della scimmia. Sfortunatamente, questa teoria non è in grado di rendere conto di alcuni eventi propri del comportamento imitativo umano. Ad esempio, un bambino di 18 mesi non solo riproduce l'azione di un adulto ma è anche capace di inferire ciò che l'adulto intende fare quando non completa l'azione. Questo suggerisce che i bimbi siano in grado di comprendere l'equivalenza tra azioni viste e azioni eseguite non solo a livello sensoriale intermodale ma anche a un livello cognitivo più alto, di tipo intenzionale: è anche stato ben documentato che, nonostante i bambini più piccoli imitino spontaneamente gli adulti in modo speculare, i bimbi più grandi tendono a scambiare la sinistra con la destra. Si potrebbe quindi parlare di *specchio diretto* nei bambini più piccoli.

La teoria dell'imitazione riguarda l'azione diretta a uno scopo ma non stabilisce una differenza fra movimenti orientati all'oggetto e movimenti che mancano di un oggetto bersaglio. È stato dimostrato che il corrispondente umano dell'area dei neuroni specchio individuata nella scimmia è più attivo durante l'imitazione orientata all'oggetto che durante le azioni non orientate al medesi-

mo. Dopo un lungo dibattito si è giunti alla conclusione che esiste un sistema
di neuroni specchio che viene utilizzato per l'imitazione anche negli esseri
umani. Non sembra però corretto ritenere che il sistema dei neuroni specchio
sia quello che produce l'imitazione, pare bensì che si tratti di un sistema atto a
rappresentare le azioni, indipendentemente dal fatto che queste siano osservate
o eseguite, in termini di movimenti globali. La comprensione dell'azione si
rivela una condizione necessaria ma non sufficiente affinché avvenga l'imitazione: l'osservatore può infatti decidere se vuole o non vuole imitare l'azione
del modello. Nel processo di imitazione trova anche spazio la creatività, giacché il modo in cui viene raggiunto l'obiettivo è lasciato alla decisione di colui
che imita il movimento proposto. Questo tipo di creatività, basata sul disaccop-
piamento del fine e sulla reciproca imitazione, riveste probabilmente un ruolo
determinante nell'evoluzione culturale e in quella tecnica.

Il modello contiene implicazioni adattative in quanto, solitamente, il
modello stesso e il suo imitatore hanno dimensioni corporee diverse che risultano in differenti proprietà dinamiche (Hurley, 1989). Modello e imitatore,
inoltre, solitamente differiscono anche nelle loro capacità motorie. Per questo
motivo, è più ragionevole che l'imitatore si concentri sull'obiettivo dell'azione e cerchi di raggiungerlo in una maniera qualsiasi, a volte anche con diversi tentativi, mentre è meno ragionevole che si concentri sulla progressione del
movimento (Jeannerod, 1979).

Una seconda e più pratica implicazione riguarda l'insegnamento. Gli insegnanti che vogliono spiegare attraverso l'imitazione debbono tenere presente
che, probabilmente, è più utile richiedere il conseguimento di un fine piuttosto che far seguire una determinata procedura agli allievi. Occorre incorag-
giarli a focalizzarsi sul risultato piuttosto che sul processo motorio: studi
recenti raccomandano questo metodo soprattutto per l'apprendimento delle
capacità motorie.

In conclusione, non esistono differenze di principio tra bambini e adulti
per quanto riguarda il comportamento imitativo, a parte il fatto che i bambini
probabilmente possiedono una minore memoria di lavoro, tanto che non ten-
gono in considerazione molti aspetti dei modelli motori come invece fanno gli
adulti (Thelen, 1995).

7.7   Oltre la prospettiva computazionale

L'apprendimento motorio riguarda circuiti cerebrali diversi da quelli che controllano i movimenti già consolidati. L'attivazione di questi circuiti cambia
nel corso dell'apprendimento delle abilità motorie. Si ritiene attualmente che
le aree cerebrali associative vengano attivate prevalentemente nelle fasi iniziali del processo di apprendimento, quando si dimostra necessaria la coatti-
vazione delle aree visuospaziali e di quelle motorie. In seguito, l'efficienza
motoria viene migliorata dall'attivazione delle aree cerebellari e cortico-stria-
te (Halsband e Freund, 1993).

Studi comportamentali di neuroimmagine, elettrofisiologici e molecolari supportano l'idea che l'apprendimento delle attività motorie avvenga per stadi successivi, secondo meccanismi diversi che agiscono in tempi diversi (Floyer-Lea e Matthews, 2005; Honda et al., 1998). Il consolidamento di nuove memorie motorie si verifica sia durante l'esecuzione di un esercizio sia al termine di esso. La complessità del compito è un fattore importante nella definizione della stadiazione del processo: più il compito si presenta complesso, maggiore è il numero degli stadi del processo, pur intervallati da periodi di riposo. I processi di acquisizione e consolidamento del compito sono fra loro concatenati a formare una sequenza complessa di eventi, la piena comprensione dei quali necessita di studi ulteriori e maggiormente approfonditi.

L'introduzione, da parte di Clark e Chalmers, del termine *mente estesa* (Clark e Chalmers, 1998), ha aperto la via a una serie di nuove e potenzialmente plausibili ipotesi sul funzionamento cerebrale, tra le quali si annoverano quella recentemente avanzata da Clark (2008), il concetto di *esternalismo* di Susan Hurley (1998b), la visione *enattiva* di Francesco Varela (1979) e Alva Noë (2004) che hanno riscosso numerosi consensi, fino alla critica avanzata da parte di Adams e Aizawa (2008) e da Rupert (2004; 2009).

La visione enattiva è una sfida ai modelli computazionali della mente. La teoria computazionale, considera ad esempio la visione come un processo che viene interamente elaborato all'interno del cervello da parte di determinate sue aree.

La proposta di Noë è invece quella che la percezione non consista semplicemente nel ricevere delle impressioni sensoriali, quanto piuttosto nel comprenderle. Sono possibili almeno due diverse forme di comprensione: la prima è di tipo senso-motorio, la seconda di tipo concettuale. Su di una base fenomenologica, il contenuto di una percezione non è uguale al contenuto di un'immagine. In particolare, i dettagli del mondo reale non giungono alla coscienza tutti in una volta, nello stesso modo in cui percepiamo i dettagli contenuti in un'immagine, ma vengono acquisiti ricercandoli attivamente attraverso l'esplorazione. L'esperienza percettiva acquisisce un contenuto grazie alla conoscenza mediata dal corpo. Il contenuto rappresentazionale dell'esperienza deve essere però compreso per poter divenire percezione. L'esperienza percettiva è di per sé ambigua. Quando guardiamo un oggetto, lo vediamo sia come è in realtà, sia come ci appare essere. I due aspetti tuttavia non sempre coincidono. Ad esempio, noi vediamo un piatto circolare ma che ci appare ellittico a causa dell'angolo di prospettiva. Questa ambiguità percettiva causa importanti problemi, uno di tipo filosofico e un altro di tipo psicologico. Il problema psicologico è quello della costanza percettiva, ovvero del fenomeno che spiega il motivo per cui, quando osserviamo un oggetto in interni e all'esterno non ci appare cambiare di colore anche se le lunghezze d'onda della luce riflessa cambiano radicalmente. Il problema filosofico è quello della percezione diretta, ovvero se gli oggetti della percezione siano immagini mentali o dati sensibili.

La prospettiva dinamica del controllo motorio (Thelen e Smith, 1994) è in grado di descrivere i meccanismi di apprendimento sia di movimenti semplici che di movimenti complessi. Il discente può esser visto come colui che esplora lo spazio percettivo-motorio alla ricerca di un attrattore, rilevando l'emergenza e la scomparsa delle proprietà che si manifestano come funzione del movimento nello spazio e nel tempo. Tale modalità di apprendimento si dimostra coerente con l'ipotesi dello sviluppo del movimento fornita dalla realizzazione in forma creativa della consapevolezza attraverso il movimento (Feldenkrais, 1972). I vincoli determinati da insolite posture scheletriche e da obiettivi motori inusuali incoraggiano spesso a esplorare l'ambiente in modo ritmico. La modalità potrebbe condurre alla scoperta di nuove forme o di nuove soluzioni di movimento (Laubach, 2000).

I modelli dinamici non prevedono miglioramenti continui della prestazione ma incrementi irregolari (discreti) dell'abilità (Sakai et al., 2004). Esiste un continuum tra sistemi semplici o lineari, sistemi non lineari o complessi ed emergenti. I sistemi semplici o lineari presuppongono che a un piccolo cambiamento in una componente corrisponda un piccolo cambiamento nel sistema. Ciò consente una prevedibilità del sistema stesso. I sistemi complessi o non lineari prevedono invece che un piccolo cambiamento in una componente causi un cambiamento grande o piccolo o addirittura nullo nel sistema. Tale caratteristica è detta *spiegabilità*.

I sistemi complessi, in cui il tutto è maggiore della somma delle parti si caratterizzano per il possesso delle proprietà di *emergenza* e di *auto-organizzazione*. Emergenza significa che dall'interazione tra elementi semplici emergono proprietà che non sono riducibili alla somma dei singoli componenti e delle loro interazioni locali; auto-organizzazione sottende invece il concetto che le proprietà emergenti non appaiono in virtù di qualche forma di controllo o organizzazione programmata dall'esterno, ma che insorgano invece spontaneamente. L'efficienza dei sistemi complessi è in grado di spiegare perché alcune proprietà sembrino auto-organizzarsi senza alcuna coordinazione apparente (Van Gelder, 1990).

È importante notare come la definizione di sistemi *complessi* non sia equivalente a quella di sistemi *complicati*. I sistemi complicati possiedono molte componenti e molte interazioni e le parti lavorano all'unisono per svolgere una funzione, tanto che il difetto di una parte può portare il sistema all'arresto.

I sistemi complessi, a differenza dei sistemi complicati, si caratterizzano per l'auto-organizzazione. Questa distinzione non è però sempre chiara. I sistemi complessi possono spesso essere complicati e, viceversa, i sistemi complicati sono spesso complessi. Esempi di sistemi complessi possono essere il clima per quanto riguarda i sistemi fisici e chimici, la mente, il sistema nervoso o l'evoluzione del linguaggio per quanto riguarda i sistemi biologici, il web, l'evoluzione culturale o le dinamiche del mercato per quanto riguarda i sistemi sociali.

Un sistema complesso mostra alcune o tutte le seguenti caratteristiche: è *agent-based*, ovvero le sue parti costituenti sono date dalle caratteristiche delle attività degli agenti individuali; è *eterogeneo*, in quanto i singoli agenti differiscono tra loro per importanti caratteristiche; è *dinamico*, poiché le sue caratteristiche cambiano nel corso del tempo, solitamente in modo non lineare, adattandosi all'ambiente in cui è situato; è *retroattivo*, giacché i cambiamenti sono spesso il risultato di meccanismi di retroazione provenienti dall'ambiente; è *organizzato*, in quanto gli agenti sono ordinati in gruppi o in gerarchie; è *emergente* poiché il comportamento dei macro livelli emerge dalle azioni e dalle interazioni degli agenti costituenti (Varela et al., 1991).

I sistemi biologici sono sistemi complessi, dinamici e aperti, ovvero cambiano nel tempo e intrattengono scambi di energia con altri sistemi. La conoscenza delle singole parti non è in grado di spiegare il comportamento del sistema: si possiedono, ad esempio, sufficienti conoscenze dei neuroni, ma tali conoscenze non consentono di affermare che si è prossimi alla comprensione della coscienza. Considerando la mente come un sistema emergente, possiamo osservare che i neuroni, le sinapsi e le altre strutture del sistema nervoso, non sono dotate di proprietà cognitive, anche se è verosimile che queste ultime emergano proprio a partire dalle interazioni locali tra le componenti strutturali del sistema (Vaadia, 2000).

Bibliografia

Adams F, Aizawa K (2001) The bounds of cognition. Philos Psychol 14:43:64

Adams F, Aizawa K (2008) The bounds of cognition. Wiley-Blackwell, Malden

Atkeson CG (1989) Learning arm kinematics and dynamics. Annu Rev Neurosci 3:171–176

Brashers-Krug T, Shadmehr R, Bizzi E (1996) Consolidation in human motor memory. Nature 382:252–255

Bernsteijn NA (1967) The co-ordination and regulation of movement. Pergamon Press, Sydney

Berthoz A (1997) Le sens du mouvement. Édition Odile Jacob, Paris

Clark A (1996) Being there. Putting brain, body, and world together again. MIT Press, Cambridge

Clark A (2008) Supersizing the mind: Embodiment, action, and cognitive extension. Oxford University Press, Oxford and New York

Clark A, Chalmers D (1998) The extended mind. Analysis 58(1):7–19

Damasio AR (2000) The feeling of what happens: Body and emotion in the making of consciousness. Harcourt, Chicago

Deiber MP, Wise SP, Honda M et al (1997) Frontal and parietal networks for conditional motor learning: a positron emission tomography study. J Neurophysiol 78:977–991

Doyon J, Benali H (2005) Reorganization and plasticity in the adult brain during learning of motor skills. Curr Opin Neurobiol 15:161–167

Eibl-Eibesfeldt I (1973) The expressive behavior of the deaf and blind born. In: Cranach MV, Vine I (eds) Social communication and movement: Studies of interaction and expression in man and chimpanzee. Academic Press 163-194

Ekman P, Friesen WV (1989) The argument and evidence about universals in facial expressions of emotions. In: Wagner H, Manstead A (eds) Handbook of social psychophysiology. John Wiley and Sons, New York

Feldenkrais M (1949) Body and mature behavior: A study of anxiety, sex, gravitation, and learning. International Universities Press, New York pp 66–78

Feldenkrais M (1972) Awareness through movement. Harper and Row, New York pp 3–65

Feynman RP (2002) The pleasure of finding things out. (trad. it. Il piacere di scoprire. Adelphi, Milano

Floyer-Lea A, Matthews PM (2005) Distinguishable brain activation networks for short-and long-term motor skill learning. J Neurophysiol 94:512–518

Freeman WJ (2001) How brains make up their minds. Columbia University Press, New York

Gazzaniga MS (1995) The cognitive neurosciences. MIT Press, Cambridge

Halsband U, Freund HJ (1993) Motor learning. Curr Opin Neurobiol 3:940–949

Halsband U (2006) Motorisches Lernen. In: Gauggel S, Herrmann M (eds) Handbuch der Neuro- und Biopsychologie. Hogrefe, Gottingen

Hebb DO (1949) The organization of behavior: A neuropsychological theory. Wiley, New York

Hikosaka O, Nakamura K, Sakai K, Nakahara H (2002) Central mechanisms of motor skill learning. Curr Opin Neurobiol 12:217–222

Hlustik P, Solodkin A, Noll DC, Small SL (2004) Cortical plasticity during three-week motor skill learning. J Clin Neurophysiol 21:180–191

Honda M, Deiber MP, Ibanez V et al (1998) Dynamic cortical involvement in implicit and explicit motor sequence learning. A PET study. Brain 121(Pt 11):2159–2173

Hurley SL (1989) Natural reasons. Oxford University Press, New York

Aristotelian Society Supplement XCIV:137–164

Hurley SL (1998a) Consciousness in action. Harvard University Press, Cambridge

Hurley SL (1998b) Vehicles, contents, conceptual structure, and externalism. Analysis 58:1–6

Jeannerod M (1979) Visuomotor experiments: failure to replicate, or failure to match the theory? Behav Brain Sci 2:71

Jeannerod M (ed) (1990) Attention and performance. Motor representation and control, Vol. XIII. Lawrence Erlbaum, Hillsdale

Jeannerod M (1997) The cognitive neuroscience of action. Blackwell, Oxford

Jeannerod M (1995) Mental imagery in the motor context. Neuropsychologia 33:1419–1432

Jeannerod M, Jacob P (2005) Visual cognition: a new look at the two-visual systems model. Neuropsychologia 43:301–312

Kelso JA, Del Colle JD, Schoner G (1990) Action-perception as a pattern formation process. In: Jeannerod M (ed) Attention and performance, Vol. 13. Erlbaum, Hillsdale pp 139–169

Kelso SJ (1979) Motor-sensory feedback formulations: are we asking the right questions? Behav Brain Sci 2:72–73

Kugler PN, Shaw RE, Vicente KJ, Kinsella-Shaw J (1989-1990) Inquiry into intentional systems I: Issues in ecological physics. University of Bielefeld, Bielefeld. Report no. 30/1990 Research Group on Mind and Brain, Perspectives in Theoretical Psychology and the Philosophy of Mind

Laubach M, Wessberg J, Nicolelis MA (2000) Cortical ensemble activity increasingly predicts behaviour outcomes during learning of a motor task. Nature 405:567–571

Llinas R (1987) Mindness as a functional state of the brain. In: Blakemore C, Greenfield S (eds) Mindwaves. Blackwell, Oxford pp 339–358

Lurija AR (1980) Higher cortical functions in man, 2nd edn. Basic Books, New York

Lurija AR, Simernitskaya EG (1977) Interhemispheric relations and the functions of the minor hemisphere. Neuropsychologia 15:175–178

Lurija AR, Hutton JT (1977) A modern assessment of the basic forms of aphasia. Brain Language 4:129–151

Lurija AR, Homskaja ED (1962) An objective study of ocular movements and their control. Psychologische Beiträge 6:598–606

MacKay DG (1987) The organization of perception and action: A theory for language and other cognitive skills. Springer-Verlag, New York

Mesulam MM (1998) From sensation to cognition. Brain 121:1013–1052

Milner AD, Goodale MA (1995) The visual brain in action. Oxford University Press, Oxford

Montessori M (1932) Peaceful children, peaceful world. Conference at the Bureau International d'éducation, Geneva

Mulder T, Zijlstra S, Zijlstra W, Hochstenbach J (2004) The role of motor imagery in learning a totally novel movement. Exp Brain Res 154:211–217

Noë A (2004) Action in perception. MIT Press, Cambridge

Oliverio A (2001) La mente. Rizzoli, Milano

Pascual-Leone A, Grafman J, Hallett M (1994) Modulation of cortical motor output maps during development of implicit and explicit knowledge. Science 263:1287–1289

Petersen SE, Corbetta M, Miezin FM, Shulman GL (1994) PET study of parietal involvement in spatial attention: comparison of different task types. Can J Exp Psychol 48:319–338

Preilowski B (1977) Phases of motor skills acquisition: a neuropsychological approach. Hum Mov Stud 3:169–181

Purves D (1988) Body and brain: A trophic theory of neural connections. Harvard University Press, Cambridge

Ramachandran VS (1993) Behavioral and MEG correlates of neural plasticity in the adult human brain. Proceedings of the National Academy of Science (USA) 90:10413-20

Rizzolatti G, Craighero L (2004) The mirror-neuron system. Annu Rev Neurosci 27:169–192

Rupert R (2004) Challenges to the hypothesis of extended cognition. J Philos 101:389–428

Rupert R (2009) Cognitive systems and the extended mind. Oxford University Press, New York

Sakai K, Hikosaka O, Nakamura K (2004) Emergence of rhythm during motor learning. Trends Cogn Sci 8:547–553

Sanes JN (2003) Neocortical mechanisms in motor learning. Curr Opin Neurobiol 13:225–231

Shadmehr R, Mussa-Ivaldi FA (1994) Adaptive representations of dynamics during learning of a motor task. J Neurosci 4:3208–3225

Sherrington CS (1906) The integrative action of the nervous system. Cambridge University Press, Cambridge

Thelen E (1995) Time-scale dynamics and the development of an embodied cognition. In: Port RF, Van Gelder T (eds) Mind as motion. MIT Press, Cambridge pp 69–100

Thelen E, Smith LB (1994) A dynamic systems approach to the development of cognition and action. MIT Press, Cambridge

Tracy JI, Faro SS, Mohammed F et al (2001) A comparison of 'Early' and 'Late' stage brain activation during brief practice of a simple motor task. Brain Res Cogn 10:303–316

Vaadia E (2000) Cognitive neuroscience; Learning how the brain learns. Nature 405:523–525

van Gelder T (1990) Compositionality: A connectionist variation on a classical theme. Cogn Sci 14:355–384

Varela FJ (1979) Principles of biological autonomy. North Holland, New York

Varela FJ, Thompson E, Rosch E (1991) The embodied mind: Cognitive science and human experience. MIT Press, Cambridge

Wolpert DM, Ghahramani Z, Jordan MI (1995) An internal model for sensorimotor integration. Science 269:1880–1882

Sistemi motori, sistemi per la salute

L'incomprensione del presente nasce fatalmente
dall'ignoranza del passato,
ma è forse altrettanto vano estenuarsi per comprendere il passato
senza saper nulla del presente.
Marc Bloch, Apologia della Storia

La realtà può esser considerata alla stregua di un grande processo storico evolutivo, che fa emergere di tanto in tanto nuovi fenomeni che prima non esistevano ma che derivano da fenomeni precedenti e perciò ad essi collegabili. In tale processo di evoluzione storica, fenomeni nuovi sono emersi, ed emergono, nel corso del tempo da fenomeni precedenti di natura diversa.

Il concetto di salute può essere definito come l'evoluzione storica del rapporto dialettico fra due opposti ben definiti: la considerazione di quella che viene appunto considerata la salute e la determinazione di quella che viene ritenuta la malattia.

Il confronto dialettico fra salute e malattia è talvolta identificato con la storia della medicina, vale a dire si riduce il concetto di salute all'azione svolta dalla sola medicina, mentre quest'ultima rappresenta uno degli aspetti della storia della sanità: la salute prevede infatti, per il conseguimento dei suoi scopi prioritari, una serie di interventi anche di natura non medica.

Una più completa risoluzione del problema potrebbe quindi essere contenuta nell'enunciato che la salute può essere considerata come un fenomeno di tipo naturale e sociale, la medicina rappresenta invece l'epifenomeno o fenomeno sovrastrutturale, che si modella sul fenomeno sottostante e si correla con esso, modificandolo.

Tale formulazione trova conferma anche negli studi dello storico Ariés (1980; 1990) secondo il quale la storia della medicina è storia degli individui e degli avvenimenti da essi provocati, mentre la storia della sanità è storia di una umanità anonima in cui, tuttavia, ciascuno di noi può riconoscersi.

8.1 Evoluzione del concetto di salute

La salute costituisce una delle finalità primarie d'ogni società umana, giacché la malattia si è sempre rivelata una delle maggiori minacce per la sopravvivenza della specie.

Ripercorrendo i punti principali del modificarsi, nel volgere del tempo, della storia della sanità, si può notare come la medicina occidentale, nel suo sviluppo storico, presenti tanti modi differenti di concettualizzare la malattia e la salute, anche in dipendenza dal livello culturale e del momento storico interessato (Grmek, 1993; 1996; 1998a).

Una prospettiva storica decisamente originale è quella delineata dal filosofo Ivan Illich (2004), secondo il quale è possibile ricostruire l'evoluzione del concetto di sanità analizzando il mutare dell'idea della morte, individuando, a partire dall'epoca medioevale, sei distinte fasi.

La prima assume quale parametro la cosiddetta *danza dei morti*, modellata sugli antichi rituali pagani, che vede i vivi ballare sulle tombe dei defunti a simboleggiare il legame ancora esistente fra loro. La religione cristiana la trasforma in una rappresentazione in cui i morti danzano insieme ai vivi secondo uno schema speculare: un re vivo con un re morto, un contadino vivo con un contadino morto e così via, per indicare l'idea che la vita di ciascuno, qualunque condizione occupi nella realtà terrena, procede sempre e comunque con la propria morte. È una sorta di *specula mortis* che riproduce l'idea dell'assoluta volontà di Dio nel determinare qualsiasi aspetto dell'esistenza umana.

La seconda fase mostra la morte sotto le sembianze di uno scheletro che guida la danza, terrificante elemento di un percorso che conduce dapprima al giudizio dell'Onnipotente e poi alla salvezza del Paradiso o alla dannazione dell'Inferno; la morte perde il carattere di pura attuazione della volontà divina e viene raffigurata come una creatura naturale, signora del tempo, a cui è demandato il compito di arrestare l'orologio della vita per introdurre gli uomini nella dimensione dell'eternità; la morte cessa di essere una meta e diviene semplicemente la fine della temporalità.

L'epoca barocca (terza fase) produce due distinte raffigurazioni della morte in relazione all'ideologia dell'antico regime assolutistico e a quella della nascente borghesia liberale. Il primo offre rappresentazioni in cui individui appartenenti ai tre ordini sociali, aristocrazia, clero e terzo stato, nettamente separati fra loro, vengono osservati dalla morte, ormai stabilmente nei panni di uno scheletro, evidenziando al di là delle differenze sociali la comunanza d'una sorte ineludibile; la seconda, in ottemperanza alla convinzione che la morte sia un destino accettabile solo in tarda età e in ancora relativa buona salute, elabora l'allegoria del vecchio dissoluto che passa a miglior vita assistito dalla giovane amante, testimonianza della vitalità presente anche nell'inverno dell'esistenza.

Nel corso del secolo Diciannovesimo (quarta fase) l'idea della morte come fenomeno innaturale, se non nella tarda vecchiaia, s'impone definitivamente anche nei ceti popolari. Nelle rappresentazioni allegoriche assume le fattezze d'uno spettro vagante contro il quale il medico combatte strenuamente e vittoriosamente: dopo secoli di umiliazioni e di dileggio, la categoria medica si prende una rivincita affermando come la morte sia in potere della medicina, almeno entro certi limiti che peraltro non si dispera di ampliare. Il medico diviene un'autorità, sia nelle campagne, dove spartisce il potere con proprietari terrieri e parroci, sia nelle città dove svolge la professione di clinico ben remunerato dal ceto borghese, preoccupato di morire il più tardi possibile.

La tendenza ottocentesca matura pienamente nel corso del ventesimo secolo (quinta fase), allorquando si va imponendo nell'Europa Settentrionale il modello del *welfare state*, lo stato assistenziale. Il medico, o per meglio dire la medicina, si frappone fra la morte e il malato garantendo che costui non venga ghermito dal tristo mietitore dei secoli bui prima d'aver vissuto pienamente l'esistenza.

Nella seconda metà del Novecento (sesta fase) la morte viene assoggettata alla cura ospedaliera, attraverso una lotta intensiva e radicale dove solo il medico può decidere quando un individuo debba morire. Tale rappresentazione sanziona il limite attuale del concetto di morte e quindi anche di quello relativo di salute.

8.2 La salute nell'ottica attuale dell'OMS

Il progresso scientifico non è di per sé garanzia di sviluppo sociale armonico ed equilibrato, come la storia del Novecento ha ampiamente dimostrato. In ambito sanitario, la straordinaria evoluzione registrata a partire dalla seconda metà dell'Ottocento non sempre ha prodotto risultati soddisfacenti in tutta la popolazione della Terra, tanto che al termine del secondo conflitto mondiale si avvertì la necessità di costituire un organismo in grado di promuovere e tutelare la salute a livello universale.

Nel 1946 fu pertanto istituita la World Health Organization (WHO) (Organizzazione Mondiale della Sanità, OMS) sulla base del principio che la salute debba essere considerata diritto inalienabile d'ogni individuo e d'ogni collettività.

Tale principio è stato dapprima precisato nella *Dichiarazione di Alma Ata* del 1978 (WHO, 1978), che ha teorizzato e messo in atto quella che si potrebbe definire la strategia globale delle salute per tutti, e in seguito ulteriormente approfondito sia nelle disposizioni contenute nella *Carta di Ottawa*, elaborata sia nel corso della *Conferenza Internazionale per la Promozione della Salute*, tenutasi nel 1986 (WHO, 1986a), sia nella *Conferenza di Jakarta* del 1997 (WHO, 1997) e nella *Dichiarazione Mondiale sulla Salute* redatta l'anno successivo.

La conferenza tenutasi ad Alma Ata, attualmente nel Kazakistan, allora una delle repubbliche dell'URSS, si rivelò un evento storico per diversi motivi:

- fu la prima volta in cui i rappresentanti di tutti i paesi del mondo si ritrovarono per la promozione e lo sviluppo di un'assistenza sanitaria onnicomprensiva e per tutti;
- fu la prima volta in cui vennero prese in esame, in un consesso ampio e qualificato, le carenze sanitarie dei paesi più poveri, molti dei quali eredi di un lungo periodo di oppressione coloniale;

- fu l'occasione per congiungere i temi della salute a quelli dello sviluppo;
- fu, infine, un'occasione particolarmente opportuna per riaffermare con forza che la salute, come stato di benessere fisico, mentale e sociale e non solo come assenza di malattia o infermità, è un diritto fondamentale dell'uomo e l'accesso a un maggiore livello di salute è un obiettivo sociale d'interesse mondiale che implica la partecipazione di numerosi settori socio-economici oltre che di quelli sanitari.

La Conferenza produsse un documento finale, denso di raccomandazioni, e una Dichiarazione che, nella sua solennità, riassume le principali indicazioni scaturite dall'Assemblea. Si definì l'assistenza sanitaria di base quale assistenza sanitaria essenziale, fondata su metodi e tecnologie pratiche, scientificamente valide e socialmente accettabili, resa universalmente accessibile agli individui e alle famiglie di una comunità attraverso la loro piena partecipazione al costo che la comunità stessa e i Paesi possono permettersi ad ogni stadio del loro sviluppo.

Essa è parte integrante sia del Sistema Sanitario Nazionale, di cui è il perno e il punto focale, sia dello sviluppo economico e sociale globale della comunità e presuppone l'educazione nei confronti dei maggiori problemi sanitari nonché la messa a punto dei metodi per prevenirli e controllarli:

- la promozione di un'adeguata alimentazione;
- un'adeguata disponibilità di acqua potabile e condizioni salubri di vita;
- l'assistenza materno-infantile, inclusa la pianificazione familiare;
- le vaccinazioni contro le maggiori malattie infettive;
- la prevenzione e il controllo delle malattie endemiche;
- l'appropriato trattamento delle comuni malattie;
- l'approvvigionamento dei farmaci essenziali.

Il compito coinvolge, oltre al settore sanitario, i settori e gli aspetti correlati allo sviluppo della comunità, in particolare l'agricoltura, l'allevamento, l'alimentazione, l'industria, l'educazione, la casa, i lavori pubblici, le comunicazioni e altri settori, richiedendo lo sforzo coordinato di tutti questi.

La Carta di Ottawa precisò che la promozione della salute deve essere intesa come un processo che conferisce alle popolazioni i mezzi per assicurare un maggior controllo sul loro livello di salute e per migliorarlo, indicando con estrema chiarezza che il tema della salute è prerogativa non della volontà dei singoli né è di carattere privato ma è compito dell'intervento pubblico ed è di ordine politico e collettivo: condizioni di vita e di lavoro sicure costituiscono il fondamento per poter conseguire al meglio l'obiettivo e tali condizioni sono possibili attraverso leggi, controlli, servizi sanitari pubblici che solo un'azione collettiva può permettere.

Nel 1998 il pronunciamento di Ottawa ha ispirato il documento della Comunità Europea nel quale vennero stabiliti, in 21 punti programmatici, gli obiettivi che la Comunità medesima si proponeva di raggiungere entro il 2002: fra questi era stata posta particolare attenzione alla possibilità di un ambiente fisico sano e sicuro, a stili di vita più sani e alle politiche e alle strategie della salute per tutti.

Gli obiettivi fissati nel documento sono molteplici e di complessa realizzazione: da un lato la Comunità Europea, allargata a molti paesi, non si è rivelata un organismo politico e sociale omogeneo, dall'altro i sistemi sanitari delle varie Nazioni si sono dimostrati alquanto diversi fra loro. Tali fattori hanno reso, e rendono problematica la realizzazione del progetto della salute per tutti anche in un'area del globo relativamente agiata. Il compito dell'OMS, ovvero quello di divenire una sorta di coscienza sanitaria del mondo, mostra così le difficoltà e le sfide che deve affrontare:

- fissare regole etiche e scientifiche in materia sanitaria;
- istituire sistemi globali di controllo per fronteggiare le minacce transnazionali contro la salute;
- incoraggiare le scoperte scientifiche e le innovazioni tecnologiche;
- facilitare la cooperazione a favore dei paesi più poveri;
- guidare i programmi volti a eliminare o a controllare le malattie epidemiche;
- sostenere qualsiasi emergenza sanitaria;
- individuare i fondamentali problemi legati alla salute.

La strategia della salute per tutti (*Health for All*) (WHO, 1981) è tuttavia ostacolata da una evidente e insanabile contraddizione, in quanto le pratiche per metterla in atto sono compito dei governi nazionali e, soprattutto nei paesi più poveri, tale procedura incontra gravi limiti di praticabilità.

Secondo l'OMS, con il termine "sanità" si intendono due pratiche ben precise, vale a dire quella della prevenzione e quella della cura, la prima al fine di mantenere lo stato di benessere impedendo l'insorgere della malattia, la seconda al fine di recuperare lo stato di salute compromesso, debellando le cause delle situazioni patologiche. È evidente che gli interventi di prevenzione e di cura non sono necessariamente esclusivo compito della medicina, anche se essa riveste certamente un importante ruolo nel delicato equilibrio della salute pubblica e individuale. La tubercolosi, ad esempio, ha cessato di flagellare le città industriali allorquando si è cominciato a costruire edifici dotati di capace aerazione, di adeguata esposizione solare e di un appropriato sistema di riscaldamento.

La salute si fonda sul principio che un individuo o una popolazione si trovino in uno stato di benessere fisico, mentale e sociale, e ritengano tale stato desiderabile. Questo concetto favorisce un'interpretazione della medicina come di un'attività indipendente dalle alterazioni dei processi naturali.

La medicalizzazione della vita costituisce una delle più gravi minacce per la salute, tendendo a mistificare e ad espropriare il potere dell'individuo di guarire se stesso e di modellare il proprio ambiente, con il quale ciascuno entra in rapporto e con il quale si confronta in modo autonomo (autogovernato) o in modo assistenziale ed eteronomo (amministrato). Gli studi sulla morbilità hanno dimostrato che è proprio l'ambiente il primo determinante dello stato di salute generale di una popolazione, mentre l'intervento medico è il maggior determinante di malattia (*iatrogenesi clinica*).

Anche se la sofferenza e l'infermità inflitte dai medici hanno sempre costituito un fattore inevitabile della pratica clinica, in seguito alla complessa evoluzione della tecnologia la *negligenza* è divenuta "casuale errore umano", l'*insensibilità* "distacco scientifico" e l'*imperizia* "mancanza di attrezzature specializzate". La pratica medica promuove malessere che spinge gli individui a diventare consumatori di medicina curativa, preventiva, del lavoro, dell'ambiente, ecc. (*iatrogenesi sociale*).

Le professioni sanitarie producono un effetto negativo ancora più profondo sulla salute in quanto sono in grado di inibire la capacità potenziale dell'individuo nel fronteggiare in modo personale e autonomo la propria debolezza, la propria vulnerabilità e la propria unicità (*iatrogenesi culturale*).

Perché la salute possa ritornare ad essere di proprietà di ogni individuo, per opporsi alla *pandemia iatrogenica*, occorre demistificare tutto ciò che riguarda la medicina, consentendo all'individuo medesimo di riaffermare il proprio controllo sulla percezione, sulla classificazione e sulla decisione sanitaria. Si tratta di un compito politico, non professionale, che deve basarsi sul consenso di base, sulla nozione condivisa di ciò che è malattia e di chi può divenire malato. La salute designa allora l'intensità con cui gli individui riescono a condizionare un ambiente in grado di far emergere la capacità personale di far fronte alla vita in modo autonomo e responsabile.

8.2.1 Il sistema ICF

L'OMS, nel 1980, al fine di definire con precisione le condizioni di danno/menomazione, disabilità e handicap, ha messo a punto una classificazione internazionale connotata dall'acronimo ICIDH (*International Classification of Impairments, Disabilities and Handicaps*). Nello stesso ambito è stata altresì fornita una puntuale definizione dei termini danno/menomazione, disabilità e handicap.

Con il termine danno/menomazione (*impairement*) era da intendersi qualsiasi perdita, o anomalia, di una struttura o di una funzione sul piano anatomico, fisiologico e psicologico. Essa rappresentava l'esteriorizzazione di una condizione patologica.

Con il termine disabilità (*disability*) veniva invece intesa la limitazione, o la perdita, in conseguenza di una menomazione, della capacità di effettuare un'attività nel modo e nei limiti considerati normali per un essere umano. Essa rappresentava l'oggettivazione di una menomazione. La disabilità si caratterizzava qualora si manifestassero degli scostamenti, per eccesso o per difetto, nella realizzazione dei compiti e nell'espressione dei comportamenti rispetto a ciò che ci si sarebbe dovuti attendere. Le disabilità presentavano carattere transitorio o permanente e potevano essere reversibili o irreversibili, progressive o regressive. Potevano insorgere come conseguenza diretta di una menomazione o come reazione del soggetto, specialmente dal punto di vista psicologico, a una menomazione fisica, sensoriale o di altra natura.

L'*handicap*, infine, era definito come quella situazione di svantaggio sociale conseguente a menomazione e/o a disabilità, che limitava o impediva un individuo nell'adempimento di un ruolo normale rispetto all'età, al sesso, a fattori culturali e sociali. Esso rappresentava la socializzazione di una menomazione o di una disabilità e come tale rifletteva, per l'individuo, le conseguenze che sul piano culturale, sociale, economico e ambientale si producevano per effetto di menomazione e disabilità.

L'ICIDH proponeva un modello di disabilità di tipo consequenziale: dapprima insorgeva la malattia, in seguito la menomazione, quindi la disabilità e infine l'handicap. Attualmente l'OMS medesima, grazie all'aiuto delle realtà associative di tutto il mondo, è impegnata nell'elaborazione di una nuova versione di quella classificazione, ormai superata da tempo. Associati alle condizioni di salute, vengono presi in considerazione gli aspetti della mobilità, dell'integrazione scolastica e lavorativa.

Le nuove definizioni proposte considerano tre fondamentali elementi: il corpo, l'individuo e la società. La dimensione del corpo comprende due ambiti, il primo dei quali riguarda le sue funzioni e il secondo la sua struttura. La dimensione delle attività comprende tutta la sfera delle azioni compiute da un individuo. I capitoli sono organizzati a partire dalle attività più semplici per arrivare alle più complesse. La dimensione della *partecipazione* classifica le aree in cui un individuo è coinvolto, alle quali può accedere, e/o per le quali ci sono opportunità sociali o barriere.

La nuova classificazione, contrassegnata dall'acronimo ICF (*International Classification of Functioning, Disability and Health*), chiama in causa differenti discipline e differenti settori e si propone di:

- fornire una base scientifica per la comprensione e lo studio degli stati funzionali associati alle condizioni di salute;
- stabilire un linguaggio comune per descrivere gli stati funzionali associati alle condizioni di salute, con lo scopo di migliorare la comunicazione tra operatori sanitari, altri settori e disabili;
- permettere la comparazione dei dati tra i diversi paesi;
- fornire uno schema sistematico codificato per i sistemi di informazione sanitaria.

Poiché, secondo la prospettiva dell'OMS, la salute risulta essere la chiave dello sviluppo delle Nazioni, se essa non viene misurata, rende impossibile il miglioramento dei sistemi sanitari. L'ICF si rivela pertanto lo standard in base al quale è possibile misurare salute e disabilità e tale classificazione rappresenta un'autentica rivoluzione per la loro definizione e per la loro percezione poiché mette in evidenza l'importanza di un approccio integrato grazie alla considerazione dei fattori ambientali, classificandoli in maniera sistematica. La disabilità viene così definita come una condizione di salute in un ambiente sfavorevole e il termine handicap non ha più motivo per essere impiegato.

8.2.2 Nuovi paradigmi per la salute

Per effetto della *transizione epidemiologica*, come sottolineò nel 1998 lo storico della sanità Mirko Grmek (1998b), che ha determinato il passaggio dalle malattie infettive e diffusive alle malattie croniche non trasmissibili, e come conseguenza del generale invecchiamento della popolazione, è oggi divenuto assai complesso valutare il livello della salute di una popolazione.

Se le malattie trasmissibili sono state efficacemente combattute, e spesso debellate, mediante la prevenzione vaccinale e l'implementazione del livello delle condizioni igieniche e alimentari delle popolazioni, nei confronti delle malattie croniche degenerative si può incidere solo modificando gli stili di vita e attuando provvedimenti di tipo riabilitativo.

La riabilitazione può essere intesa come un processo complesso, teso a promuovere nel soggetto e nella sua famiglia la migliore qualità di vita possibile. Mediante azioni dirette e indirette, essa si interessa dell'individuo nella sua globalità fisica, mentale, affettiva, comunicativa e relazionale (*carattere olistico*), coinvolgendo il suo contesto familiare, sociale e ambientale (*carattere ecologico*) e si compone di interventi integrati di rieducazione, educazione e assistenza.

La rieducazione, intesa nella sua accezione più propria di terapia, è competenza del personale tecnico sanitario e si propone quale obiettivo lo sviluppo e il miglioramento delle funzioni adattative. Essa rappresenta un processo discontinuo e limitato nel tempo, che deve necessariamente concludersi allorquando, in relazione alle conoscenze più aggiornate sui tempi biologici del recupero, non si verifichino, per un lasso di tempo ragionevole, cambiamenti significativi né nello sviluppo né nell'utilizzo delle funzioni adattative.

L'educazione è competenza dei professionisti del settore e si propone un duplice obiettivo: preparare l'individuo a esercitare il proprio ruolo sociale (*educare il disabile*); educare la comunità ad accoglierlo e a integrarlo (*educare al disabile*), per aumentarne le risorse e accrescere l'efficacia del trattamento rieducativo.

L'assistenza ha per obiettivo il benessere della persona e della sua famiglia, è competenza degli operatori sociali e deve accompagnare l'individuo sin dall'insorgenza della disabilità (Gruppo Italiano per la Paralisi Cerebrale Infantile, 2000).

La classificazione del danno e della disabilità si dipana quindi lungo la storia dell'evoluzione del concetto di salute, non più visto come semplice assenza di malattia ma come completo benessere bio-psico-sociale dell'individuo. Tale definizione prende però le mosse da una posizione non oggettiva: da una parte offre indubbi vantaggi perché punta, oltre che sulla componente fisica, anche su quella psichica e sociale; dall'altra dichiara (indirettamente) non sano il 90% o più della popolazione e rende così illusorio uno dei principali obiettivi postulati dall'OMS, ovvero la salute come un diritto per tutti.

Il carattere utopico di tale definizione è chiaro e anche condivisibile in quanto descrive una situazione di completa soddisfazione e felicità che, sebbene forse non possa essere mai conseguita, costituisce senza dubbio un punto di riferimento verso il quale orientare gli sforzi. Il principio stabilisce che gli Stati e le loro articolazioni svolgano compiti che vanno ben al di là della semplice gestione di un sistema sanitario giacché essi dovrebbero farsi carico di individuare e cercare di modificare, tramite opportune alleanze, i fattori che influiscono negativamente sulla salute collettiva, promuovendo al contempo quelli favorevoli. In tale contesto, la salute viene considerata più un mezzo che un fine e può essere definita come una *risorsa di vita quotidiana* che consente alle persone di condurre una vita produttiva a livello individuale, sociale ed economico.

La traduzione di dichiarazioni di principio in strategie operative costituisce da sempre un processo complesso e difficile, soprattutto quando le implicazioni per l'azione richiedono il cambiamento del comune modo di pensare e di agire. La definizione di salute proposta dall'OMS è molto impegnativa e l'OMS stessa ha cercato di rendere operative, a partire dagli anni Ottanta del Novecento, due strategie che vanno sotto il nome, rispettivamente, di *promozione della salute* e di *strategia della salute per tutti*, nella consapevolezza che la salute costituisca il risultato di una serie di determinanti di tipo sociale, ambientale, economico e genetico e non il semplice prodotto di un'organizzazione sanitaria. Nei confronti del concetto di salute e della sua definizione, si è sviluppato un dibattito internazionale e sono state formulate alcune proposte di definizione alternativa. Fino ad ora però esse hanno avuto poco successo e quindi la definizione dell'OMS rimane ancora un punto di partenza e di riferimento.

Esiste infatti un rischio nell'attuazione pratica di tale definizione, vale a dire la costituzione di un vero e proprio *totalitarismo terapeutico*.

A tale proposito Ivan Illich ha sostenuto che, in un mondo condizionato dall'ideale strumentale della scienza, il sistema sanitario produce incessantemente nuovi bisogni terapeutici tanto che la ricerca della salute è divenuta il fattore patogeno predominante. Salute e medicalizzazione sono da intendersi come concetti fra loro correlati in senso inversamente proporzionale (Illich, 2004). Michel Foucault ha inoltre evidenziato che la promozione della salute è possibile e reale solo se diminuiscono il biopotere medico e il controllo dello Stato (Foucault, 2001).

Amartya Sen ha elaborato e proposto la *teoria dei funzionamenti*, quale alternativa alla consueta concezione del *well-being* inteso come appagamento dei desideri, felicità o soddisfazione delle preferenze, che privilegia essenzialmente aspetti soggettivi. La visione dei funzionamenti mette l'accento sulla realizzazione di alcune dimensioni oggettive descritte come *stati di fare e di essere*. La teoria del benessere trascura infatti totalmente la condizione fisica degli individui: niente impedisce che un *clochard* sia a suo modo felice, veda appagati i propri desideri o soddisfatte le proprie preferenze mentre la concezione del benessere attribuirebbe, in modo paradossale, a un tale individuo, un livello adeguato di *well-being*. Sen sostiene un concetto positivo di libertà come abilità sostanziale di fare qualcosa e di essere qualcuno in opposizione a un concetto negativo che intende la libertà come assenza di impedimenti formali. Mentre l'iniziativa privata assicura l'incremento della ricchezza, la rete dei servizi pubblici permette che questo incremento si converta nell'aumento del tenore di vita per tutta la popolazione (Sen, 1999).

Secondo Grmek il concetto di salute-malattia sottende tre diversi livelli: uno soggettivo, connesso a una situazione di malfunzionamento, uno oggettivo, implicante indisponibilità e sofferenza e uno socio-culturale che coinvolge un giudizio morale ed estetico (Grmek, 1995).

Barton Childs considera la malattia come l'espressione di una limitazione individuale delle capacità adattative in rapporto all'ambiente e colloca l'origine delle malattie in una prospettiva al contempo funzionale, genetica ed evolutiva (Childs, 1998): ne risulta che ogni paziente è una manifestazione unica della malattia, non un caso tipico di malattia le cui esigenze di trattamento sono altrettanto uniche. Il medico non deve pertanto chiedersi da quale malattia una persona è colpita ma perché si ammala (Childs, 1996).

La medicina deve pertanto riconsiderare i propri riferimenti teorici ed epistemologici, inquadrando l'approccio alla malattia in una prospettiva che sappia affrontare scientificamente la dimensione individuale delle condizioni di salute e malattia. L'approccio evoluzionistico alla comprensione delle malattie è diventato un tema di specifica riflessione e ricerca all'inizio degli anni Novanta del Novecento per merito soprattutto dei lavori dello psichiatra Randolph Nesse e del biologo George Williams, secondo i quali ogni individuo è espressione di un programma genetico che rappresenta un prodotto storico e unico dell'evoluzione, plasmato dai meccanismi della filogenesi, ovvero la variazione genetica e la selezione naturale (Nesse e Williams, 1999; 1994; 1995).

Ernst Mayr ha chiamato *pensiero popolazionale* questa idea che si fonda sull'osservazione dell'unicità propria degli organismi viventi, ovvero sul fatto che ogni individuo di una specie a riproduzione sessuata è unico e costitutivamente differente da tutti gli altri. In questo senso, le popolazioni dal cui insieme risulta ogni specie vivente, sono gruppi di individui unici e differenti l'uno dall'altro (Mayr, 1988; 1990). La versione *essenzialistica* della malattia, chiamata anche ontologica, è quella su cui fondamentalmente si formano tuttora i medici. In essa il paziente, quando non è irrilevante, è indifferenziato, ovvero è solo l'occasionale mezzo attraverso cui prende corpo lo stato morboso. Quest'ultimo è la vera individualità, natura che tende a coincidere con l'identità della classe nosologica entro cui la condizione patologica è inquadrata. In questo approccio, la malattia ha cause univoche, il suo decorso naturale e la risposta al trattamento nei vari pazienti sono essenzialmente gli stessi.

Trasposto alla medicina, invece, il pensiero popolazionale mette in rilievo il carattere radicalmente particolare dei processi con cui ogni persona interagisce con l'ambiente e con gli stimoli patogeni, ovvero l'individualità della suscettibilità alle malattie e della maniera in cui esse si esprimono nei singoli pazienti. L'approccio popolazionale richiama così l'attenzione sul carattere individuale della malattia: un aspetto duplice, radicato allo stesso tempo sull'unicità del genotipo e della storia di ogni individuo, e di come questa si rifletta sulle funzioni stesse del genotipo. Secondo tale visione, la malattia rappresenta quindi l'esito singolare di inadeguate risposte adattative dell'individuo, ovvero l'effetto di qualche incongruenza nell'espressione delle dimensioni genetica, epigenetica o dello sviluppo, psicologica e sociale che caratterizzano l'individualità di una persona.

8.3   L'attività motoria per la promozione della salute

Attualmente l'OMS reputa che il movimento costituisca uno dei fattori fondamentali per il mantenimento dello stato di salute delle popolazioni.

La regolare attività fisica previene patologie croniche, come il diabete di tipo 2, i disturbi cardiocircolatori e l'obesità, protegge da condizioni disabilitanti quali l'osteoporosi e l'artrite, riduce o elimina fattori di rischio come la pressione alta e gli elevati livelli plasmatici di colesterolo.

Alcuni studi dimostrano che le persone fisicamente attive hanno un'aspettativa di vita superiore in media di circa 6 anni rispetto ai sedentari. Altri studi documentano che la pratica di un'intensa attività sportiva si rivela assai efficace nel ridurre la sintomatologia depressiva, nel rallentare il declino fisico e cognitivo che talvolta caratterizza l'invecchiamento e nel garantire un buon riposo notturno. Sono sufficienti 30 minuti di cammino svelto al giorno per ottenere risultati salutari a tutte le età.

Dedicare quotidianamente 15-20 minuti alla corsa, o a un'altra attività aerobica, permette ai bambini e ai ragazzi di mantenere efficienti il tessuto osseo e le articolazioni, di costruire buone masse muscolari, di ridurre il grasso corporeo, di mantenere un buon peso, di prevenire lo sviluppo dell'ipertensione e di migliorare le capacità di apprendimento. I bambini che svolgono, oltre all'attività intellettuale, anche quella fisica dimostrano lo stesso rendimento scolastico dei loro compagni che hanno studiato un'ora in più, evidenziando maggior capacità di apprendimento in alcune particolari discipline come, ad esempio, la matematica. L'attività motoria assume, inoltre, un ruolo decisivo in ambito formativo ed educativo, poiché migliora l'adattabilità del ragazzo agli impegni quotidiani e consente di stabilire un buon controllo emotivo, una migliore autostima nonché di accrescere la capacità di socializzazione.

Nei soggetti in età adulta, la pratica costante e sorvegliata di un'attività sportiva adeguata incrementa le resistenze totali dell'organismo, limita l'involuzione muscolo-scheletrica e cardio-vascolare e stimola le capacità psico-intellettuali.

La senescenza non deve essere considerata esclusivamente un fenomeno fisiologico, bensì una condizione legata anche agli stili di vita e alle condizioni ambientali. Un tessuto muscolare quotidianamente attivo è, infatti, il motore attraverso cui sono impiegati la maggioranza degli zuccheri, dei grassi e delle proteine introdotti nell'organismo con l'alimentazione. Un muscolo inattivo, invece, limita la potenzialità espressiva della persona e conduce a un precoce invecchiamento accompagnato da tutte le patologie legate alla sedentarietà.

Deve essere ritenuto fondamentale, invece, il ruolo svolto dall'attività fisica nell'anziano, in funzione non solo di un processo di riabilitazione ma anche nell'ambito del complesso delle regole che determina un buon invecchiamento.

8.4   Comportamento motorio e vita mentale

Gli anni che vanno dal 1990 al 2000 sono stati considerati, a buon diritto, "il decennio del cervello". In questo lasso di tempo, infatti, sono stati scoperti e consolidati numerosi dati che stanno completamente rivoluzionando la concezione del funzionamento cerebrale. In realtà, molte di queste idee sono assai più antiche, così come molte altre sono state proposte negli anni successivi al decennio del cervello.

È trascorso quasi un secolo da quando Albert Einstein propose le teorie della relatività che trasformarono la fisica e cinquant'anni ci separano dalla scoperta del DNA e delle sue proprietà che trasformarono la genetica, effettuata da Watson e Crick.

Attualmente i neuroscienziati sono impegnati nella definizione di una teoria universale dei sistemi e dei processi cerebrali, una teoria che possa essere rappresentata da un'equazione o da un modello semplice come la doppia elica del DNA.

Il problema consiste nel fatto che il nostro cervello è un sistema complesso spazio-temporale, in grado di compiere molte diverse funzioni: ricordare il passato, rispondere al presente e predire il futuro, non solo in relazione alle cose e agli eventi attuali, ma anche nei confronti di eventi temporo-spazialmente lontani.

Il cervello è in grado di immaginare ciò che è ritenuto inimmaginabile e, allo stesso tempo, di regolare le funzioni della sopravvivenza quali la respirazione e la circolazione: nonostante ogni cervello umano sia unico, tutti i cervelli presentano caratteristiche comuni.

Il comportamento e la vita mentale non possono essere però ridotti alle pure e semplici cellule nervose, agli organi componenti il corpo e ai geni. Come in tutti i sistemi complessi non è dunque possibile prevedere le caratteristiche di comportamento conoscendo le componenti del sistema e le loro interazioni. Nell'ottica dei sistemi complessi non è possibile ridurre alla sola biologia tutto l'insieme dei fenomeni socio-culturali che influenzano il comportamento umano.

Sono stati codificati tre assiomi di partenza in grado di definire il *sistema-uomo*, assiomi che possono essere così riassunti:
- il corpo e la sua biologia sono alla base della vita;
- la funzionalità del sistema sensoriale consente il raggiungimento della consapevolezza corporea;
- la consapevolezza corporea costituisce il presupposto per il funzionamento della sfera cognitiva ed emotiva.

Nell'essere umano il completamento della struttura anatomica di base del cervello si compie al sesto mese di gravidanza e fin da quel momento sono attive le funzioni istintive (fisiologia del corpo ed emozioni primarie). Dalla nascita comincia la costruzione delle funzioni corticali apprese, che necessitano dell'attivazione esperienziale. Il sistema sensoriale, ad eccezione dell'udito che è attivo fin dal sesto mese di gestazione, è costruito in base alla relazione che il bambino stabilisce con il mondo.

Dall'accensione funzionale delle zone sensoriali, parte l'attivazione corticale sede delle capacità cognitive (pensiero astratto, linguaggio, coscienza, controllo comportamentale).

L'anatomia e le capacità funzionali del cervello sono caratteristiche specie-specifiche, vale a dire presenti in ogni essere umano. La quantità e la qualità delle funzioni istintive riconoscono una base genetica, mentre la quantità e la qualità di quelle apprese, oltre che con la base genetica, sono da porsi in relazione con la quantità e con la qualità dell'esperienza vissuta.

Lo sviluppo funzionale dell'essere umano può essere dunque così riassunto:
- tutte le funzioni degli organi e degli apparati corporei sono regolate dal sistema nervoso centrale;
- i processi mentali normali e patologici sono prodotti della funzione cerebrale;
- i geni e le loro espressioni proteiche determinano la potenzialità di interconnessione fra i neuroni, per cui una componente di tutte le funzioni mentali è legata ai geni;
- i fattori relazionali e sociali esercitano un'azione sul cervello, modificando stabilmente le interconnessioni neuronali determinate dai geni, per cui *cultura* e *natura* hanno uguale peso nello sviluppo;
- le anomalie psichiche, indotte da situazioni relazionali e sociali traumatiche, sono determinate da modificazioni dell'espressione genica delle sinapsi;
- la relazione umana significante produce cambiamenti a lungo termine nel comportamento e, quindi, nelle funzioni della mente, modificando la struttura e la potenza delle sinapsi neuronali.

Sia per quanto riguarda gli aspetti fisiologici sia per quelli patologici, il prodotto finale deriva da un intreccio, a volte difficilmente districabile, tra fattori genetici e fattori ambientali: la genetica e l'ambiente attivano il cervello, determinando la base funzionale di tutte le capacità cerebrali, comprensive sia della costruzione delle sinapsi sia della produzione chimica delle sostanze neuroattive.

La realtà corporeo-emotivo-intellettiva deriva dal milione di miliardi di sinapsi e dalla chimica del sistema nervoso centrale: entrambi gli aspetti sono importanti, in quanto le sinapsi rappresentano le strade percorse dagli impulsi nervosi mentre i neurotrasmettitori, insieme all'elettricità neuronale, costituiscono i veicoli delle trasmissioni. Proseguendo nella metafora, si può affermare che il traffico si blocca o quando manca la rete viaria, o in assenza dei veicoli.

Il movimento è quindi un importantissimo canale di apprendimento e non solo limitato a quello di tipo motorio. Imparare attraverso il movimento è ciò che ciascuno di noi è in grado di fare dal momento della nascita in poi. Inizialmente il neonato impara a muoversi nell'ambiente contrastando la forza di gravità. L'esplorazione attiva ci permette di implementare la conoscenza del mondo e di sviluppare relazioni di tipo fisico, psichico, cognitivo, affettivo ed emozionale con esso e con gli altri individui. Le afferenze sensomotorie sono alla base della neurogenesi.

8.4.1 Neurogenesi e attività fisica

Molti fattori sono in grado di esercitare un'azione sul processo di neurogenesi. Studi recenti mettono in relazione la mancanza di sonno con la riduzione della neurogenesi ippocampale: due settimane di privazione di sonno in topi da esperimento hanno agito come un inibitore della neurogenesi, che è ripresa soltanto dopo il ritorno al sonno normale. Alcuni scienziati della Columbia University avrebbero dimostrato l'influenza positiva dell'attività aerobica quotidiana sulla neurogenesi, in contrasto con il calo dell'attività neurogenica legato all'avanzare dell'età (dai 30 anni in poi), che porta a un inesorabile decadimento delle facoltà cognitive e mnemoniche: l'attività fisica favorisce l'aumento del numero di nuovi neuroni nell'ippocampo di topi invecchiati.

Altre abitudini, oltre allo sport, sembrano favorire la neurogenesi: il consumo moderato di etanolo, la socialità, una dieta povera di grassi saturi e zuccheri, il consumo di *epicatechina* (il flavonoide presente nel cacao), una vita senza stress.

È ormai accertato che l'esercizio fisico svolge un ruolo protettivo nei confronti del trofismo del tessuto nervoso. Soprattutto l'attività aerobica produce un'azione benefica migliorando le abilità cognitive, rallentando i processi di senescenza cerebrale, colmando i deficit neurologici causati da alcune patologie neurodegenerative quali il Parkinson, l'Alzheimer e la sclerosi multipla.

Per quel che concerne la malattia di Parkinson, in particolare, studi recenti ritengono che uno dei punti nodali nella patogenesi della malattia sia costituito dalla particolare fragilità dei circuiti che collegano il tronco encefalico ai gangli della base, oltre che delle reti neurali localizzate a livello cardiaco e gastro-intestinale, suggerendo l'ipotesi di un'espressività genica variabile in diverse reti neurali, verosimilmente dovuta a precoci influenze epigenetiche di sovrautilizzo o di mancato adattamento delle reti stesse ai vincoli loro imposti dalla vita adulta, con conseguente fragilità per esaurimento della funzionalità mitocondriale in cellule ad alto consumo energetico (Diederich e Parent, 2011).

Gli effetti positivi dell'attività motoria sono invece prodotti dalla stimolazione di cellule staminali cerebrali, i cui meccanismi sono noti dai primi anni di questo secolo. Due sono le sostanze neuroattive implicate in quest'azione: l'IGF-1 (*fattore insulino-simile di primo tipo*) e l'*anandamide*, che vengono liberate dai muscoli durante il movimento e giungono al cervello tramite il torrente ematico. Durante l'esercizio fisico, l'IGF-1 circolante viene maggiormente assorbito dal cervello, a livello del quale promuove la sintesi del fattore nervoso di derivazione cerebrale (BDNF) e l'eliminazione della proteina beta-amiloide (la proteina che si accumula in eccesso nei pazienti affetti da malattia di Alzheimer).

L'anandamide, sostanza in grado di attraversare facilmente la barriera ematoencefalica, si lega invece al recettore cannabinoide di primo tipo, e i suoi livelli plasmatici aumentano con l'allenamento aerobico: studi recenti indicano che il sistema endocannabinoide si attiva anche dopo 45 minuti di cammino a passo svelto.

L'anandamide stimola altresì la produzione del BDNF, attualmente oggetto di numerosi studi a causa delle sue possibili applicazioni nella terapia dei danni cerebrali dovuti a ictus o a malattie degenerative. È stata dimostrata, in laboratorio, la sua capacità di aumentare la sopravvivenza dei neuroni e di promuovere la crescita dendritica e assonica e, nell'animale, il suo ruolo protettivo, a livello dell'ippocampo e della corteccia cerebrale, dai danni prodotti da un insulto ischemico. È stata inoltre accertata la sua capacità di aumentare la plasticità cerebrale, soprattutto a livello dell'ippocampo: negli animali di laboratorio con deficit del gene deputato alla sintesi di questa sostanza, è infatti osservabile una difficoltà di apprendimento per la presenza di connessioni sinaptiche più deboli.

Anche la serotonina, la cui secrezione è, a sua volta, stimolata dall'attività fisica, risulta in grado di far aumentare la produzione di BDNF.

Esiste dunque una complessa rete di relazioni tra le sostanze che stimolano le staminali e proteggono il cervello, che è promossa dall'attività fisica ma non solo. Anche l'alimentazione sembra svolgere un ruolo fondamentale: recentemente, un gruppo di neurofisiologi giapponesi ha dimostrato, attraverso studi condotti su animali di laboratorio, che un'alimentazione ricca di DHA (acido docosaesaenoico, omega-3 a catena lunga) promuove la formazione di nuove cellule nervose nell'ippocampo.

8.5 Dalla patogenesi alla salutogenesi

La salute ottimale è il risultato dell'equilibrio dinamico tra salute fisica, emozionale, sociale, spirituale e intellettuale.

La promozione della salute consiste nel complesso delle azioni dirette non solo ad accrescere le capacità degli individui, ma anche ad avviare cambiamenti sociali, ambientali ed economici, in un processo che aumenti le reali possibilità di governo, da parte dei singoli e della comunità, dei determinanti di salute (WHO, 1998).

L'adozione di adeguati stili di vita, come indicato dall'OMS, è la chiave per promuovere la salute dei singoli individui e di intere popolazioni.

Il cambiamento dello stile di vita può essere facilitato attraverso la combinazione dell'apprendimento esperienziale che aumenta la conoscenza, fa crescere la motivazione, crea le capacità e, fattore ancora più importante, determina le opportunità che rendono più facili le pratiche positive della salute (O'Donnell et al., 2008).

Il concetto di *salutogenesi*, sviluppatosi negli anni '60 del Novecento in ambito anglosassone (Antonovsky, 1979), ha cominciato a essere considerato negli ambienti accademici e nelle politiche sanitarie solo alla fine degli anni '90, in Germania, quando l'aumento vertiginoso dei costi del sistema sanitario, e le conseguenti difficoltà finanziarie, hanno risvegliato a livello internazionale la sensibilità verso un nuovo concetto di salute. La domanda fondamentale di questo nuovo approccio non riguardava più quali fossero le cause di malattia e come si potessero prevenire, bensì quali fossero le fonti della salute e come si potessero implementare.

Il termine *salutogenesi*, derivato dal latino *salus* = salute e dal greco *genesis* = origine, indica la disciplina che si occupa delle cause, o meglio delle fonti, della salute. Si tratta di un nuovo approccio alla salute, che si pone l'obiettivo di travalicare il modello patogenico imperante, che pensa la salute quale assenza di malattia e si concentra sull'insorgenza, la cura e la prevenzione delle patologie (Antonovsky, 1987). Il pensiero salutogenico presuppone, infatti, che tutte le persone siano, al contempo, più o meno sane e più o meno malate: l'obiettivo è capire in che modo un individuo può diventare più sano o meno malato. In base a questo paradigma la salute è concepita come un continuum tra salute e malattia in cui ciascuna persona si può collocare in un dato momento della sua vita. Ciò significa che, in qualsiasi punto del continuum una persona si trovi, potrà disporre sempre di risorse e di opportunità per spostarsi verso il polo della salute (Antonovsky, 1996).

Il padre indiscusso dell'approccio salutogenico è Aaron Antonovsky (1923-1994) (Lindstrom e Eriksson, 2005b). Egli aveva ricevuto, dal governo israeliano, l'incarico di valutare lo stato di salute delle persone anziane in Israele e, per assolvere il compito, aveva stabilito dei criteri di misurazione della salute dal punto di vista fisico e psichico. Nello specifico Antonovsky aveva studiato l'adattamento alla menopausa di donne appartenenti a diverse etnie tra cui anche donne sopravvissute ai campi di concentramento. Con stupore aveva rilevato che un gran numero di esse era in buone condizioni di salute psicofisica e dotato di discrete capacità di adattamento, ovvero si dimostrava in grado di ricreare la propria vita. Antonovsky si era allora posto la domanda del perché alcune persone, in presenza delle medesime condizioni avverse, rimanessero in buona salute, mentre altre si ammalassero: scoprì che non era l'agente patogeno in sé a causare la malattia, bensì il suo confronto con le risorse generali di resistenza (*general resources of resistance*), ovvero con le proprietà, di una persona o di una collettività, di attuare un adattamento positivo rispetto ai fattori di stress innati nell'esistenza umana (Lindstrom e Eriksson, 2005a).

Le risorse di resistenza sono legate a comportamenti che, a loro volta, Antonovsky ha organizzato nel costrutto del senso di coerenza (*sense of coherence*), che si esprime nell'orientamento generale verso il mondo e verso il proprio futuro, nella capacità di comprendere la realtà circostante (dimensione cognitiva), di elaborare il proprio orizzonte di vita (dimensione motivazionale) e di plasmare ogni difficoltà (dimensione comportamentale), attraverso molteplici e variegate strategie di resistenza (Eriksson e Lindstrom, 2005).

Il senso di coerenza (Antonovsky, 1993), ovvero l'*autocoerenza*, comprende tre componenti della personalità da rispettare e tutelare in ogni forma di promozione della salute:

* comprensibilità (*understandability*): si riferisce alla possibilità di capire ciò che accade nel proprio ambiente e di riordinare gli avvenimenti in un determinato quadro familiare, sociale, politico, religioso o comunque ideologico. Si tratta di una capacità prevalentemente cognitiva: chi comprende cosa gli sta accadendo riesce ad affrontare meglio le situazioni più difficili;

* affrontabilità (*manageability*): è la sensazione di poter esercitare un certo controllo (anche se in modo ridotto, o anche solo nella fantasia del singolo) sugli eventi o sulle situazioni difficili, ed è strettamente legata all'autostima e alla consapevolezza di possedere le risorse (interne o esterne) necessarie per affrontare gli eventi e per *avere voce in capitolo*;

* significatività (*meaningfulness*): deriva dalle due componenti sopra esposte, include le esperienze di vita personale e spesso anche una visione d'insieme più ampia. Va costantemente ricercata e consiste nel trovare un significato agli accadimenti che vada oltre gli aspetti puramente cognitivi, creando le motivazioni per affrontare la vita, per combattere e per impegnarsi nelle cose.

L'equilibrio tra i fattori che influenzano la salute, sia negativamente che positivamente, condiziona il livello della salute stessa (Eriksson e Lindstrom, 2007): una persona che possiede un forte senso di coerenza, ovvero una persona per la quale il mondo è ricco di significato, intelligibile e prevedibile, reagisce alle sollecitazioni percependole come sfide e attivando le proprie risorse di resistenza mentre un senso di coerenza poco sviluppato porta invece a sentire la sollecitazione come un fardello. "Il Senso di Coerenza è quindi un orientamento globale che esprime la misura di una sensazione di fiducia costante, penetrante e dinamica rispetto al fatto che gli stimoli della vita siano strutturati, spiegabili e prevedibili, che siano disponibili risorse per poter affrontare le sfide che questi stimoli comportano, che tali sfide valgano il nostro impegno e sforzo, perché hanno un significato" (Schmid, 2007).

Vi sono, infine, numerose evidenze di come il senso di coerenza sia fortemente associato alla salute percepita e in particolare alla salute mentale, e sia altresì in grado di predire lo stato di salute (Eriksson e Lindstrom, 2006; Eriksson, 2007).

Salutogenesi e *resilienza* sono due modi di indicare la capacità di autoproteggersi e di superare le grandi difficoltà. La salutogenesi aiuta operatori sanitari e pazienti e mantenere la salute, a gestire la malattia anche autonomamente (ma non solo) e a continuare a vivere nonostante la malattia o proprio attraverso di essa.

8.5.1   Approccio salutogenico alla carta di Ottawa

La Carta di Ottawa, considerata il documento fondativo della promozione della salute, discussa e redatta nel 1986 (WHO, 1986a), in mancanza sostanziale di un quadro teorico di riferimento, ha causato sensibili problemi al movimento per la promozione della salute (Hills e McQueen, 2007): per molti anni l'approccio biomedico aveva considerato la salute come derivante dall'eliminazione dei fattori di rischio per le malattie, mentre l'approccio salutogenico si focalizzava sulle risorse individuali e sui processi che promuovono la salute.

Benché l'approccio salutogenico si armonizzi bene con i principi contenuti nella Carta di Ottawa, esso è stato sino ad ora poco sfruttato in tutte le sue potenzialità, nonostante sia sempre più chiara la necessità di orientarsi verso la salute e non verso la malattia.

Per alcuni aspetti, il concetto stesso di promozione della salute si è sviluppato ed è cresciuto in relazione al concetto di salutogenesi (Lindstrom e Eriksson, 2006). L'OMS stessa, alla sua costituzione, ha proposto una nuova definizione della salute, non solo come di assenza di malattia, ma come di stato di completo benessere fisico e mentale e di competenza sociale (United Nation Department of Public Information, 1948). Questa definizione, che ha sottolineato il concetto di benessere, ha evidenziato come sia di fondamentale importanza superare la dicotomia salute/malattia.

La teoria della salutogenesi ha influenzato, dagli anni '80 del Novecento in poi, lo sviluppo delle attività di promozione della salute, anche se nella Carta di Ottawa non si fa un riferimento preciso alla salutogenesi. In particolare, Antonovsky stesso, intervenendo in diverse occasioni, ha contribuito a sensibilizzare il pubblico sulla necessità di focalizzarsi sulla salute piuttosto che sulla malattia.

In accordo con la Carta di Ottawa, la promozione della salute viene considerata come il processo che rende gli individui e le comunità capaci di aumentare il controllo sui determinanti di salute e di migliorare la salute stessa, consentendo di vivere una vita sana, attiva e produttiva (WHO, 1986a; WHO, 1993; Ziglio et al., 2003). La promozione della salute è un processo culturale, sociale, ambientale, economico e politico (Adler e Ziglio, 1996). L'approccio salutogenico ha come proprio obiettivo quello di rafforzare il potenziale di salute delle persone, in modo che la buona salute sia il mezzo per avere una vita felice e produttiva (WHO, 2000; 2005).

Bibliografia

Adler M, Ziglio E (1996) Gazing into the oracle: the Delphi method and its application to social policy and public health. Jessica Kingsley Publishers, London
Antonovsky A (1979) Health, stress and coping. Jossey-Bass, San Francisco
Antonovsky A (1987) Unraveling the mystery of health. How people manage stress and stay well. Jossey-Bass, San Francisco

Antonovsky A (1993) The structure and properties of the sense of coherence scale. Social Sci Med 36:725–733

Antonovsky A (1996) The salutogenic model as a theory to guide health promotion. Health Promot Int 11:11–18

Ariés P (1980) Storia della medicina. In: Le Geoff J (ed) La nuova storia. Mondadori, Milano

Ariés P (1990) Storia della mente in occidente. BUR, Milano

Childs B (1996) A logic of disease. Lipids 31:3–6

Childs B (1998) L'introduzione della prospettiva evoluzionistica nella formazione del medico. In: AA.VV. La medicina di Darwin. Laterza, Bari pp 21–32

Childs B (2004) Medicina genetica. Una logica della malattia. Fioriti, Roma

Diederich NJ, Parent A (2011) Parkinson's disease: Acquired frailty of archaic neural network? J Neurol Sci (in press)

Eriksson M (2007) Unravelling the mystery of salutogenesis. The evidence base of the salutogenic research as measured by Antonovsky's sense of coherence scale. Research Report 1. A bo Akademi University Vasa, Turku

Eriksson M, Lindstrom B (2005) Validity of Antonovsky's sense of coherence scale a systematic review. J Epidemiol Commun H 59:460–466

Eriksson M, Lindstrom B (2006) Antonovsky's sense of coherence scale and the relation with health a systematic review. J Epidemiol Commun H 60:376–381

Eriksson M, Lindstrom B (2007) Antonovsky's sense of coherence scale and its relation with quality of life: A systematic review. J Epidemiol Commun H 61:938–944

Foucault M (2001) Storia della follia nell'età classica. Rizzoli, Milano

Grmek MD (1993) Storia del pensiero medico occidentale. Vol. 1 Antichità e medioevo. Laterza, Roma-Bari

Grmek MD (1995) Concettualizzazione e realtà della morbilità del XX secolo. Nuova Civiltà delle Macchine 3-4:7–15

Grmek MD (1996) Storia del pensiero medico occidentale. Vol. 2 Dal Rinascimento all'inizio dell'Ottocento. Laterza, Roma-Bari

Grmek MD (1998) Storia del pensiero medico occidentale. Vol. 3 Dall'età romantica alla medicina moderna. Laterza, Roma-Bari

Grmek MD (1998) La vita, le malattie e la storia. Di Renzo, Roma

Gruppo Italiano per la Paralisi Cerebrale Infantile (2000) Manifesto per la riabilitazione del bambino, Eur Med Phys 36

Hills M, McQueen D (2007) At issue: two decades of the Ottawa Charter. Promotion and Education, Suppl 2:5

Illich I (2004) Nemesi medica. L'espropriazione della salute. Bruno Mondadori. Milano

Lindstrom B (1994) The essence of existence. On the quality of life of children in the Nordic countries. Doctorial thesis. Nordic School of Public Health, Goteborg

Lindstrom B, Eriksson M (2005a) Salutogenesis. J Epidemiol Commun H 59:440–442

Lindstrom B, Eriksson M (2005b) Professor Aaron Antonovsky (1923–1994) the father of the Salutogenesis. J Epidemiol Commun H 59:511

Lindstrom B, Eriksson M (2006) Contextualising salutogenesis and Antonovsky in public health. Health Promot Int 21:238–244

Mayr E (1988) Toward a new philosophy of biology. Observations of an evolutionist. Belknap Press, Cambridge

Mayr E (1990) Storia del Pensiero Biologico. Bollati Boringhieri, Torino

Nesse RM, Williams GC (1994) Why we get sick? The new science of Darwinian medicine. Times Books, New York

Nesse RM, Williams GC (1995) Evolution and healing. The new science of Darwinian medicine. Weinfeld and Nicolson, London

Nesse RM, Williams GC (1999) Research Designs that Address Evolutionary Questions about Medical Disorders. In Stearns 1999:16-22

O'Donnel O, van Doorslaer E, Wagstaff A, Lindelow M (2008). Analyzing health equity using household survey data: A guide to techniques and their implementation. World Bank, Washington

Schmid V (2007) Salute e nascita. La salutogenesi in gravidanza. Apogeo, Milano

Sen A (1999) Health in development. Keynote address to the Fifty-second World Health Assembly, Geneva, 18 May 1999; Bulletin of the WHO, 77

United Nation Department of Public Information (1948) http://www.ohchr.org Accessed 26th July, 2011

WHO (1978) Declaration of Alma-Ata. International Conference on Primary Health Care. 6–12 September, Alma-Ata, USSR. http://www.who.int/hpr/NHP/docs/declaration_almaata.pdf Accessed 26th July, 2011

WHO (1981) Global strategy for health for all by the year 2000. World Health Organization, Geneva

WHO (1986a) Ottawa charter for health promotion: an International Conference on Health Promotion, the move towards a new public health. 17–21 November, World Health Organization, Geneva

WHO (1986b) A discussion document on the concepts and principles of health promotion. Health Promot Int 1:73–76

WHO (1988) Health Promotion Glossary. http://www.who.int/healthpromotion Accessed 26th July, 2011

WHO (1993) Health for all rargets: The Health Policy for Europe, Copenhagen

WHO (1997) The Jakarta Declaration on Leading Health Promotion into the 21st Century. Health Promot Int 12:261–264

WHO (2000) Mexico Ministerial Statement for the Promotion of Health: from ideas to action. Health Promot Int 15:275–276

WHO (2005) The Bangkok Charter for Health Promotion, 'Policy and Partnerships for Action'. The 6th Global Conference on Health Promotion. 7–11 August, Bangkok, Thailand. http://www.who.int/healthpromotion/conferences/6gchp/bangkok_charter Accessed 26th July, 2011

Ziglio E, Barbose R, Charpak Y, Turner S (2003) Health systems confront poverty (Public Health Case Studies n.1), WHO

Indice analitico